絵と文章でわかりやすい!

図解雑学
安保徹の病気にならない免疫のしくみ

新潟大学大学院医学部教授 安保 徹＝著

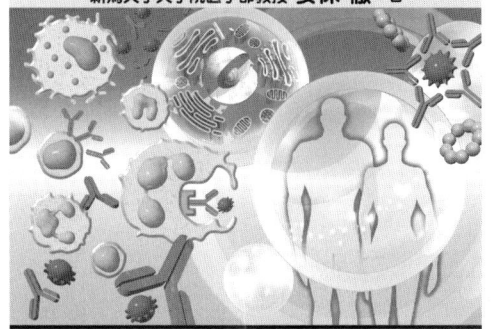

ナツメ社

はじめに

これまで私は体温に興味をもち、体温と免疫の関係を『体温免疫力』（ナツメ社刊）という１冊の本にまとめました。「冷え」は万病のもと、健康のためには体を温めることが大切だといい続けてきました。ところが、最近あることから、そうとばかりは言えないと気づいたのです。

『体温免疫力』を発表して以来、私は自分でも湯たんぽを買って使っていました。血色がよくなり、好調だと喜んでいたのですが、いつしか手足の皮《ひ》膚《ふ》がうすくなってペラペラになっていたのです。

これは細胞の分裂抑制が起きていたため。細胞を温め続けると細胞内のミトコンドリアが活性化し、分裂が抑えられるのです。ちなみに、がんの温熱療法も同じことで、細胞（がん細胞）を温めて分裂を抑えているわけです。どうやら冷やさなくてはならない部分もあるようなのです。

ただし、全身を冷やしたほうがいいと言っているのではありません。細胞分裂しなくてはならないところだけです。皮膚はもともと外気に触れるところですから体内より低温です。また、年頃の男性が寒稽古《かんげいこ》をするのは、皮膚を丈夫にするためと、精子の分裂を促《うなが》す、つまり子孫繁栄のためでもあると得心《とくしん》しました。温めることは大切ですが、あまりぬくぬくとした生活を送っていては、弱くなるところもあるのだとぜひ伝えたいのです。

本書では、まずミトコンドリアについて、プロローグで解説しました。そして「冷やす」ことで健康になるという最新の見解も盛りこんであります。もちろんこれまでの研究も、あますところなくまとめました。免疫とはなにか、自律神経と免疫のしくみ、体温が免疫力アップにいかに重要か、さらに、具体的にどうすればいいかも図解しています。

少々むずかしいところもあるかもしれませんが、本書は免疫の本の決定版です。ぜひ、あなたの健康に役立ててください。

安保 徹

プロローグ
細胞のなかのミトコンドリアが生命の鍵を握っている……………………8

ミトコンドリアが少ないがん細胞は
さかんに分裂して生きのびようとする……………………………………10

体温は高めがいい。だが、からだは「冷やすこと」
も必要としている………………………………………………………12

第1章 免疫力ってなに

免疫の根本的な役割
免疫は、からだの健康を維持するシステムのひとつ……………………14

免疫システム①
免疫系の主役は白血球。血液や体液のなかにある………………………16

免疫システム②
二段がまえの守りで、からだの異常事態に備えている……………………18

2つの免疫系の特徴
にきびは繰り返しても、はしかに二度がかりしないのは守り方の違い………20

守るべき自己とはなにか①
臓器移植が簡単にいかないのは、免疫の働きがあるから…………………22

守るべき自己とはなにか②
胎児は自己ではないが、巧みなしくみで排除を免れている…………………24

免疫組織①
免疫をつかさどる場所は全身に分布している……………………………26

免疫組織②
胸腺は進化した免疫の要所。脾臓とリンパ節は病気の処理工場……………28

免疫力①
免疫力は一定ではなくつねに変化している…………………………………30

免疫力②
年をとったからといって免疫力が低下するわけではない……………………32

免疫力③
男性と女性で免疫力に違いがある…………………………………………34

コラム
免疫学発展の基礎を築いたパスツール………………………………………36

第2章 免疫を担う細胞たち

免疫細胞の種類
すべては原始マクロファージから始まった…………………………………38

免疫の進化①
貪食能を高めた顆粒球、異物を認識する能力を高めたリンパ球……………40

免疫の進化②
高度な免疫システムを支えているのは進化した分子群……42
進化の逆戻り
緊急事態が起きると古い免疫システムに切り替わる……44
免疫細胞の運ばれ方
毛細血管のルートにのって全身に免疫細胞が行き届く……46
マクロファージ
全身に分布し、多彩な働きをするアメーバ状の細胞……48
顆粒球
敵を見たらあたりかまわず真っ先に攻撃するのは顆粒球……50
リンパ球の種類
狙いを定めて働くリンパ球には２つの系列がある……52
NK／T細胞系列①
「異常な自己」を排除するNK細胞はがんを殺す尖兵……54
NK／T細胞系列②
進化のきわみに到達したT細胞は標的を正確に見定める……56
NK／T細胞系列③
外からの敵より、内側の反乱分子に目を光らせるT細胞も存在する……58
B細胞系列①
B細胞は免疫グロブリンをつくって抗原に対処する……60
B細胞系列②
抗体はあの手この手で敵を攻撃する……62
B細胞系列③
抗体には大きく分けて5つのタイプがある……64
相互作用①
緊急事態を告げるサイトカインの呼び声でリンパ球は覚醒する……66
相互作用②
リンパ球の仲間は連携プレーで異常を排除する……68
相互作用③
抗原提示細胞がリンパ球に敵の目印を知らせる……70
コラム
白血球の型が完全に一致しなくても移植はできる……72

第3章 温める免疫、冷やす免疫

ヒトのからだ
細胞が集まって組織ができ、ヒトのからだを構成する……74
血液と健康
細胞はひとつの生命体。すべてが血液によって養われている……76
体温と免疫
基礎体温の高い人ほど免疫力は高い……78

低体温の問題①
低体温はリンパ球比率のバランスを乱し、病気をまねく……………………80
低体温の問題②
間違った生活が、からだを芯から冷やしてしまう……………………………82
温めるだけでよいか
全身、温めるだけのぬくぬくした生活では弊害もでてくる…………………84
冷やす免疫力①
要所は5度C冷やすか酸素を5分の1にして鍛える……………………………86
冷やす免疫力②
男性にとって役立つ鍛え方が女性に向くとはかぎらない……………………88
コラム
「酸素の運び役」に徹している赤血球…………………………………………90

第4章 免疫力は自律神経しだい

自律神経の働き①
自律神経は体内活動のすべてを調整するまとめ役……………………………92
自律神経の働き②
相反する指令をだす2つの神経系統がある……………………………………94
自律神経と免疫細胞①
顆粒球やリンパ球も自律神経の指令を受けている……………………………96
自律神経と免疫細胞②
なにに感染したかで自律神経のバランスは変わる……………………………98
自律神経と免疫細胞③
自律神経のかたよりは低体温、免疫力低下のもと……………………………100
免疫力のリズム①
免疫力のリズムを左右するのは環境や暮らし方………………………………102
免疫力のリズム②
気圧が低く雨の多い気候はじつはからだにやさしい…………………………104
リズムのかたより①
交感神経にかたよった顆粒球体質はがんに注意………………………………106
リズムのかたより②
副交感神経にかたよったリンパ球体質はアレルギーになりやすい…………108
リズムの調整
自律神経はゆり戻す。緊張とリラックスのバランスが大事…………………110
コラム
一般的な血液検査で免疫の状態はわかる?……………………………………112

第5章 免疫力を上げて難病を克服する

がんの発症
強いストレスによって免疫力が落ちるとがんになる……114
がんと免疫力①
自らの免疫力を高めればがんは治すことができる……116
がんと免疫力②
心のありかたを変え、生き方を変えれば進行がんをも抑えられる……118
万病のもと
あらゆる病気は「冷え+ストレス」から引き起こされる……120
アレルギー疾患①花粉症
日常生活に注意すれば1か月ほどで克服できることも……122
アレルギー疾患②アトピー性皮膚炎
温めて血行をよくすればごわごわの皮膚は改善できる……124
慢性関節リウマチ
「免疫過剰の病気」という認識ではいつまでたってもよくならない……126
パーキンソン病
脳の神経細胞が変性する病気。ストレスによる血行障害が原因……128
潰瘍性大腸炎・クローン病
ストレスによって増えた顆粒球が腸の粘膜を破壊する……130
エイズ
HIVウイルスが免疫システムをダウンさせる……132
生活習慣病①高血圧
高血圧の大半を占める「本態性高血圧」の真の原因はストレス……134
生活習慣病②糖尿病
心身のストレスをとり除くことがいちばんの治療法……136
過敏性腸症候群
ストレスから便秘や下痢を慢性的に繰り返す……138
月経困難症・子宮筋腫
血流障害がひどくなると細胞の〝こぶ〟ができる……140
コラム
不眠の原因はストレスだけではない……142

第6章 間違いだらけの現代医療

がんの治療
がんの3大治療はからだを弱らせ命を縮める……144
栄養点滴
無理な栄養補給は免疫力を低下させ、病気を長引かせる……146

延命治療
最期はその人の生きる力にまかせるのが自然……148
薬物治療
慢性的な病気を薬で治そうとするのは間違っている……150
症状の意味
痛みや発熱などの症状は破壊された組織を治しているサイン……152
消炎鎮痛剤
鎮痛剤の長期使用が新たな病気をつくりだす……154
ステロイド剤
常用すると悪玉コレステロールがからだに蓄積していく……156
慢性病の治し方
かたよった自律神経のバランスをととのえて免疫力を高める……158
代替療法①
からだを温めてがんを撃退する温熱療法……160
代替療法②
小さなストレスを与えて、からだのバランスをととのえる漢方療法……162
コラム
自分に合った医者を見つけるには……164

第7章 免疫力アップの方法

運動①
短時間で全身を動かせる「8の字体操」を毎日続ける……166
運動②
「きき側の反対」から動きだすのが、免疫力アップのカギ……170
食事①
食事は副交感神経を活性化させる「玄米菜食」が基本……172
食事②
低体温の人はからだを温める食べ物を上手にとる……176
入浴法
シャワーより「+4度C入浴」でからだを芯から温める……178
姿勢
「水がめ姿勢」で疲れにくい丈夫なからだをつくる……180
睡眠
12時前に寝る「シンデレラ就寝」を習慣にする……182
呼吸
深く長い「腹式呼吸」で副交感神経を刺激する……184
自律神経を鍛える
時には「寒さ」を体感して皮膚や神経を丈夫にする……186
爪もみ療法
手軽にできる「爪もみ療法」で気になる症状を鎮める……188

コラム
お酒のリラックス効果は意外と短い……190

第8章 病気にならない生活

ライフスタイル①
働きすぎの生活から抜けだす勇気をもつ……192
ライフスタイル②
女性は冷え、男性は興奮しすぎに気をつける……194
ライフスタイル③
型にはまった生活は飽きがくる。たまにははめをはずす……196
ライフスタイル④
からだを甘やかしすぎない。楽をしすぎない……198
からだの声を聞く①
自分のからだの声を聞きとれる感性をとり戻す……200
からだの声を聞く②
ふだんからからだの声を聞いていれば健康診断は必要ない……202
からだの声を聞く③
体調不良はからだと心のSOSとして受けとめる……204
ストレスとのつき合い方①
正体に気づけばストレスは自然と軽減できる……206
ストレスとのつき合い方②
そんなにがんばらなくてもよいと自分に言い聞かせる……208
ストレスとのつき合い方③
悲しいことは泣いて吹っきる。いやなことは受け流す……210
ボケずに生きる
認知症の予防には悩まないことがいちばん……212
笑って生きる
笑いでNK細胞が活発化する。つくり笑いでも効果あり……214
こころのもち方
感謝の気持ちをもつことで交感神経の緊張をとく……216

索引……218

細胞のなかのミトコンドリアが生命の鍵を握っている

●からだは細胞の集合体。多くの細胞は分裂を繰り返す

人間を始めとした生き物のほとんどは、数多くの細胞から成り立っている。細胞には、機能が異なる多くの種類があり、その種類によって、寿命が決まっている。定められた期間が過ぎると、細胞は死に、細胞分裂によって新たな細胞が生まれるという、新陳代謝《しんちんたいしゃ》を繰り返しているのだ。たとえば赤血球の寿命は約120日、筋肉の細胞は約180日間だ。

●酸素を使って「エネルギー」をつくるミトコンドリア

細胞の分裂に関係しているのが、細胞内に存在する「ミトコンドリア」という組織だ。ＤＮＡを含む核をもつ細胞を真核細胞《しんかくさいぼう》というが、そのほとんどがミトコンドリアをもっている。

ミトコンドリアが受けもっている大切な役割は、酸素を使ってエネルギーをつくることだ。太古の昔、真核細胞の先祖は、酸化の害をもつ酸素が大嫌いだった。ところが藻類による光合成が始まり、大気に酸素が増えてきたため、酸素を利用できるミトコンドリアをとりこむことで環境に対応した。つまり真核細胞の先祖に、酸素好きのバクテリア細胞であるミトコンドリアが寄生した状態が、現在の真核細胞のそもそもの始まりだと考えられている。

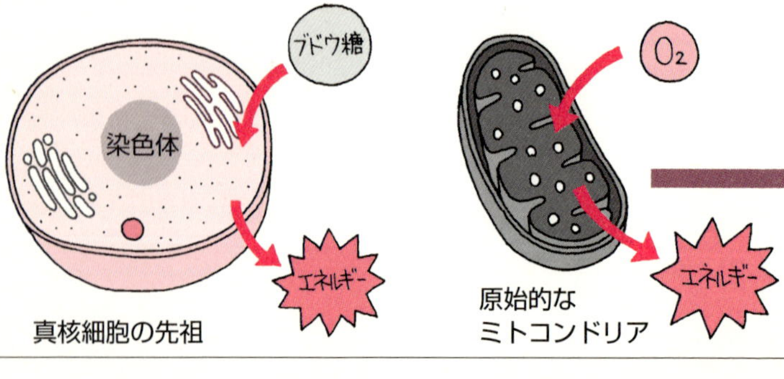

●ミトコンドリアと手を結んだ真核細胞は分裂しにくくなった

どのような生命体でも、細胞分裂をおこなって、次世代に命をつなぐ、つまり子孫を繁栄させることがもっとも重要な仕事だといえる。

したがって、真核細胞もかつては、細菌の細胞分裂のように、ひじょうにあわただしく分裂を繰り返していた。それが現在のようにゆったりとした細胞分裂をおこなうようになったのは、20億年前くらいに、ミトコンドリアと共生するようになったからである。

もともとは独立した生命体だったミトコンドリアだけに、独自のＤＮＡをもっており、そのなかに分裂を抑制する遺伝子がある。私たちのご先祖細胞は、分裂抑制する遺伝子をもつミトコンドリアと手を結んだおかげで、あわただしく分裂する性質を失ったことになる。

●分裂の少ない世界にはよい面も悪い面もある

細胞の種類によって、ミトコンドリアの数は違う。多いのは、心筋《しんきん》と脳の神経細胞（ニューロン）だ。１個の細胞に5000個ものミトコンドリアをもっている。エネルギーをつくるミトコンドリアが多ければ多いほど、多くのエネルギーを持続的につくることができる。

反面、働きすぎによるマイナス点もある。たとえば激しいスポーツなどで心臓が懸命に働くと、心筋のミトコンドリアは必死にエネルギーをつくり続け、ついには疲弊《ひへい》して倒れてしまう。その結果として、たとえば心筋梗塞《こうそく》や、熱中症による意識障害などのように、命にかかわる状態に陥る。

原始的な真核細胞は原始的なミトコンドリアをとりこんだ。

ミトコンドリアと手を結んだことで、２つのエネルギーをつくる経路ができた。

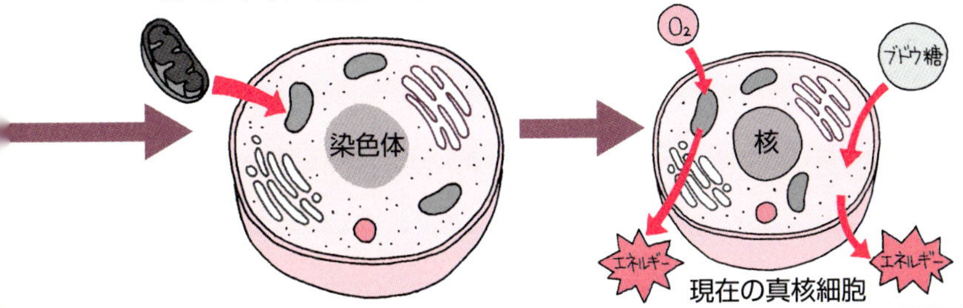

ミトコンドリアが少ないがん細胞はさかんに分裂して生きのびようとする

●細胞分裂を促《うなが》すにはミトコンドリアの機能抑制が必要

ミトコンドリアとの共生によって細胞が分裂しにくくなったのは、分裂を抑制するよう働くミトコンドリア側の遺伝子が、母体となる細胞の核にもちこまれたからだ。この遺伝子が働いていると、母体細胞がいざ細胞分裂しようとしても、分裂しにくくなって困る。そこで、母体が分裂するときには、ミトコンドリアの機能を抑える仕組みができている。

体温が下がったり、酸素が少ない環境になると、分裂抑制の機能が抑えられるのだ。すると、もともと母体細胞がもっている、細胞分裂を促す遺伝子が活性化されて、ようやく分裂が始まるのだ。このことは、皮膚の細胞や精子を始めとした、分裂をおこなう細胞すべてにいえることである。

●がん細胞にはミトコンドリアが少ない

細胞分裂におおいに関係するものに、がん細胞がある。がん細胞は、分裂のコントロールができず、無限に細胞分裂をしてしまう異常な細胞だ。じつはこれまでに、がん細胞にはミトコンドリアの数が少ないことがわかっている。そのことから、ミトコンドリアに異常が生じたために、がん細胞になるのではないかとの説も、かねてから数多くだされてきた。ところが、ミトコンドリアの遺伝子に異常を起こさせたり、異常を起こしたミトコンドリアに

▼細胞発生のメカニズム

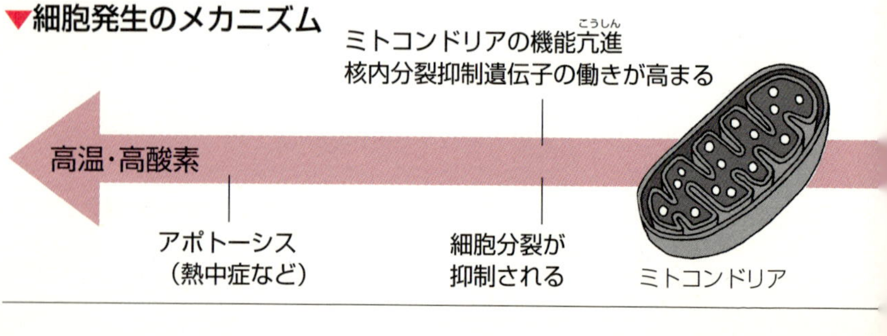
ミトコンドリアの機能亢進《こうしん》
核内分裂抑制遺伝子の働きが高まる
高温・高酸素
アポトーシス
（熱中症など）
細胞分裂が
抑制される
ミトコンドリア

置きかえたりする実験をすると、母体細胞も一緒に死んでしまう。死んでしまっては意味がないので、ミトコンドリア異常の仮説は否定された。

しかし、分裂抑制を解除する条件がととのったときに、異常な増殖を始めることがわかってきた。すなわち体温の低下や低酸素の環境下で、がん細胞はさかんに分裂して、生きのびようとるするのだ。

●効率よくエネルギーがつくれないから疲労感が増す

がん患者はつねに疲れており、病気の進行とともにどんどんとやつれていく。このことにも、ミトコンドリアが関係する。

私たちが活動するためのエネルギーには、酸素を使って糖を分解して得る方法（ミトコンドリア系）と、酸素なしに糖をエネルギーに変換する方法（解糖《かいとう》系）とがある。ミトコンドリアは、酸素を使った内呼吸でエネルギーをつくっているのだが、がんが進むとミトコンドリアの機能がうまく働けなくなる。仕方なく、酸素なしにエネルギー変換をする方法に頼ることになるが、こちらはエネルギー効率が悪く、エネルギーの最終産物として疲労物質（乳酸）がでてくる。だから、いつも疲れてしまうのだ。

●全身の冷えは、がんの増殖を促してしまう

昔から、からだを冷やすと健康によくないといわれてきた。たしかに、からだの冷えは、多くの病気の原因になる。じつはがんも、同様だ。

冷えて体温が下がることは、ミトコンドリアがもつ分裂抑制を解除する環境づくりにつながる。分裂しやすい条件となったがん細胞は、自由気ままに分裂してしまい、どんどんと増殖してしまうのである。

*アポトーシス＝細胞死

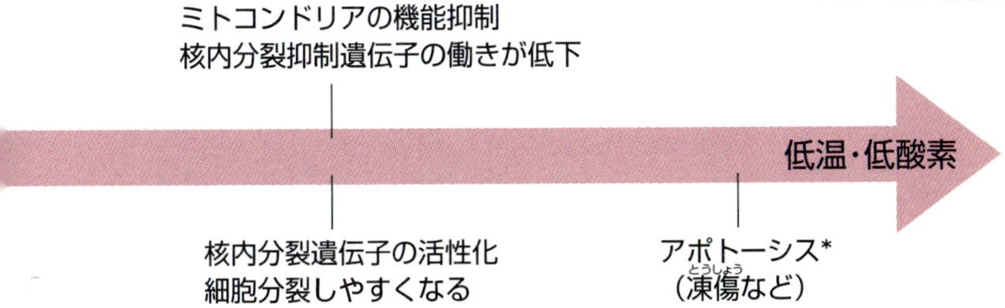
ミトコンドリアの機能抑制
核内分裂抑制遺伝子の働きが低下
低温・低酸素
核内分裂遺伝子の活性化
細胞分裂しやすくなる
アポトーシス*
（凍傷《とうしょう》など）

体温は高めがいい。だが、からだは「冷やすこと」も必要としている

●風邪のひきはじめの悪寒はリンパ球を増やすための現象

体温が下がるとがん細胞が暴れ始めるように、からだが冷えると免疫の機能がバランスを崩し、さまざまな病気を起こす原因になる。私たちのからだは、体温が高めの環境で、免疫の働きがもっとも高まるしくみになっている。たとえば、風邪のひきはじめに、悪寒《おかん》が走ることがよくある。これは、筋肉をブルブルふるわせて、体温を高めているのだ。それによって、免疫機能が高まり、風邪のウイルスを退治する役目をもったリンパ球が増える。悪寒は、ウイルスに対抗するための、準備運動というわけだ。

●全身、温め続ければいいわけではない。メリハリが大事

からだを冷やさないことが、からだを守る基本中の基本だが、ではどんなときも温めていればいいかというと、そうともいえない。冷やすことも必要な例の筆頭が、精子だ。精子は、子孫繁栄のために、ひじょうに多くの数に分裂しなくてはいけない。ミトコンドリアの分裂抑制力に対抗して、分裂を促進するためには、温めるのではなく「冷やすこと」が大事になるのだ。

温めるだけでなく、必要な場合は冷やす——そのメリハリが、免疫の力を最大限に生かして健康を守っていくための、大切なポイントになる。

ときにはからだを
冷やすことも大切。

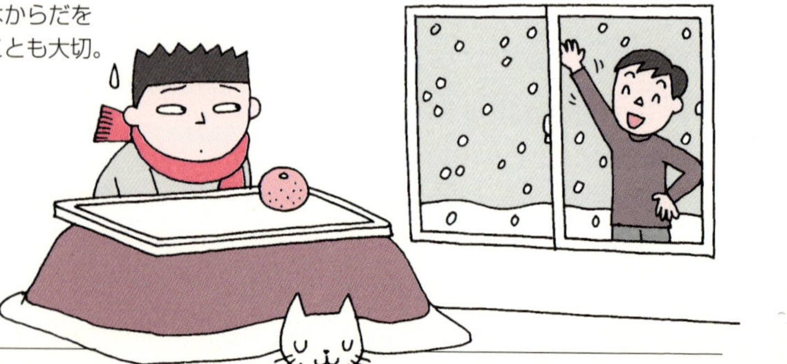

第1章

免疫力ってなに

私たちのからだは、免疫によってつねに守られている。免疫は体内をパトロールし、細菌やウイルスなどの外敵の侵入を防いだり、侵入した外敵の排除に働く。

キーワード

交感神経《こうかんしんけい》	自然免疫
副交感神経《ふくこうかんしんけい》	獲得免疫《かくとくめんえき》
免疫系	抗原抗体反応《こうげんこうたいはんのう》
白血球	MHC

免疫の根本的な役割

免疫は、からだの健康を維持するシステムのひとつ

外敵から身を守っている免疫系。
自律神経系などと密接に連携して働く。

●生命活動とはエネルギーを出し入れすること

私たちはつねに呼吸をおこない、毎日食べ物を口にしている。呼吸と食事のどちらか、あるいは両方が絶たれてしまうと、生きていけない。当然のことながら、呼吸と食事は、生命活動のもっとも基本となるものである。

呼吸と食事は、私たちが活動するためのエネルギーを生みだすものだ。周知のように、食事の栄養素である糖質やたんぱく質、脂質は、エネルギー源として欠かせない。食事でとったエネルギーを燃やして、実際に使えるようにしているのが、呼吸によって大気からとり入れている酸素だ。

食事と呼吸によってエネルギーを獲得《かくとく》し、活動によってエネルギーを消費することを繰り返しているのが、私たちの生命活動なのである。

●「収支ゼロ」「かたよりなし」が健康な状態

体内のエネルギー・システムは、完全に、自律神経との連動によって営まれている。

自律神経は、無意識のレベルで、からだの全細胞の働きを調整しているもので、交感神経《こうかんしんけい》と副交感神経《ふくこうかんしんけい》の２種類がある。交感神経は、全身を緊張状態にして、からだを活動に適した環境にする働きをもつ。副交感神経は逆に、からだをリラックス状態に戻す。

交感神経がからだを支配する世界では、エネルギーの消費がさかんにおこなわれる。反対に、副交感神経が働いているときにエネルギーが蓄積される。

自律神経を介して広がるエネルギー系は、収支のバランスがとれてはじめて、維持される。エネルギーが多すぎても、また消費しすぎても、からだは破綻《はたん》してしまう。自律神経系を中心とした、こうしたからだを一定に保って健康を維持するシステムのひとつが、免疫系である。

からだの状態を一定に保つしくみ

自律神経は、免疫系や内分泌《ないぶんぴつ》系（ホルモン系）と密接に連携をとって、体内のバランスを保っている。そのため、どのシステムに障害が生じても、全体としてのバランスが崩れて健康を損《そこ》なう。

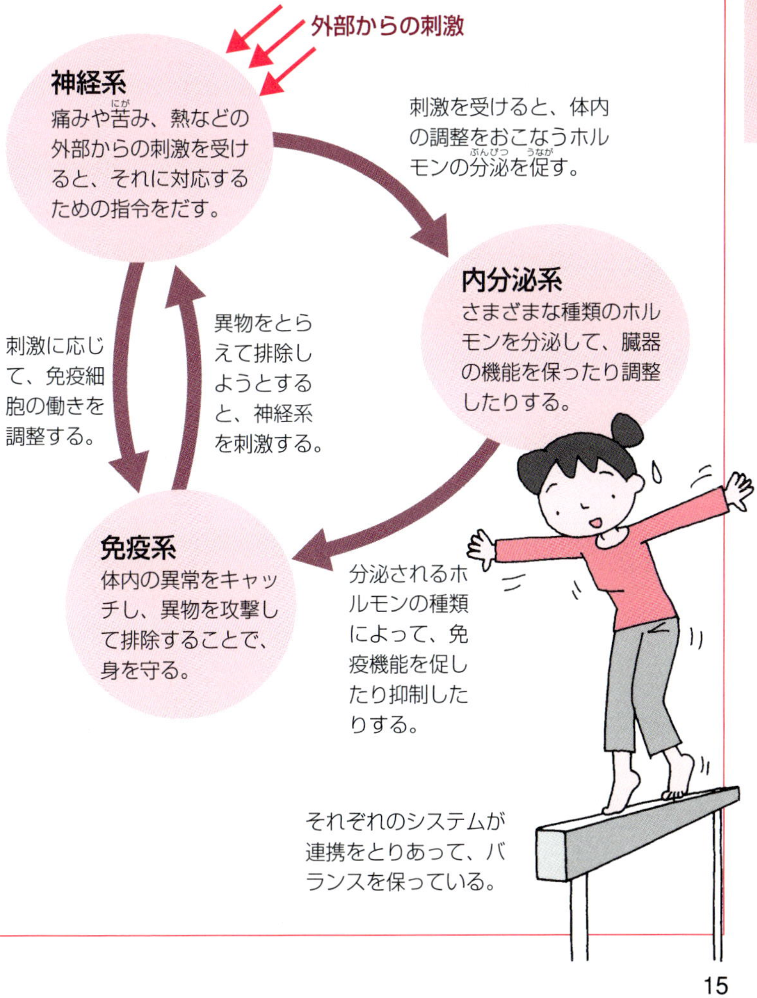
外部からの刺激
神経系
痛みや苦《にが》み、熱などの外部からの刺激を受けると、それに対応するための指令をだす。
刺激を受けると、体内の調整をおこなうホルモンの分泌《ぶんぴつ》を促《うなが》す。
内分泌系
さまざまな種類のホルモンを分泌して、臓器の機能を保ったり調整したりする。
刺激に応じて、免疫細胞の働きを調整する。
異物をとらえて排除しようとすると、神経系を刺激する。
免疫系
体内の異常をキャッチし、異物を攻撃して排除することで、身を守る。
分泌されるホルモンの種類によって、免疫機能を促したり抑制したりする。
それぞれのシステムが連携をとりあって、バランスを保っている。

免疫システム①

免疫系の主役は白血球。血液や体液のなかにある

血液や体液中に含まれている白血球。
多くの種類の白血球が団結して外敵から身を守る。

●白血球は血管やリンパ管を通って全身へ

免疫系は、細菌やウイルスなど、自分の害になるもの（外敵）が侵入してくると、それを認識して、排除しようとするシステムだ。がん細胞のように、自分とは違う組織（異物）に対しても、闘いを挑んで排除しようとする。

外敵から身を守る防衛隊の正体は、白血球と呼ばれる細胞だ。一口に白血球といっても、さまざまなタイプがあり、それぞれに役割が異なっている。必要に応じてチームプレーをおこなって、大敵に立ち向かうのである。

白血球は、骨の中にある骨髄《こつずい》でつくられ、血管を通って末梢《まっしょう》の組織に送られる。体液のなかに入りこんだ白血球は、全身にめぐらされた血管やリンパ管に吸い上げられる。リンパ管の経路には、たくさんのリンパ節（リンパ腺）がある。外敵が侵入した場合、リンパ節が大きな戦場になり、免疫細胞などでふくれあがる。それが、いわゆる「リンパ腺が腫《は》れる」という状態だ。

●白血球の数は消費エネルギーの量に比例する

血液検査での白血球数の基準値は、血液１mℓ中4000～１万個と、かなり幅が広い。というのも、白血球の数は一定ではなく、かなり変動しているからだ。

基本的に、白血球の数は、消費エネルギー量に比例するといえる。家のなかでゴロゴロしているときよりも、スポーツをするなどで激しくからだを動かしたあとでは、消費エネルギー量の大きな後者のほうが、白血球数が多い。これは、活動しているときのほうが、けがなどで外敵が侵入する可能性が高いので、防御力を高めるためと考えられる。

また、けがをしたり、感染症にかかったり、がんができたりすると、防御反応で白血球が急増し、２万個にも３万個にも増えることがある。

白血球は血液成分のひとつ

　血液は、血液細胞である有形成分と、血漿《けっしょう》である液体成分に分けられる。有形成分の多くは赤血球だが、そのほかに白血球と血小板《けっしょうばん》がある。白血球の種類は多いが、大きくは、単球、顆《か》粒球《りゅうきゅう》、リンパ球に分類できる。

▼血液の成分

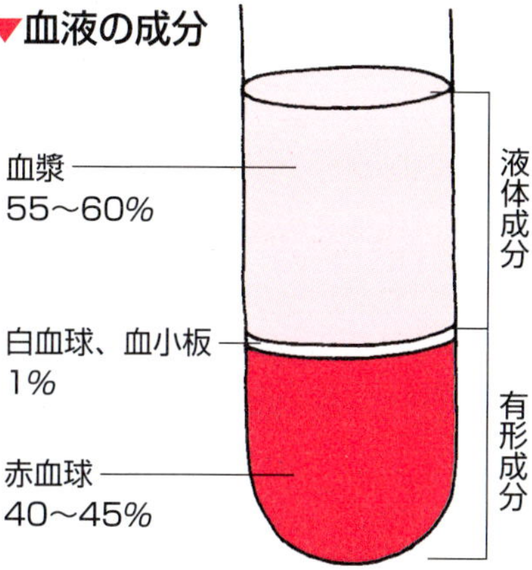
血漿
55〜60%
白血球、血小板
1%
赤血球
40〜45%
液体成分
有形成分

▼白血球の組成

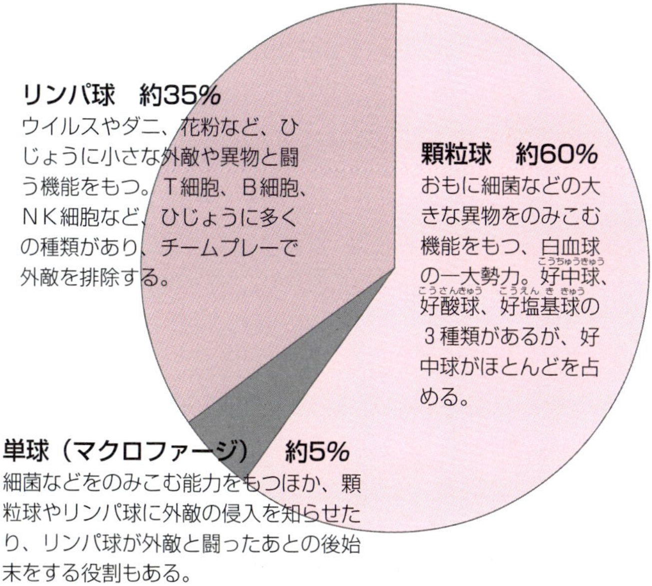
リンパ球　約35%
ウイルスやダニ、花粉など、ひじょうに小さな外敵や異物と闘う機能をもつ。Ｔ細胞、Ｂ細胞、ＮＫ細胞など、ひじょうに多くの種類があり、チームプレーで外敵を排除する。
顆粒球　約60%
おもに細菌などの大きな異物をのみこむ機能をもつ、白血球の一大勢力。好中球《こうちゅうきゅう》、好酸球《こうさんきゅう》、好塩《こうえん》基《き》球《きゅう》の３種類があるが、好中球がほとんどを占める。
単球（マクロファージ）　約5%
細菌などをのみこむ能力をもつほか、顆粒球やリンパ球に外敵の侵入を知らせたり、リンパ球が外敵と闘ったあとの後始末をする役割もある。

免疫システム②

二段がまえの守りで、からだの異常事態に備えている

もともともっていた自然免疫系に加え、より強固に守りを固めるために新しい免疫を加えてきた。

●いわゆる自然治癒力は免疫の一部

目には見えないが、私たちの周囲には、細菌やウイルスなどの微生物が無数に存在している。外敵だらけの世界にすんでいるので、いつも呼吸と一緒に吸いこんだり、食べ物に付着したこれらを口に入れてしまう。

といって、通常ならば特別にからだをむしばまれることもなく、平穏に過ごすことができる。それというのも、からだの免疫システムがつねに体内をパトロールし、細菌が組織に侵入するのを防いだり、侵入したものを排除しているからだ。また、がん細胞のように、体内に発生した、自分の組織とは異なる異常なものを排除するのも、免疫の仕事だ。

このような防御システムがあるおかげで、わたしたちは外敵だらけの環境でも、健康を保っていられるのだ。

私たちに生まれながらに備わっている防御システムを自然免疫という。これは、いわゆる自然治《ち》癒《ゆ》力と考えればいい。

●進化する敵に合わせてシステムも追加

じつは、もともと備わった自然免疫だけでは、身を守りきることができない。敵もさるもの、ウイルスのようにつねに姿形を変えたりして、果《か》敢《かん》に攻撃してくるものもあるからだ。

そのような場合、標的を定めて、集中的に攻撃する免疫システムもある。これは、もともと備わっているものではなく、誕生後、さまざまな場面を経験するなかで身につけていくもので、獲得免疫《かくとくめんえき》と呼ばれる。

身を守るための免疫システムは、大きくは自然免疫チームと獲得免疫チームに分かれ、それぞれの得意分野で活躍したり、場合によってはお互いに連携しながら、防御活動をおこなっているのだ。

白血球の2大チーム

免疫に働く細胞は、自然免疫系と獲得免疫系の 2 チームに分かれている。2 つのチームが連動して活躍することで、多くの外敵から身を守ることができる。

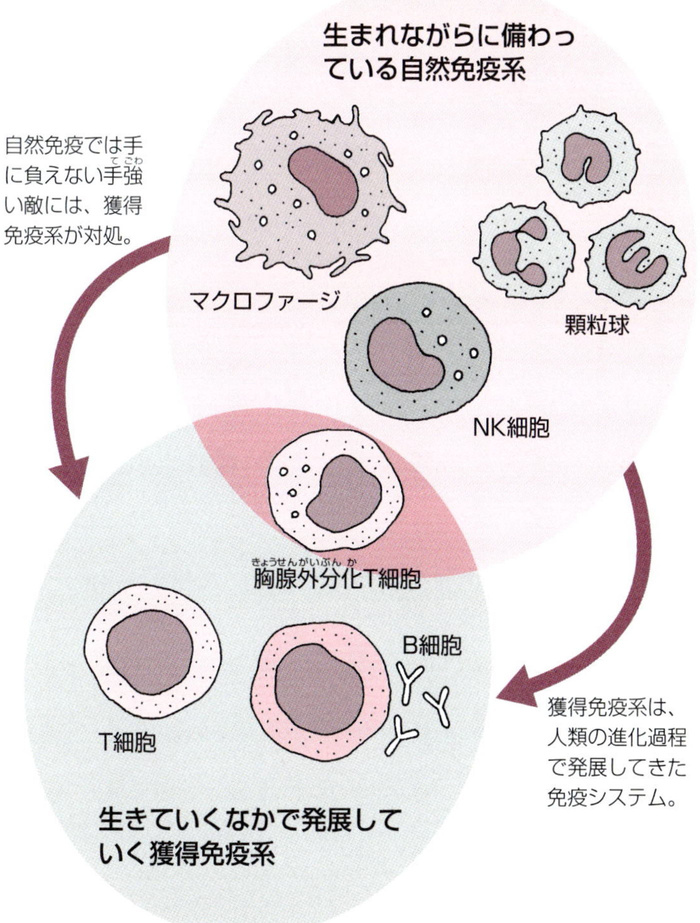
生まれながらに備わっている自然免疫系
自然免疫では手に負えない手強《てごわ》い敵には、獲得免疫系が対処。
マクロファージ
顆粒球
NK細胞
胸腺外分《きょうせんがいぶん》化《か》T細胞
B細胞
T細胞
獲得免疫系は、人類の進化過程で発展してきた免疫システム。
生きていくなかで発展していく獲得免疫系

2つの免疫系の特徴

にきびは繰り返しても、はしかに二度がかりしないのは守り方の違い

**細菌が侵入すると顆粒球が食べて処理。
ウイルスなどが侵入すると抗体をつくって対処する。**

●進化した免疫系は特異性と記憶をもっている

不潔にしていたために、ちょっとした切り傷が膿《う》んでしまうことがよくある。このグズグズとした膿《うみ》は、切り傷から細菌が入って繁殖したため、免疫の兵隊たちがそれを排除しようと、戦っている証拠である。

細菌など日常よく出会う敵は、自然免疫系が得意とする分野である。自然免疫系の中心となる顆粒球《かりゅうきゅう》は、細菌を食べて消化すると、自らは死んでしまう。細菌や顆粒球の死骸などであふれた状態が、膿なのだ。

この自然免疫は、とくに細菌の種類を特定しているわけではないから、同じ細菌が入っても、何度も同じ反応が起こる。

その点、進化した免疫システムである獲得免疫《かくとくめんえき》は、攻撃する標的を絞りこむのが特徴だ。しかも、一度侵入したことのある敵は記憶できる。おたふく風邪ならおたふく風邪、はしかならはしかの病原体だと覚えておき、それがふたたび侵入してくると、即刻排除しようとするため、二度目は発病しない。人類の進化の過程で獲得してきたシステムだけに、記憶と特異性という、たいへん高度な技を使って身を守るのだ。

●記憶が働くのは一部の抗原にかぎられる

記憶力をもつ免疫システムは、「抗原抗体反応《こうげんこうたいはんのう》」と呼ばれる。

抗原は、体内に入った外敵のことだ。免疫細胞は、外敵細胞の一部のたんぱく質（抗原）を記憶しておく。そして抗体というたんぱく質をつくり、同じ敵が侵入したら、抗体がそれをキャッチして、攻撃するというわけだ。

ただ、すべての外敵を記憶できるわけではない。抗原抗体反応を起こせるのは、おもにウイルスのようなひじょうに小さな外敵だ。そのほか花粉、動物の毛なども、免疫システムに記憶が残る。

敵によって守り方が変わる

体内に侵入した外敵を攻撃する方法には２つある。細菌のように大きな外敵は食べて処理し、ウイルスのような小さな外敵は抗原抗体反応で攻撃する。

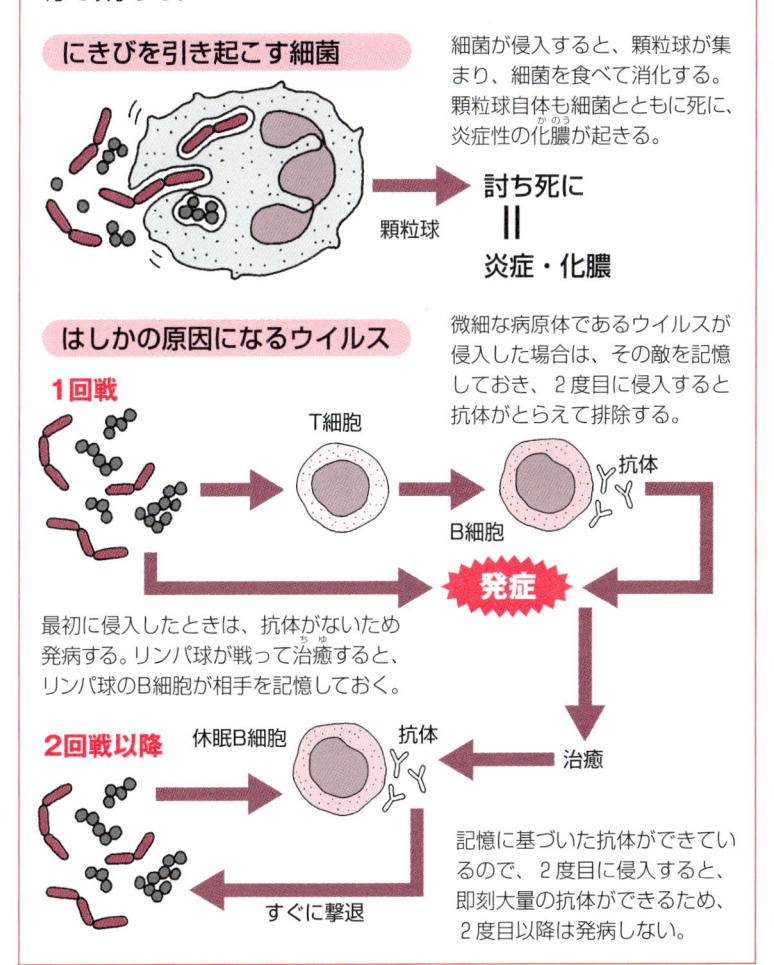

にきびを引き起こす細菌

細菌が侵入すると、顆粒球が集まり、細菌を食べて消化する。顆粒球自体も細菌とともに死に、炎症性の化膿《かのう》が起きる。

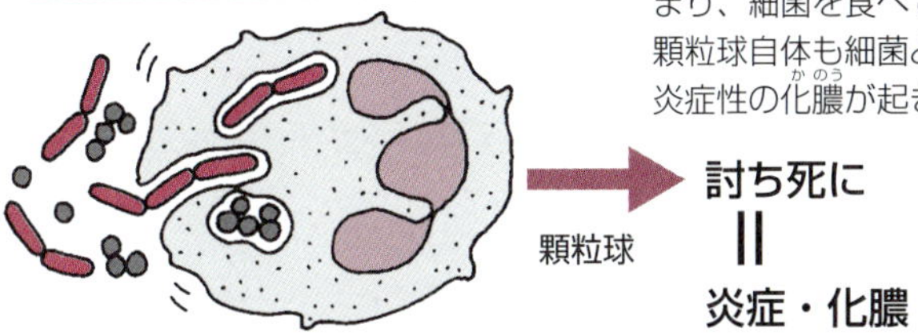
顆粒球
討ち死に
||
炎症・化膿

はしかの原因になるウイルス

微細な病原体であるウイルスが侵入した場合は、その敵を記憶しておき、２度目に侵入すると抗体がとらえて排除する。

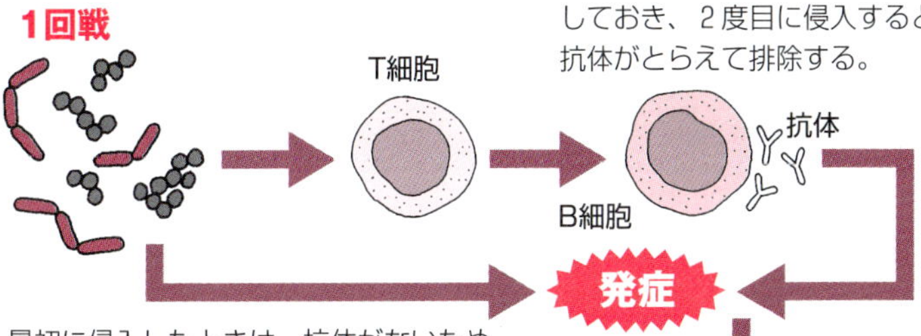
1回戦
T細胞
抗体
B細胞
発症

最初に侵入したときは、抗体がないため発病する。リンパ球が戦って治癒《ちゆ》すると、リンパ球のB細胞が相手を記憶しておく。

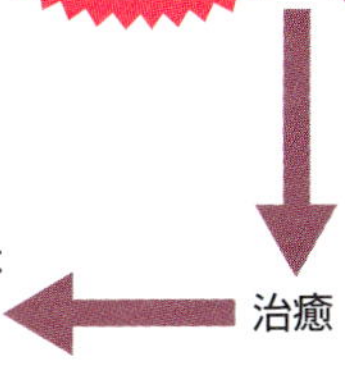
治癒

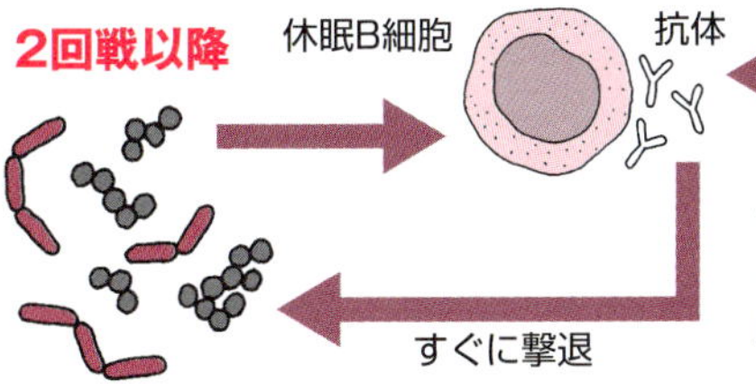
2回戦以降
休眠B細胞
抗体
すぐに撃退

記憶に基づいた抗体ができているので、２度目に侵入すると、即刻大量の抗体ができるため、２度目以降は発病しない。

守るべき自己とはなにか①

臓器移植が簡単にいかないのは、免疫の働きがあるから

**細胞には自己とそうでないものを区別する目印がある。
免疫システムはその目印を認識して、自己でないものを攻撃する。**

●細胞には「自己」の目印になるMHCという分子がある

免疫は、細菌やウイルスなどの外敵から身を守るのが役割だが、このことをいいかえると、「自己」と「自己でないもの」を見分ける能力だといえる。つねに体内をパトロールして、自己でないものを見つけると、それを排除して、身を守るのである。

免疫細胞が、自分とそうでないものを区別できるのは、細胞に個別の目印がついているからだ。この目印は、MHCと呼ばれるたんぱく質分子である。MHCは、ほとんどの脊椎《せきつい》動物がもっていて、人間の場合は、HLA（ヒト白血球型抗原）と呼ばれている。移植などでよくいわれる、いわゆる白血球の型が、MHCなのだ。

●異なるMHCをもつ細胞は攻撃対象になってしまう

自分を守るために、目印をつけているのはいいのだが、ときに困ったことも生じてしまう。臓器移植のさい、拒絶反応が起きてしまうのだ。

移植された臓器は、他人のものだから、MHCも自分のものとは違う。他人同士でもMHCが一致することはあるが、確率としてはひじょうに少ない。そのため免疫細胞たちは、自分とは異なる外敵が侵入したと認識して、攻撃対象にしてしまう。それが拒絶反応といわれるものだ。免疫システムとしては当然の行為なのだが、人為的に病気を治そうとする医療としては困るため、仕方なく免疫の働きを抑える薬を使う。

ただ、からだのほとんどにMHCがあるものの、MHCがなかったり、数が少ない組織もある。たとえば、角膜や赤血球には、MHCがない。だからこそ、角膜移植は昔からよくおこなわれるし、輸血をして他人の血液（赤血球）が体内に入っても、拒絶反応が起きないのだ。

臓器によって違いがある

自己の目印であるＭＨＣは、すべての組織にあるわけではなく、角膜や赤血球などにはＭＨＣが存在していない。一方、皮膚などはＭＨＣがひじょうに多いため、強い拒絶反応が起きる。

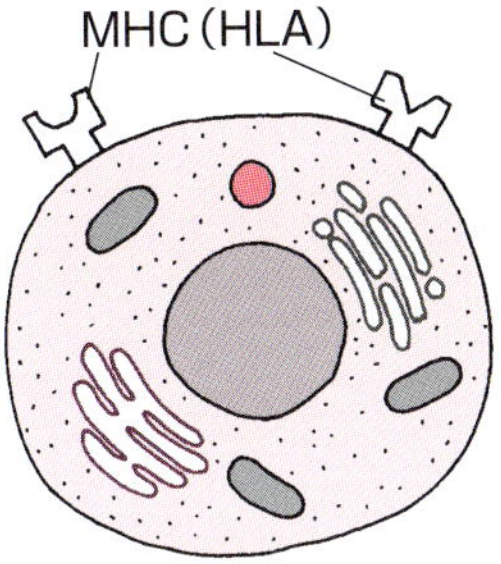
MHC（HLA）

ＭＨＣには、クラスⅠとクラスⅡの２タイプがあり、反応するリンパ球が異なる。

▼MHCの発現の強弱

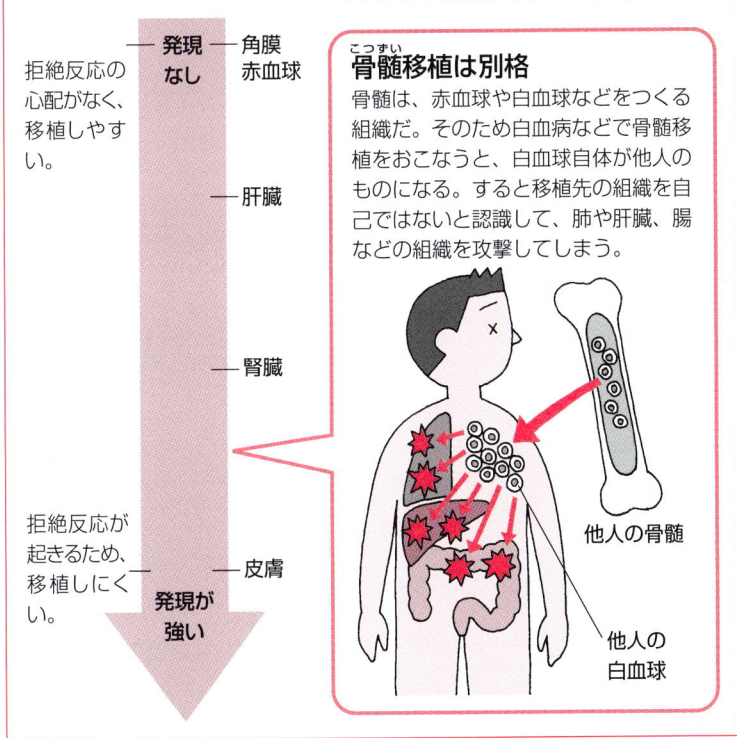

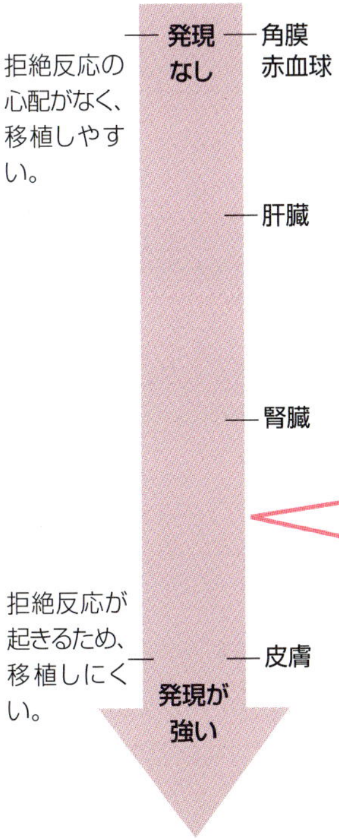
発現なし
角膜
赤血球
拒絶反応の心配がなく、移植しやすい。
肝臓
腎臓
皮膚
拒絶反応が起きるため、移植しにくい。
発現が強い

骨髄《こつずい》移植は別格

骨髄は、赤血球や白血球などをつくる組織だ。そのため白血病などで骨髄移植をおこなうと、白血球自体が他人のものになる。すると移植先の組織を自己ではないと認識して、肺や肝臓、腸などの組織を攻撃してしまう。

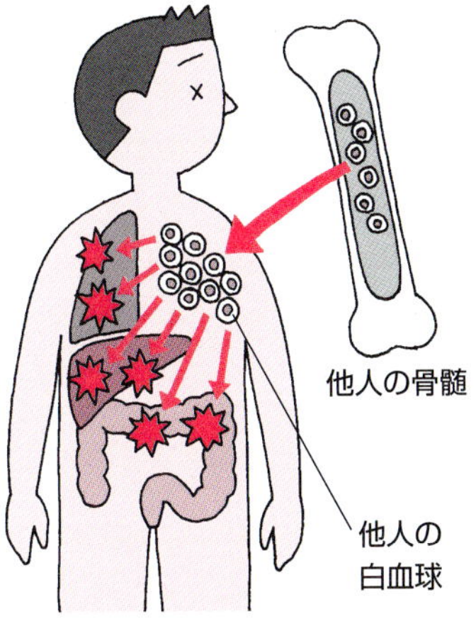
他人の骨髄
他人の白血球

守るべき自己とはなにか②

胎児は自己ではないが、巧みなしくみで排除を免れている

妊娠は、自分（母体）と他人（胎児）が同居する特殊なケース。免疫系は、どちらも守れるよう特別なシフトを敷く。

●胎盤の細胞には自己の目印となるＭＨＣがない

自己とそうでないものとの区別が微妙なものに、母体と胎児の関係がある。いくら血を分けた子どもといっても、父親の遺伝子を半分もった胎児は、母体にとっては他者である。ＭＨＣも違うから、免疫システムの攻撃対象になりかねない。

にもかかわらず、胎児が他者である母の子宮内で無事に育っていけるのは、胎盤にはＭＨＣがほとんどないからである。

ただし、胎児側は母体から攻撃されずにすむが、母体側からするとかなり危険な状態になる。たいへん速いスピードで細胞分裂を繰り返して成長している胎児が、がん細胞と同じように、母体の組織に入りこんでしまう危険性がでてくるのだ。

●子宮に白血球が集結し、母体を守っている

妊娠すると、母体側は、胎児から身を守る必要がでてくる。まずは、子宮内にさまざまなタイプの白血球が集まってくる。これらの白血球が、胎児が母体組織に入りこんでくるのを防いでいるのだ。

子宮への白血球の集結は、かなり微妙なバランスでおこなわれている。白血球の数が多すぎても少なすぎても、問題が生じるからだ。

白血球数が足りずに防御能力が低いと、胎児の細胞が母体側に入りこんで異常に増殖し、胞状奇胎《ほうじょうきたい》や絨毛上皮《じゅうもうじょうひ》がんなどを引き起こす可能性がある。白血球が多すぎる場合は、胎児が攻撃されて流産するという結果になる。これらの異常事態が、いわゆる妊娠中毒なのである。

白血球の子宮集結に不具合が生じる要因となるのは、ストレスや体力の低下などで、交感神経《こうかんしんけい》が過剰に刺激されることだ。

妊娠時に起こる免疫系の変化

自分とは異なる胎児を子宮で育てるという特別な事態に対し、免疫系は母体も胎児も守るために、巧《たく》みな体制をとる。通常は白血球があまりない子宮に、ほどよい数の白血球を集め、胎児と母体双方がお互いに障害し合わないような環境をつくる。

▼子宮の状態

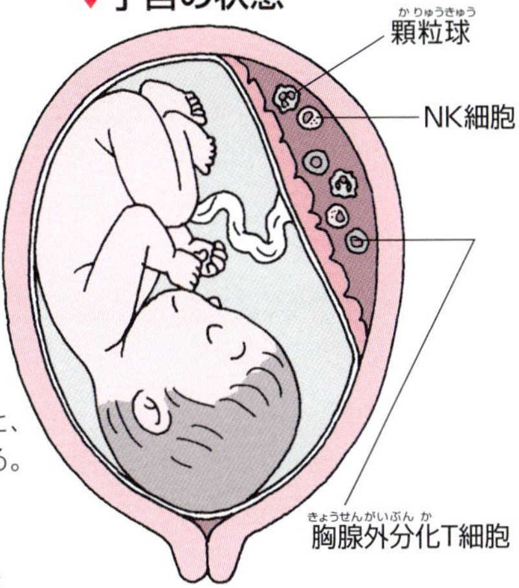

顆粒球《かりゅうきゅう》
NK細胞
胸腺外分化《きょうせんがいぶんか》T細胞

子宮に白血球が集まりすぎると、胎児は拒絶されて流産が起こる。

▼白血球パターンの変化

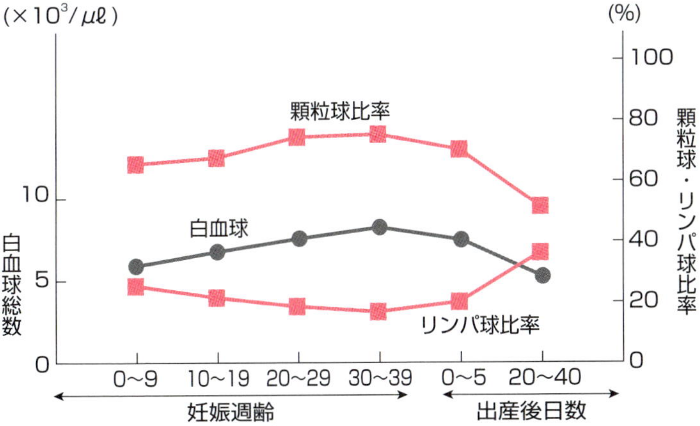

(×10³/μℓ)
(%)
白血球総数
顆粒球・リンパ球比率
0
5
10
0
20
40
60
80
100
顆粒球比率
白血球
リンパ球比率
0~9
10~19
20~29
30~39
0~5
20~40
妊娠週齢
出産後日数

妊娠期間が進むにつれて、末梢《まっしょう》血管での白血球のパターンに変化が見られる。交感神経の働きにより、顆粒球が多くなり、リンパ球は少なくなり、免疫が抑制された状態になる。これは、異物である胎児の影響を弱めると同時に、子宮での白血球パターンをつくるためと考えられる。

免疫組織①

免疫をつかさどる場所は全身に分布している

リンパ球が詰まっている免疫組織を全身に配備し、呼吸や食事で体内に入ってくる外敵から身を守っている。

●外敵に接しやすいところにはリンパ球が集まっている

狭義《きょうぎ》の意味での免疫は、抗原抗体反応《こうげんこうたいはんのう》によって、ウイルスなどの小さな外敵を攻撃する能力のことだ。その意味では、リンパ球が免疫の中心といえる。

このリンパ球がたくさん集まっている場所を、免疫組織といっている。

骨髄でつくられ、未熟な細胞から分化して血管やリンパ管を介して全身をめぐったリンパ球は、免疫組織に集まって、それぞれ特徴的なリンパ球になったり、役割が強化されたりして、一人前のリンパ球として成熟していく。そして、外敵が襲来《しゅうらい》するのを、待ちかまえているのだ。

免疫組織は、ウイルスなどの外敵と接しやすいところにある。たとえば、腸管《ちょうかん》は、食べ物と一緒に侵入してくる外敵と遭遇しやすい。そこで腸管には免疫組織を存在させて、しっかりと守りを固める。また、涙腺《るいせん》、耳下腺《じかせん》、扁桃《へんとう》など、空気に触れることが多い場所は、大気中にいる外敵と遭遇しやすいため、免疫組織が守っている。

ちなみに、外界とつねに接している皮膚《ひふ》は、もっとも守りが強くなければならないが、皮膚そのものがバリヤーの役目をしているので、それほど強い免疫組織を必要としていない。

●免疫の働きに特化した組織もある

基本的な免疫組織は、腸や目、鼻など、他の機能をもつ組織にあるが、なかには免疫機能だけに働く組織もある。

多くの人がよく知っているリンパ節も、機能が特化された免疫組織だ。リンパ球がぎっしりと詰まっていて、外敵が侵入したときは、ひじょうに大きな戦場となる場所だ。

そのほか、胸腺《きょうせん》や脾臓《ひぞう》が、免疫に特化した組織だ。

免疫組織の分布

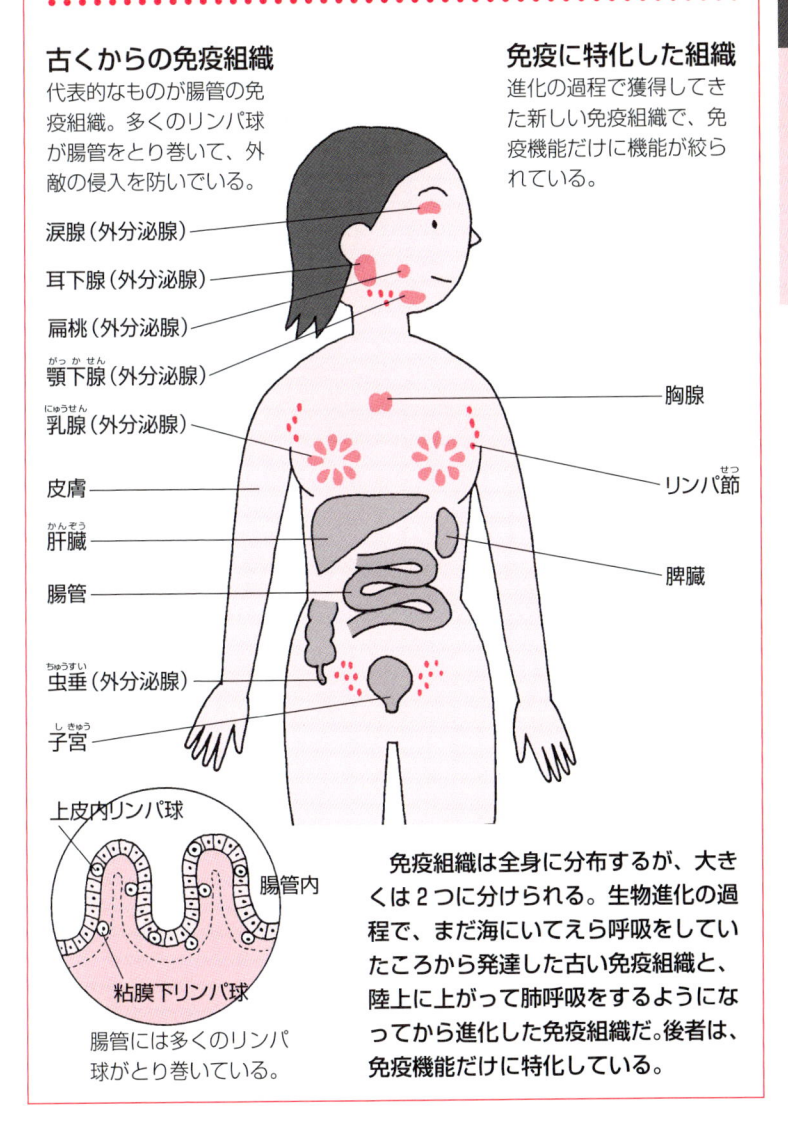

古くからの免疫組織

代表的なものが腸管の免疫組織。多くのリンパ球が腸管をとり巻いて、外敵の侵入を防いでいる。

免疫に特化した組織

進化の過程で獲得してきた新しい免疫組織で、免疫機能だけに機能が絞られている。

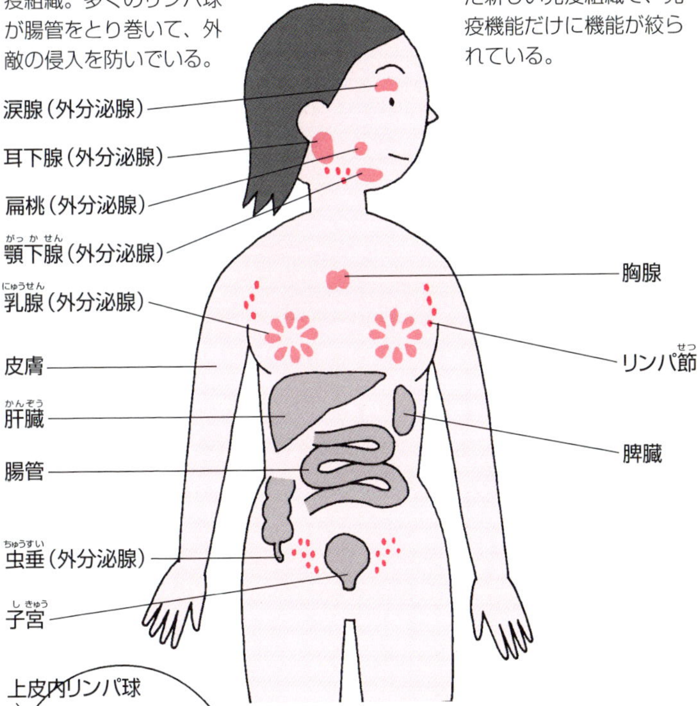
涙腺（外分泌腺）
耳下腺（外分泌腺）
扁桃（外分泌腺）
顎下腺《がっかせん》（外分泌腺）
乳腺《にゅうせん》（外分泌腺）
皮膚
肝臓《かんぞう》
腸管
虫垂《ちゅうすい》（外分泌腺）
子宮《しきゅう》
胸腺
リンパ節《せつ》
脾臓

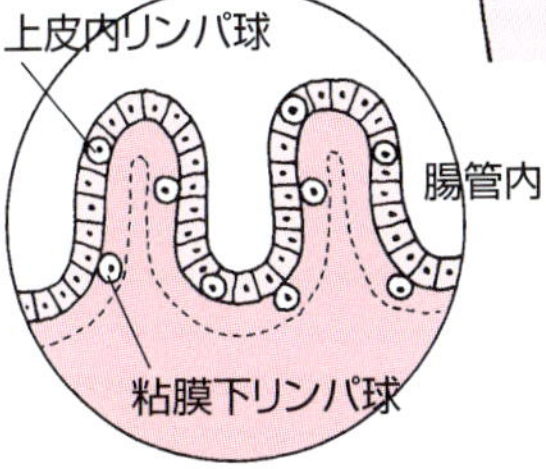
上皮内リンパ球
腸管内
粘膜下リンパ球

腸管には多くのリンパ球がとり巻いている。

免疫組織は全身に分布するが、大きくは２つに分けられる。生物進化の過程で、まだ海にいてえら呼吸をしていたころから発達した古い免疫組織と、陸上に上がって肺呼吸をするようになってから進化した免疫組織だ。後者は、免疫機能だけに特化している。

免疫組織②

胸腺は進化した免疫の要所。脾臓とリンパ節は病気の処理工場

進化した新しい免疫組織・胸腺は、えらから生まれた。
血液や体液のチェックは、リンパ節や脾臓が受けもつ。

●胸腺《きょうせん》は進化したリンパ球を育てる場

胸腺は、胸骨の後ろ、心臓の上あたりにある、免疫に特化した組織だ。30g程度あるこぶし大の組織なのだが、一般にこの名称はあまり耳慣れないのではないだろうか。

じつは胸腺は、活発に働いているのは20歳くらいまでで、その後は萎縮《いしゅく》してしまう。おとなになると存在感がうすくなるので、名称があまり知られていないのかもしれない。

胸腺の祖先は、えらである。人間の祖先がまだ海に暮らしていたころ、呼吸をおこなうえらに、免疫細胞が集まっていた。その後、陸に上がって肺呼吸になってから、えらが胸腺に進化したのである。

進化した胸腺は、リンパ球の教育の場だ。リンパ球は、骨髄幹細胞《こつずいかんさいぼう》（多能《たのう》性幹細胞《せいかんさいぼう》）という細胞からさまざまに分化して、多くの種類が生まれる（39ページ参照）が、骨髄である程度分化した細胞が胸腺に集まって、さらに分化し、それを鍛《きた》えてそれぞれの働きを強化するのである。

●リンパ節は体液の、脾臓は血液の関所

おなじみのリンパ節は、体液を循環させるリンパ管の要所要所に存在して、体液をチェックしている免疫組織だ。皮膚《ひふ》に傷などができると、そこから外敵が侵入して、体液に入りこむ。そこでリンパ節にいるリンパ球が、体液中の外敵を待ち受けて、攻撃をしかける。そのために、感染症などにかかると、リンパ節《せつ》が腫《は》れるのだ。

同じく免疫機能に特化した脾臓《ひぞう》は、寿命がきた血液（赤血球）を壊すという機能をもっている。脾臓には、古くなった血液が集まってくるので、血液中に含まれた外敵を処理するようになった。

胸腺のルーツは「えら」

リンパ球の教育という高度な機能をもつ胸腺。もとは海中生活時代のえらである。呼吸器官であるえらには、多くのリンパ球が存在して防御していたが、陸上に上がるとリンパ球の役割がなくなった。しかし、呼吸機能のかわりに、免疫機能に特化された胸腺に進化。

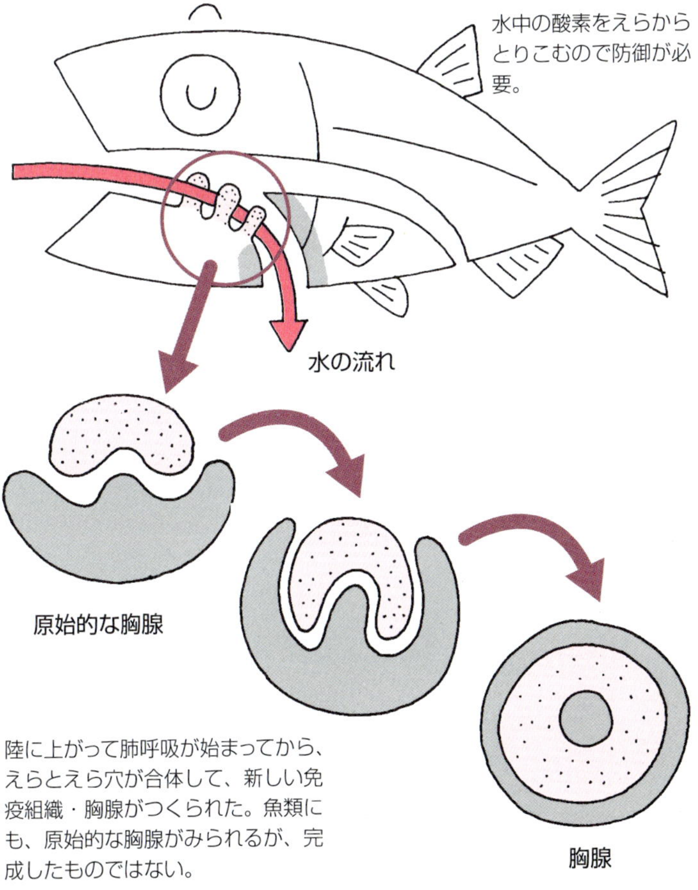
水中の酸素をえらからとりこむので防御が必要。
水の流れ
原始的な胸腺
陸に上がって肺呼吸が始まってから、えらとえら穴が合体して、新しい免疫組織・胸腺がつくられた。魚類にも、原始的な胸腺がみられるが、完成したものではない。
胸腺

免疫力①

免疫力は一定ではなくつねに変化している

顆粒球とリンパ球は、いつも同じ力関係にあるわけではない。環境や体調などによってそれぞれの比率を変えている

●リンパ球の適正比率は30〜45%

白血球には、顆粒球《かりゅうきゅう》、リンパ球、マクロファージがある。このうちマクロファージは数が少なく、血液中の白血球の95%を占めているのは、顆粒球とリンパ球だ。平均的な比率は、顆粒球が60%くらいで、リンパ球が35%を中心として30〜45%となっている（17ページ参照）。

これはあくまで平均的な比率であり、つねに一定というわけではない。たとえば、血圧が一定のリズムで上下するのと同じように、リンパ球の割合も1日のうちで変化している。そのほか、季節や気圧の変化などの環境も、比率に影響を与えている。

体調によっても、割合は変化する。健康な場合は、リンパ球割合が30〜45%の範囲内で変動するが、体調がよくないと、範囲内からはずれる。リンパ球が30%以下、あるいは45%以上なら、体内になんらかの異常が起きている可能性がある。

●寿命の短い顆粒球の増減が比率を変える

大きく変化するのは実数ではなく比率だ。白血球の大半を占めるのは顆粒球だ。

この白血球の大勢力である顆粒球の増減が、比率に大きな影響を与えているのである。

顆粒球は、寿命が2日間とひじょうに短いため、1日に半分の顆粒球を補給しなくてはならない。そのため、ちょっとした環境や体調によって、顆粒球が増減すると、その影響が白血球の比率に大きく影響を与えるのだ。

ちなみにリンパ球の寿命は7日前後。顆粒球ほどではないが、ゆっくりと環境や体調に合わせて、比率や数が変化している。

免疫力の日内リズム

昼の活動時間帯

活発に活動する昼間は、けがなどをして傷口から細菌が入る機会も多い。そのため、細菌を処理する顆粒球を増加させて防御する。

顆粒球とリンパ球の比率は、1日のうちでも、ほぼ一定のパターンで変動している。基本的に、活動する昼間は顆粒球の比率が大きくなり、夜のゆったりした時間帯はリンパ球の比率が大きくなる。これは、効率的に身を守るための、免疫系の戦略である。

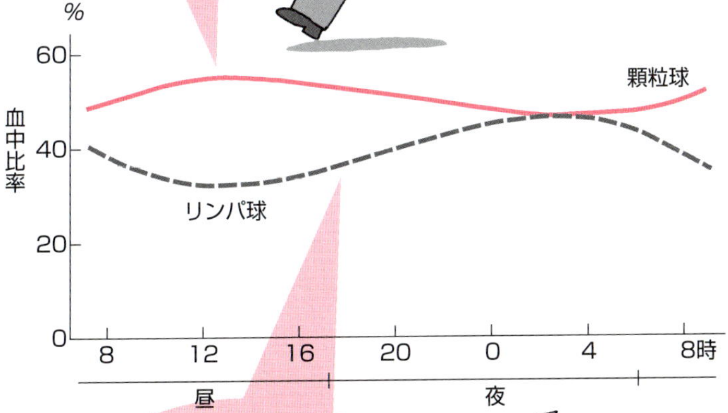
%
60
40
20
0
血中比率
顆粒球
リンパ球
8
12
16
20
0
4
8時
昼
夜

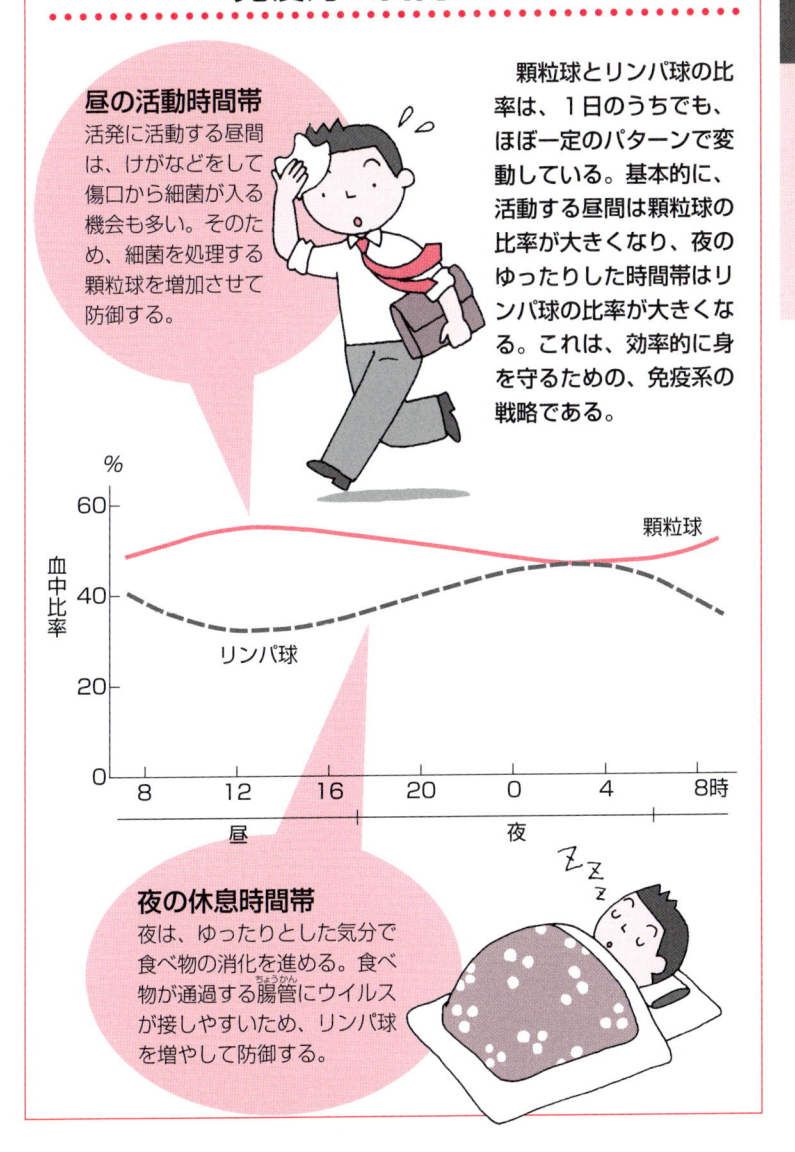

夜の休息時間帯

夜は、ゆったりとした気分で食べ物の消化を進める。食べ物が通過する腸管《ちょうかん》にウイルスが接しやすいため、リンパ球を増やして防御する。

免疫力②

年をとったからといって免疫力が低下するわけではない

加齢によってからだは老化していくが、
免疫力は衰えるのではなく、新しい体制に変化する。

●古いシステムが力をとり戻しはじめる

免疫システムは、ひじょうに巧《たく》みなしくみで、からだを病気から守っている。年をとると病気になりやすいのは、免疫力が低下するからと思いがちだ。リンパ球を教育・熟成させる胸腺《きょうせん》は、20歳をすぎると小さくなってしまう事実もある。これまで、加齢とともに免疫力は低下すると考えられてきたが、現在では否定されている。

たしかに、新しく形成された免疫――高度な抗原抗体反応《こうげんこうたいはんのう》による免疫力は、年をとると機能が低下する。抗原抗体反応にかかわるリンパ球の数が、加齢とともに減ってくるからだ。ところが、古くからある免疫システムは、以前より活発になる。顆粒球《かりゅうきゅう》や、胸腺以外で分化するリンパ球が増えてくるのだ。

免疫力は、加齢により低下するのではなく、その質が変化してくるといえる。

●老化にともなう内部の異変への備えが強まる

加齢にともなう免疫システムの変化は、老化に適した免疫システムの再構築という意味があると考えられる。

若いときは、活発に活動するため、細菌やウイルスなどの外敵に遭遇する機会が多い。このようなときは、胸腺で強化される進化したリンパ球の活躍が期待される。しかし20歳を過ぎると、進化したリンパ球の必要度がそれほど高くなくなり、胸腺はだんだん萎縮していく。

年をとってから必要なのは、外敵に対する備えよりむしろ、自分の内部に起こる異常に対する防御である。そこで、がん細胞や老化して傷ついた細胞を排除する力を強化するために、古い免疫システムがふたたび力をつけてくるわけだ。

年齢と白血球の種類の変化

▼顆粒球とリンパ球の割合

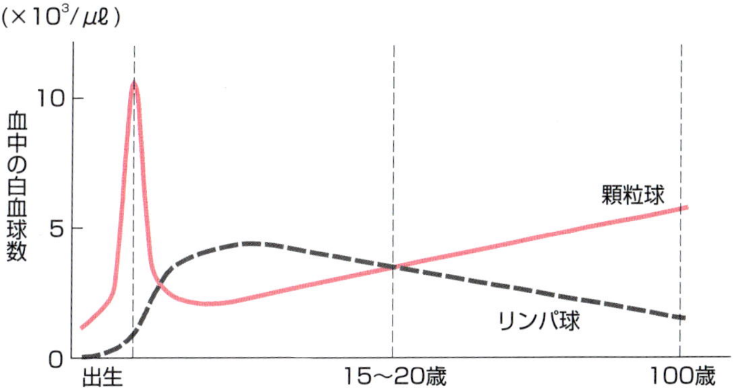
(×10³/μℓ)
血中の白血球数
10
5
0
顆粒球
リンパ球
出生
15〜20歳
100歳

出生後は顆粒球が一気に増え、その後リンパ球が増加してくる。20歳をすぎると、リンパ球が減って顆粒球がふたたび増える。

リンパ球の種類も変化する

若いころは胸腺で分化するリンパ球が多いが、年をとるとそれ以外のリンパ球が増える。

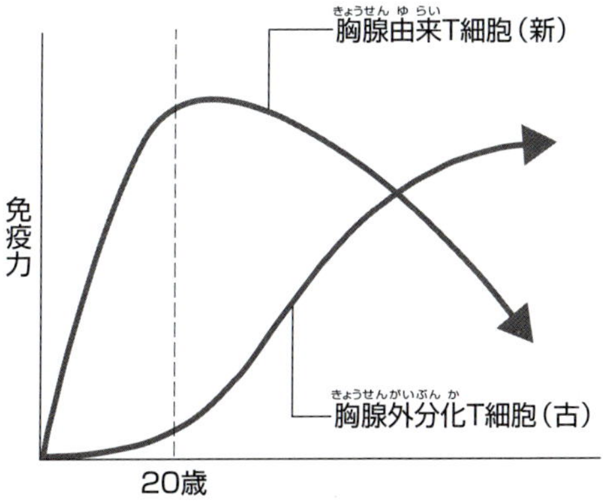
胸腺由来《きょうせんゆらい》T細胞（新）
免疫力
胸腺外分化《きょうせんがいぶんか》T細胞（古）
20歳

出生から死までの間、免疫システムは変化していく。それぞれのライフステージに合わせて、もっともよい防御方法へと、徐々に切り替えていくのである。したがって、年をとると免疫力が低下するのではなく、防御体制が変わっていくのだ。

免疫力③

男性と女性で免疫力に違いがある

男性は戦いでのけがに備えて顆粒球を増加。
家を守り、子育てをする女性はリンパ球を増加させた。

●リンパ球の平均比率には男女差がある

免疫システムの状態は、男女でも多少異なっている。

17ページで触れたように、白血球全体に占める平均的な比率は、顆粒球《かりゅうきゅう》が約60％で、リンパ球が約35％である。これはあくまで男女合わせての平均であり、実際には男女によって少し差がある。

男性の平均比率は、顆粒球が64％、リンパ球が31％。女性は、顆粒球が57％、リンパ球が38％である。男性は、どちらかというと顆粒球が優勢となっており、女性は反対に、リンパ球が優勢になっている。

●「古典的な男らしさ」の追求はリンパ球を減らす

免疫力に男女差があらわれる最大の要因は、もちろん性ホルモンである。

女性ホルモンは卵巣《らんそう》でつくられ、男性ホルモンは睾丸《こうがん》などでつくられ、それぞれ男女の生殖に関連する機能や組織に働く。そして直接生殖にかかわるのはもちろん、体つきなどの〝男性らしさ〟や〝女性らしさ〟をつくっているのも、性ホルモンだ。

現代は事情が違うが、男性はもともと外に出て狩りをおこない、食べ物を妻子にもち帰るという生活を送る。獲物《えもの》と戦うために、筋肉が発達したゴツゴツとしたからだつきになる。外で狩りをすれば、けがをすることも多くなる。だから細菌感染に備えて、顆粒球が多めになっていると考えられる。

女性は、基本的には家で子育てをするので、顆粒球はそれほど必要ない。それより妊娠・出産のために体内を安定させることが必要なので、リンパ球優勢のほうが都合がよい。

こうした、動物としての生来の生活パターンの違いが、リンパ球比率の男女差にあらわれていると考えられる。

性ホルモンの違いによる影響も

　男性ホルモンと女性ホルモンは、構造的にはほんの少し違うだけだ。しかしその違いが、相反するからだをつくり上げ、免疫系にも男女差があらわれる。

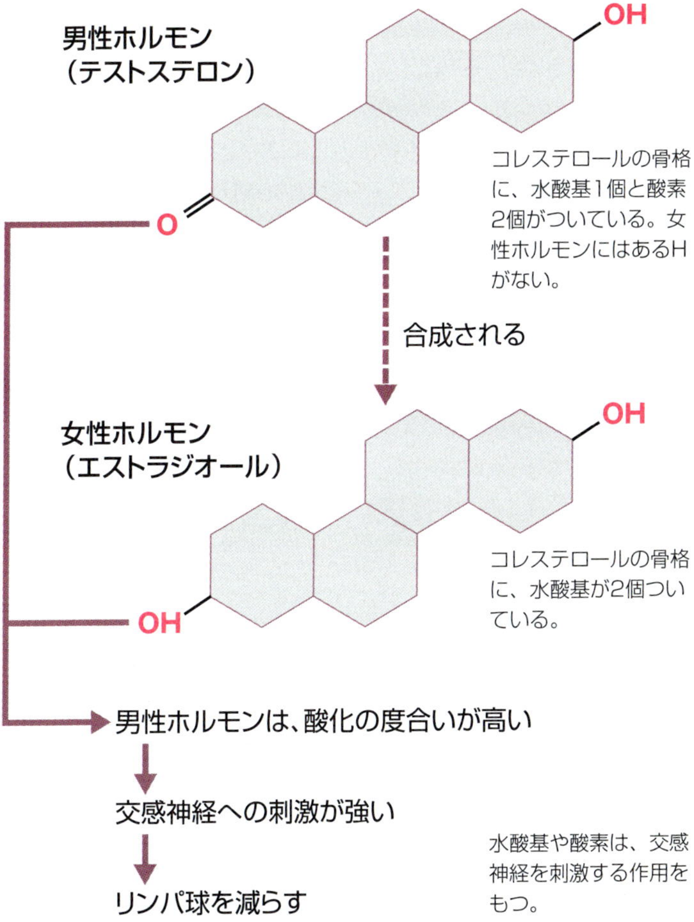
男性ホルモン
（テストステロン）
OH
O
コレステロールの骨格に、水酸基1個と酸素2個がついている。女性ホルモンにはあるHがない。
合成される
女性ホルモン
（エストラジオール）
OH
OH
コレステロールの骨格に、水酸基が2個ついている。
男性ホルモンは、酸化の度合いが高い
交感神経への刺激が強い
リンパ球を減らす
水酸基や酸素は、交感神経を刺激する作用をもつ。

コラム

免疫学発展の基礎を築いたパスツール

●感染が病因であることを見いだした

18世紀末に、イギリスのジェンナーが、種痘《しゅとう》によって天然痘《てんねんとう》の予防を始めたのが、今でいうワクチンの最初である。ワクチンといっても、当時はまだ、免疫の概念はなかった。それまで、人々を悩ませてきたペストや天然痘などの疫病も、からだに備わる抵抗力が強ければ治癒《ちゆ》することは、長年の経験からわかっていた。しかし、その抵抗力の正体は不明だったのだ。

正体をつかむきっかけとなったのは、19世紀末に活躍した、フランスのパスツールの研究である。彼は、首長フラスコに肉汁を入れて沸騰《ふっとう》させると、腐敗や発酵が起こらないことを発見し、これらの現象に微生物が関与していることを解明した。同時に、多くの疫病の原因が微生物であることを見いだしたのである。

●進化した免疫系の研究を中心に発展

その後、細菌学の発展を経て、1960年になってから、抵抗力の正体がリンパ球であることが解明された。そして、進化した免疫系のメカニズムが細部にわたって研究されるようになり、免疫学はおおいに発展してきた。ただ、あまりに細部のメカニズムばかりが追求され、かえって免疫の全体像がつかみにくくなっていることも否《いな》めない。全体像を把握することではじめて、本来の目的である病気の治療や予防に役立つのだが……。

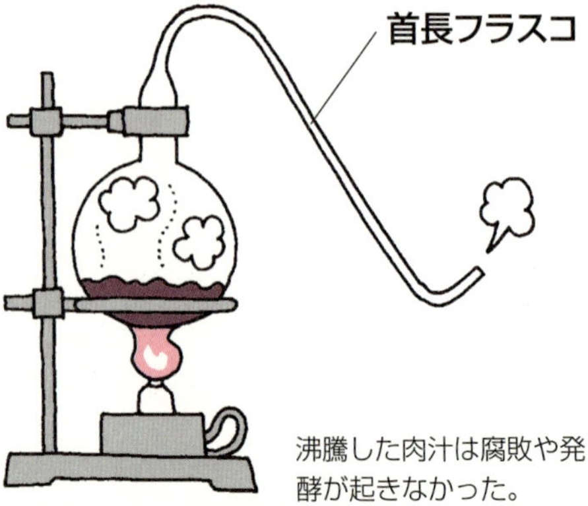

沸騰した肉汁は腐敗や発酵が起きなかった。

第2章

免疫を担う細胞たち

免疫細胞である白血球は、リンパ球、顆粒球、単球に分けられる。そこからさらにいくつかの種類に分かれ、それぞれの細胞が役割を分担し、外敵に立ち向かう。

キーワード

原始マクロファージ	ヘルパーＴ細胞
多能性幹細胞《たのうせいかんさいぼう》	キラーＴ細胞
B細胞	自己免疫疾患《じこめんえきしっかん》
抗原提示《こうげんていじ》機能	サイトカイン

免疫細胞の種類

すべては原始マクロファージから始まった

免疫細胞の始祖は、外敵をまるのみするマクロファージ。多種類の免疫細胞も、たった1種の細胞から分かれる。

●単細胞生物のおもかげを残すマクロファージ

免疫細胞には多くの種類があるが、そのおおもととなるのは、比率としては白血球全体の５％しかない、マクロファージである。

マクロファージの祖先は、単細胞生物から多細胞生物へと進化した時代までさかのぼる。単細胞時代は、細胞全体で外敵をのみこんで身を守るしか方法がなかった。そして、多細胞生物になり、各細胞が役割をもつようになると、外界と接することが多い皮膚《ひふ》部分と腸部分に、防御細胞がおかれるようになった。それが、原始マクロファージだ。単細胞時代のように、外敵をのみこんで、酵素《こうそ》を分泌《ぶんぴつ》して分解してしまう。この働きは、現在もマクロファージの大きな役割として残っている。

そして生物がさらに多細胞化して進化する過程で、マクロファージもさらに進化した。それが、顆粒球《かりゅうきゅう》とリンパ球である。

●血液成分の起源はみな同じ

種類の多い白血球だが、もとは、多能性幹細胞《たのうせいかんさいぼう》というたった１種類の細胞だ。白血球だけでなく、赤血球や血小板《けっしょうばん》のもとになる細胞でもある。

多能性幹細胞は、骨のなかの骨髄《こつずい》のなかにあって、さまざまな形に分裂・分化していく。顆粒球とマクロファージは、骨髄のなかでできるが、リンパ球は、骨髄内である程度の段階まで分化し、その後血管に入ってリンパ組織に送られて、最終的に各免疫細胞へと成熟していく。

たとえば、リンパ球のＴ細胞は、骨髄でリンパ球系前駆細胞《ぜんくさいぼう》に分化した細胞が、胸腺《きょうせん》に入ってさらに分化して、ようやくＴ細胞に成長する。ちなみにＴ細胞は、胸腺だけでなく、肝臓《かんぞう》や腸管《ちょうかん》などでも成熟することがわかってきている。

血球の分化

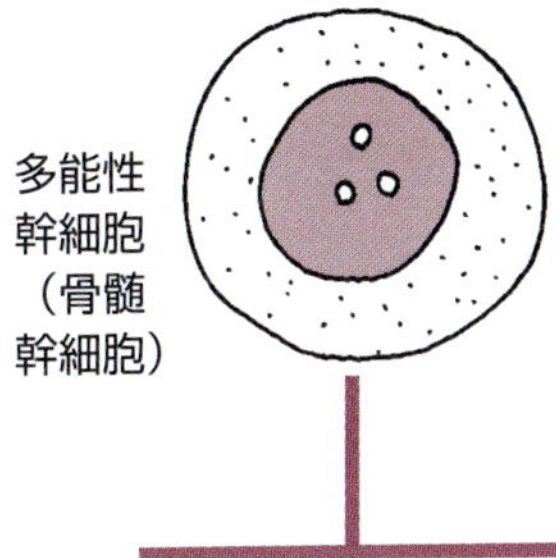
多能性
幹細胞
（骨髄
幹細胞）

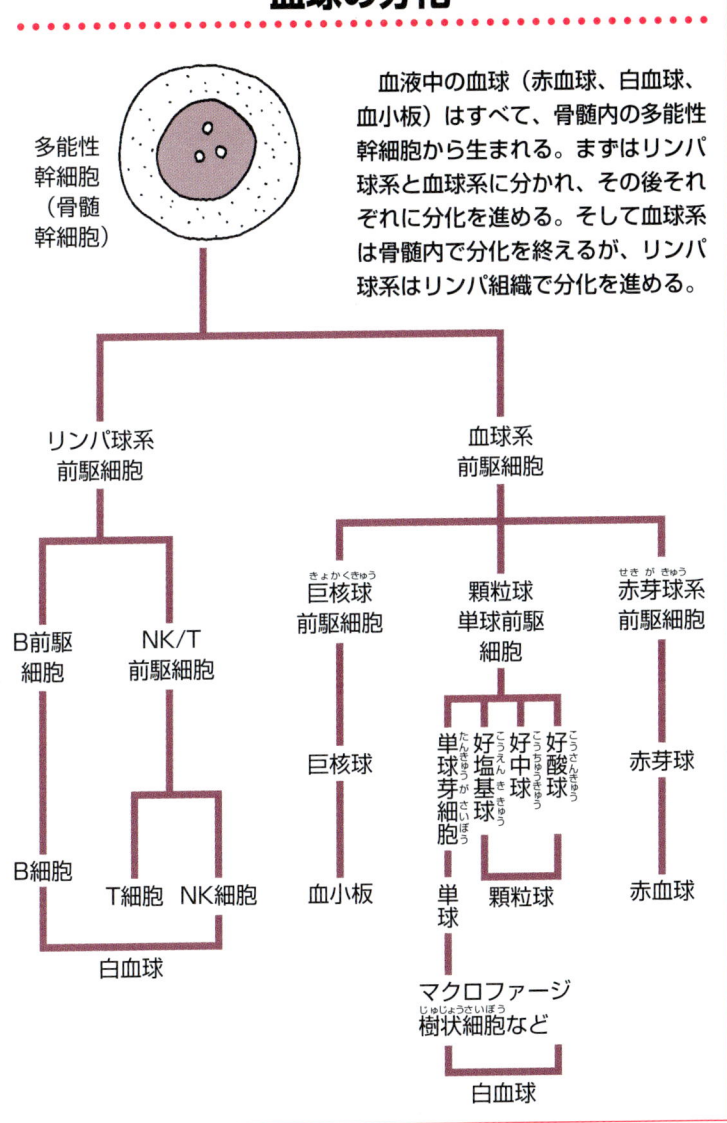

血液中の血球（赤血球、白血球、血小板）はすべて、骨髄内の多能性幹細胞から生まれる。まずはリンパ球系と血球系に分かれ、その後それぞれに分化を進める。そして血球系は骨髄内で分化を終えるが、リンパ球系はリンパ組織で分化を進める。

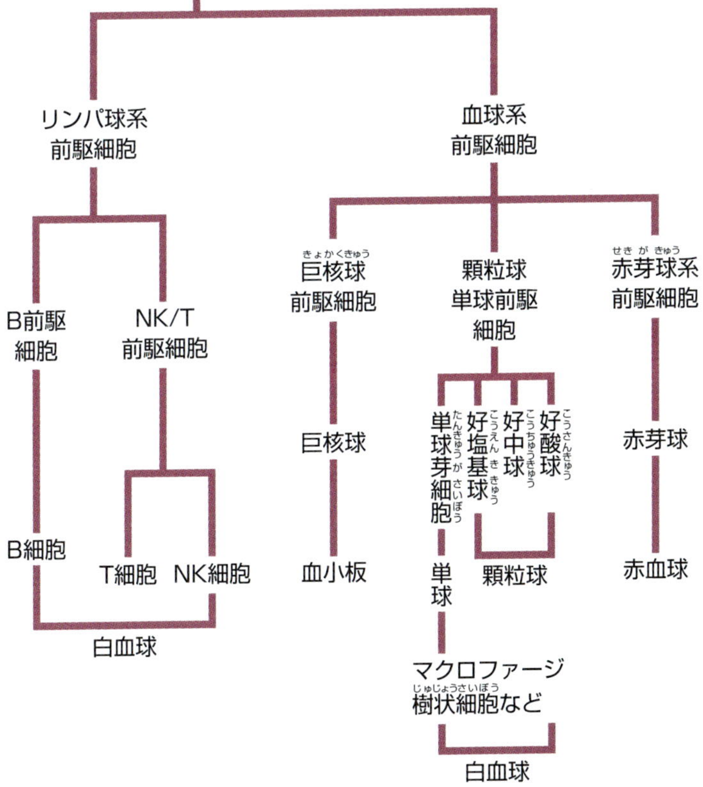
リンパ球系
前駆細胞
B前駆
細胞
NK/T
前駆細胞
B細胞
T細胞
NK細胞
白血球
血球系
前駆細胞
巨核球《きょかくきゅう》
前駆細胞
巨核球
血小板
顆粒球
単球前駆
細胞
単球芽細胞《たんきゅうがさいぼう》
好塩基球《こうえんききゅう》
好中球《こうちゅうきゅう》
好酸球《こうさんきゅう》
単球
顆粒球
マクロファージ
樹状細胞《じゅじょうさいぼう》など
白血球
赤芽球系《せきがきゅう》
前駆細胞
赤芽球
赤血球

免疫の進化①

貪食能を高めた顆粒球、異物を認識する能力を高めたリンパ球

**原始マクロファージは顆粒球とリンパ球へと進化。
分業化した各種免疫細胞による一大免疫システムが構築された。**

●人類の進化とともに外敵と闘う免疫システムへ

免疫細胞の始祖である原始マクロファージは、まず顆粒球とリンパ球の2つの方向に進化していった。

マクロファージの仕事は、外敵をのみこみ分解してしまうこと（貪食《どんしょく》）だが、その仕事を効率よく遂行《すいこう》するためには、外敵がいる場所にかけつけて、しばらくの間外敵にくっついていなくてはならない（接着《せっちゃく》）。

マクロファージの仕事のうち、貪食の能力をさらに進化させたのが、顆粒球である。一方、貪食能力を退化させ、接着能力を進化させたのが、リンパ球だ。生体防御を分業したことで、効率的に身を守ろうとした。

そしてリンパ球はさらに、その能力を高めていく。リンパ球の役目はもともと、体内にできた異常組織を排除することだった。しかし、進化するにしたがって、外から侵入してきた敵を排除する能力をもつようになっていった。そうやってリンパ球は、強力な外敵から身を守る力を備えていったのである。

●自然免疫に獲得免疫が上乗せされた

さらなる進化によって生まれてきたのが、T細胞やB細胞などのリンパ球だ。これらのリンパ球は、胸腺《きょうせん》が進化するなかで生まれ、究極の免疫システムをつくりだした。一度侵入して自然免疫で処理した外敵を記憶しておき、二度目に侵入すると、大量の抗体をつくって即刻排除してしまうしくみだ。いわゆる抗原抗体反応《こうげんこうたいはんのう》による、外敵排除のシステムである。

自然免疫に加え、複雑で高度な一大免疫システムである獲得免疫《かくとくめんえき》ができあがったおかげで、私たちのからだは万全の備えができるようになった。はしかなどに二度がかりすることがなくなったし、一方で、ワクチン接種によって発病を防ぐという予防医療も可能になったのである。

リンパ球の進化

リンパ球は、原始マクロファージが進化し、外敵に付着する接着能力を高めた免疫細胞。進化にしたがって、多様な細胞が生まれ、システムが複雑化していった。

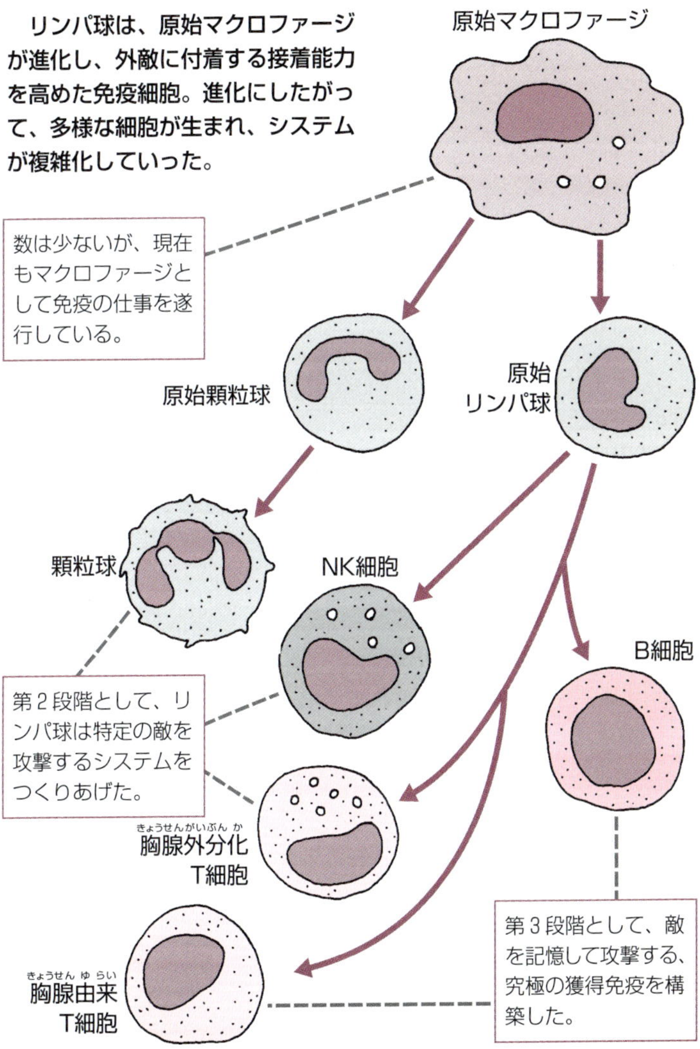
原始マクロファージ
数は少ないが、現在もマクロファージとして免疫の仕事を遂行している。
原始顆粒球
原始
リンパ球
顆粒球
NK細胞
B細胞
第2段階として、リンパ球は特定の敵を攻撃するシステムをつくりあげた。
胸腺外分化《きょうせんがいぶんか》
T細胞
胸腺由来《きょうせんゆらい》
T細胞
第3段階として、敵を記憶して攻撃する、究極の獲得免疫を構築した。

免疫の進化②

高度な免疫システムを支えているのは進化した分子群

免疫細胞の進化は、細胞と細胞をつなぐ接着分子の進化。高度に進化したたんぱく分子が、免疫力を担う。

●細胞と細胞をつなぐ接着分子が発展をとげた

免疫細胞が、自己でない細胞や組織を認識したり、一度侵入した外敵を記憶するなどの高度な能力を発揮できるようになったのは、「接着《せっちゃく》分子《ぶんし》」と呼ばれる部位の進展による。

接着分子とは、細胞の膜に存在するたんぱく分子で、細胞と細胞をつなぐ役割をもっている。この接着分子と接着分子の間に、ウイルスなどが入りこんだ状態は、通常の状態とは異なる。

この接着分子の遺伝子を基本構造として、それを繰り返したり、変革を加えたりして、より進化した多様な機能をもつ分子群ができあがってきた。そのスーパー分子群が、現在の免疫システムを支えているのである。

●ＭＨＣも抗体もアミノ酸から生まれる

細胞に存在する個々の目印であるＭＨＣも、もともとは接着分子を始祖《しそ》としている。このＭＨＣは、免疫細胞における分子群と同じように、接着分子の遺伝子を幾重《いくえ》にも重ね、多様化も加えて、巨大なたんぱく分子に成長していった。

成長するなかで、ＭＨＣは人によって少しずつ異なっていった。なにが異なるかというと、アミノ酸配列だ。

たんぱく質は多数のアミノ酸から成り立っているが、人によってアミノ酸の配列が少しずつ違うのである。配列が違えば分子構造に違いが現れ、それにちょうど合致しないものは、自己とは違うと判断して、排除しようとするのである。

同じように、外敵が侵入するとつくられる抗体《こうたい》も、巨大なたんぱく分子であり、抗原に合わせてそれぞれにアミノ酸配列が異なっている。

MHCの多様化で絶滅を阻止

ＭＨＣは約2000万年前から、多様化が始まったといわれる。ＭＨＣに個性をつけたのは、細菌やウイルスなどの脅威から、種が集団絶滅しないよう防ぐためだったと考えられる。多様化は、種の保存上に有利だったのだ。

▼MHCの構造

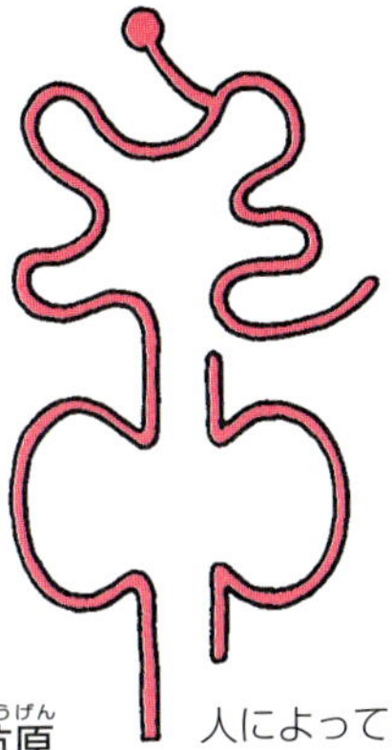

人によってアミノ酸の配列が少しずつ違う。

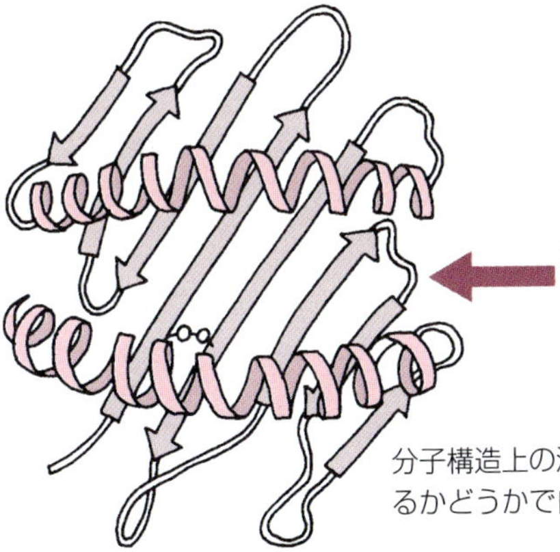

抗原《こうげん》

分子構造上の溝に抗原が入り、一致するかどうかで自己か否かを判断する。

▼多様化のメリット

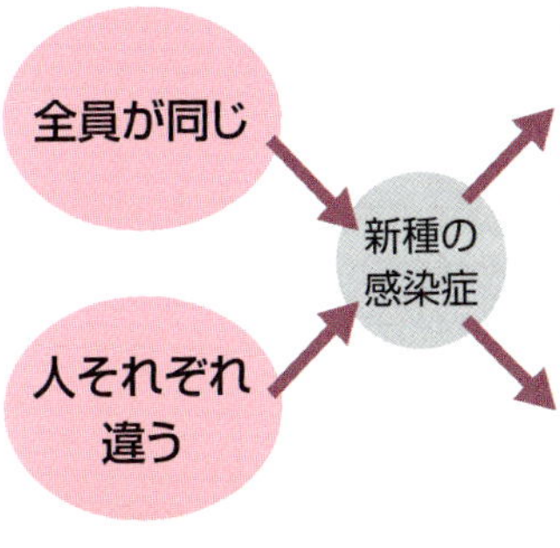
全員が同じ
人それぞれ違う
新種の感染症

抗原に対して全員が同じ免疫反応を現すと、もし免疫反応が不十分な場合には、全員が不十分となり、抗原に負けて全滅するおそれがある。

人によって免疫反応に強弱があると、反応の弱い人は死んでしまうかもしれないが、反応の強い人は生きのびる可能性があるため、絶滅は免《まぬが》れる。

進化の逆戻り

緊急事態が起きると古い免疫システムに切り替わる

自己の異常細胞を監視する古いシステムも残存し、
緊急事態になると切り替わって、反応する。

●原始的なシステムも生きている

リンパ球はもともと、自分の異常な細胞を排除しようとするシステムとして生まれ、その後、外から入ってきた敵（外来抗原《がいらいこうげん》）を発見して攻撃するシステムに進化してきた。しかし、進化したからといって、古くからの役目を捨ててしまったわけではない。多少力は衰えたものの、現在もしっかりと生き残っている。そして、からだに緊急事態が生じたときに、外来抗原に対する力を低下させて、古いシステムがよみがえるようになっているのだ。

たとえば、ウイルスに感染したり、強いストレスがかかり強いダメージを受け続けていると、T細胞やB細胞などが受けもつ外来抗原向けの高度な免疫システムの働きが弱まる。そして、その下のシステム――抗原抗体反応《こうげんこうたいはんのう》なしで敵を攻撃する免疫システムに、スイッチが切り替わる。

さらに体内の緊急事態が続くと、もう一段階古い免疫システムに切り替わる。そうやって段階を踏《ふ》んで、より古い免疫システムに変わっていき、最後は外敵に対抗する高度な免疫の働きを発揮できなくなり、命の危険にさらされることになる。

●自律神経とホルモンがスイッチを切り替える

免疫のスイッチを切り替えているのは、自律神経の交感神経から分泌《ぶんぴつ》される神経伝達物質のノルアドレナリンとドーパミンであり、副腎《ふくじん》から分泌されるアドレナリンとグルココルチコイドというホルモンだ。

スイッチが切り替わる状況のひとつは、からだの老化である。20歳をすぎると、T細胞やB細胞をつくる胸腺《きょうせん》が衰えていくのも、切り替えによるからだの変化なのである。若いころでも、強いストレス、感染症、がん、妊娠、やけどなどによる体力の消耗などの緊急事態に陥《おちい》ると、切り替えが起こる。

切り替えが起こるとき

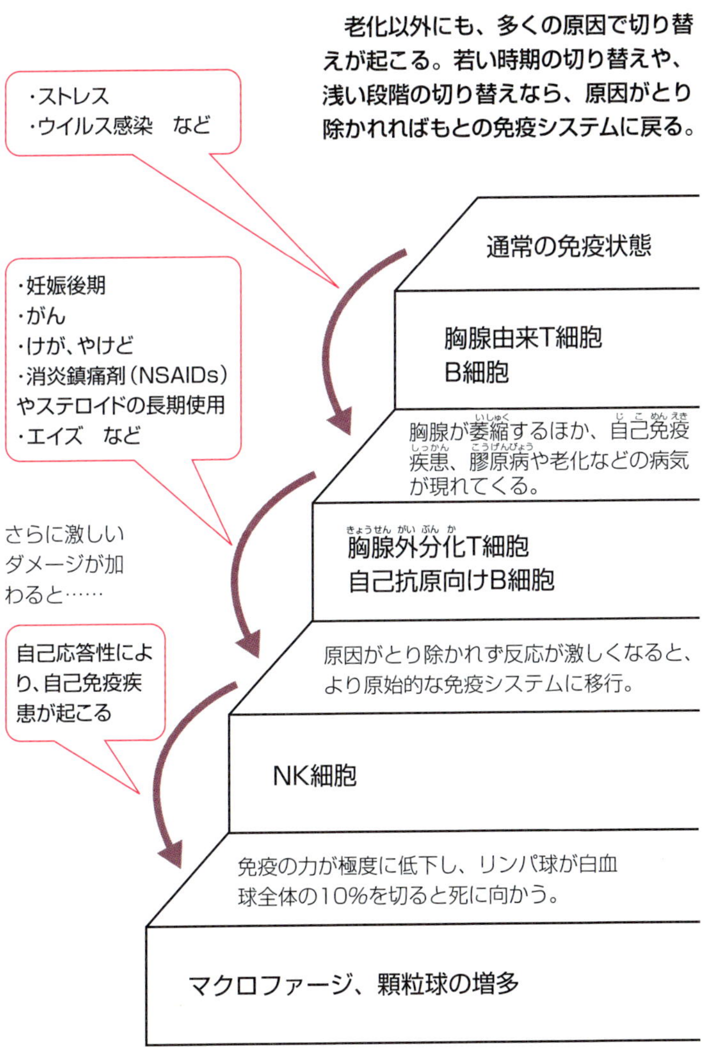
老化以外にも、多くの原因で切り替えが起こる。若い時期の切り替えや、浅い段階の切り替えなら、原因がとり除かれればもとの免疫システムに戻る。
・ストレス
・ウイルス感染　など
通常の免疫状態
胸腺由来T細胞
B細胞
・妊娠後期
・がん
・けが、やけど
・消炎鎮痛剤（NSAIDs）やステロイドの長期使用
・エイズ　など
胸腺が萎縮《いしゅく》するほか、自己免疫《じこめんえき》疾患《しっかん》、膠原病《こうげんびょう》や老化などの病気が現れてくる。
さらに激しいダメージが加わると……
胸腺外分化《きょうせんがいぶんか》T細胞
自己抗原向けB細胞
原因がとり除かれず反応が激しくなると、より原始的な免疫システムに移行。
自己応答性により、自己免疫疾患が起こる
NK細胞
免疫の力が極度に低下し、リンパ球が白血球全体の10%を切ると死に向かう。
マクロファージ、顆粒球の増多

免疫細胞の運ばれ方

毛細血管のルートにのって全身に免疫細胞が行き届く

免疫細胞は骨髄内で、多能性幹細胞から分化。リンパ球は、免疫組織に送られてから成熟する。

●血球の製造工場は骨の中にある

白血病のように、白血球自体ががんなどに侵された場合、治療法のひとつとして骨髄《こつずい》移植がおこなわれる。骨髄を、他人のものと入れ替えてしまうのである。なぜなら、骨髄こそ、白血球の工場だからだ。悪い白血球をつくる工場となってしまった骨髄を、よい工場と入れ替えてしまう。

骨髄は、骨の中にあるスポンジ状の組織で、ここに多能性幹細胞《たのうせいかんさいぼう》という、血球のもとになる細胞がある。多能性幹細胞が分裂・分化して生まれるのが、赤血球であり、白血球である。

骨髄で生まれた血球は、血液中にでていき、全身をめぐって毛細血管《もうさいけっかん》の末《まっ》端《たん》までたどりつく。そして、血管の末端から体液中にでていく。そうやって全身に分布するリンパ球は、今度は静脈とリンパ管で吸い上げられる。

こうして全身にリンパ球が行き届き、体内の異常を監視したり、外敵の侵入に備えている。

●免疫組織内でつくられる白血球もある

骨髄でつくられる白血球だが、骨髄内で最後まで分化をとげるのは、顆粒球とマクロファージである。これらの白血球は、骨髄で完成して、全身にでていって、やがて死ぬ。

一方、リンパ球は、リンパ球の元になる血球まで分化すると、血液中にでていって、リンパ組織に入って、分化が完成する。そして、胸腺《きょうせん》、腸管《ちょうかん》、肝臓《かんぞう》などのリンパ組織内で必要に応じて細胞分裂して、その数を増やす。つまり誕生するのは、リンパ組織ということになる。また、顎下腺《がっかせん》、耳下腺《じかせん》などの外分泌《がいぶんぴつ》器官に存在するリンパ球の半分、扁桃《へんとう》や虫垂《ちゅうすい》などに存在するリンパ球の一部も、ここで直接、分裂によって生まれている。

血管からの出入りは自由自在

血管は、からだのすみずみまで張りめぐらされ、先端である毛細血管は組織のなかまで入りこんでいる。免疫細胞は、この血管を介して全身に送られている。

▼毛細血管のようす

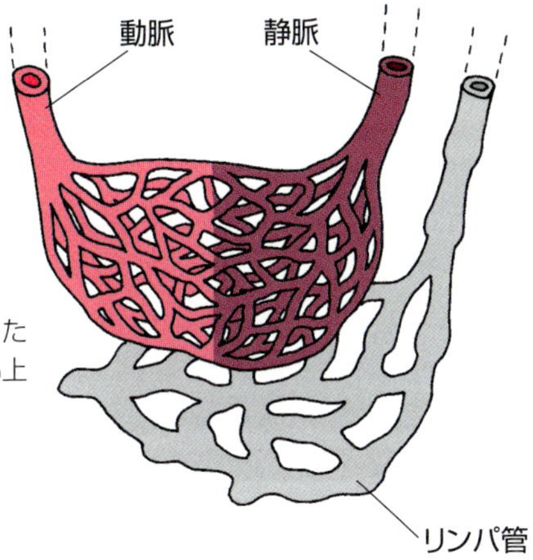
動脈
静脈
リンパ管

血管から体液中にでていった白血球は、リンパ管に吸い上げられる。

▼血管外へ出ていく免疫細胞

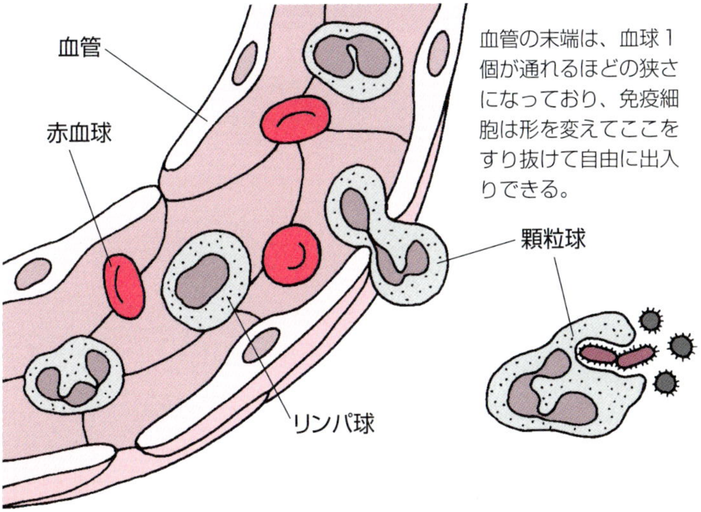
血管
赤血球
リンパ球
顆粒球

血管の末端は、血球１個が通れるほどの狭さになっており、免疫細胞は形を変えてここをすり抜けて自由に出入りできる。

マクロファージ

全身に分布し、多彩な働きをするアメーバ状の細胞

もっとも原始的な免疫機能をいまに伝えるマクロファージ。
細菌や異物をのみこんで消化するのが、基本的な役割。

●異物を食べて処理するのが主な役割

マクロファージは、免疫細胞の祖である原始マクロファージの能力を今に伝えている細胞だ。細菌などの大きな外敵が侵入すると、それをまるのみし、分解してしまう。

マクロファージは全身に存在しているが、それがすべて１種類の細胞というわけではない。存在する部位によって、それぞれ特有の進化をとげており、形や役割が微妙に異なっている。たとえば、血液中を循環して、体内に炎症が起きていると、その部位に移行するマクロファージは、単球《たんきゅう》と呼ばれている。肺にいるマクロファージは肺胞《はいほう》マクロファージ、肝臓《かんぞう》に存在するのはクッパー細胞、脳に存在するのはグリア細胞というように、名称もそれぞれ異なっている。

ちなみに、内皮細胞《ないひさいぼう》という、血管を形成する細胞も、マクロファージの兄弟分である。そのため内皮細胞も、貪食《どんしょく》機能を発揮することがある。

●古くなった自己細胞の処理もしている

マクロファージの役目は、貪食だけではない。

原始マクロファージは、白血球だけでなく、赤血球や血小板《けっしょうばん》などの祖先でもある。マクロファージは、この分身たちを処理する仕事もしている。寿命が終わった赤血球は、脾臓《ひぞう》や肝臓にいるマクロファージが食べて始末する。血小板は、血液を固める働きをしているが、その働きによって生じた血液凝《ぎょう》固《こ》物も、マクロファージが食べて処理する。

そのほか、顆粒球による化膿《かのう》性の炎症や、アレルギーによる炎症などの後始末をしているのも、マクロファージである。一方、抗原《こうげん》が侵入したことをリンパ球に知らせるという役目（抗原提示機能）もある。

マクロファージの仲間たち

マクロファージは大きくは、血液中に存在して、体内を循環している単球と、組織内に存在するものとに分けられる。組織内のマクロファージは、それぞれの名称をもち、さまざまな部位で活躍している。

肺胞マクロファージ

気管にいて、呼吸と一緒に入ってくる微生物や異物を処理して、感染症を防ぐ。

脳グリア細胞

中枢《ちゅうすう》神経系に存在して、異物や異常な代謝《たいしゃ》物などを処理して、脳を守っている。

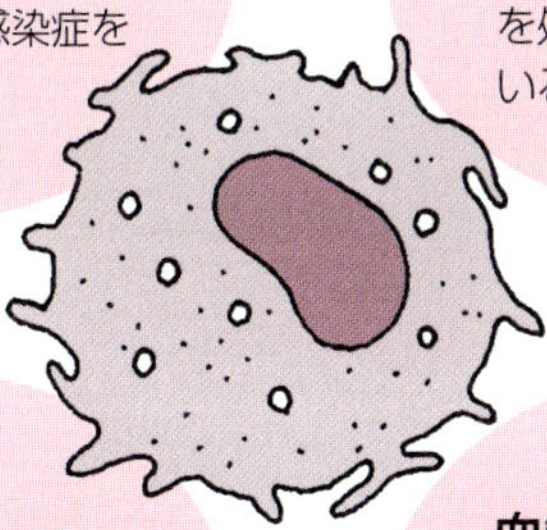

部位によって形や役割が少しずつ異なる。

肝臓クッパー細胞

肝臓に感染症が起きると、病原体を食べて処理する。

血管内皮細胞

血管を形成する内皮細胞も、細菌などを貪食することがある。

突起がたくさんあるのが、樹状細胞。マクロファージの近い仲間である。

樹状細胞《じゅじょうさいぼう》

あらゆる免疫組織に存在する。貪食能は退化し、抗原提示機能が強まっている。

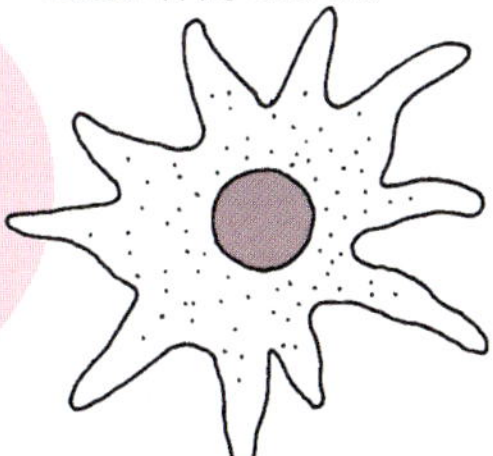

顆粒球

敵を見たらあたりかまわず真っ先に攻撃するのは顆粒球

日常的に接することの多い細菌の処理を担当する顆粒球。その死とともに活性酸素を放出し、周囲にダメージを与える。

●敵を退治したあと、自爆する短命の白血球

顆粒球は、細菌など、比較的大きな外敵や異物をのみこんで消化する細胞だ。白血球の6割という一大勢力を占めるのも、私たちのからだはふだん、細菌に接することがいちばん多いからだ。つねに触れたり侵入する細菌に備えて、多数の兵隊を準備しておくわけだ。

顆粒球は、異物をのみこむ力が強く、しかものみこんだあとに消化する力も強い。顆粒球という名称は、細胞のなかに顆粒がたくさん見えるためについたが、この顆粒はさまざまな分解酵素《こうそ》である。大きな細菌でも、まるごとのみこんで消化できるのも、強力な分解酵素のおかげである。

つねに細菌類と戦ってくれる顆粒球だが、その命は1～2日と短い。また、異物を処理すると、自らも命を絶ってしまう。細菌感染すると、ドロドロとした膿《うみ》ができるが、それは死んだ細菌や顆粒球なのだ。

●死にゆく顆粒球は正常組織まで傷つける

顆粒球が多数の細菌に立ち向かっていると、その場に炎症が起きる。

これは、顆粒球が死ぬとき、活性酸素を放出するからである。活性酸素は、酸化力がひじょうに強く、相手を酸化させて大きなダメージを与える。顆粒球が異物を処理するさい、分解酵素だけでなく、大量の活性酸素も利用する。その活性酸素が、顆粒球の自爆とともに周囲にまき散らされるのだ。そして、周囲の正常な組織も、活性酸素によってダメージを受けて、炎症が起きる。

たとえば皮膚《ひふ》の傷に細菌が侵入して、顆粒球が細菌を退治する。すると、その部分に炎症が起きてやがて化膿《かのう》する。その後は、化膿も炎症も治まって、きれいに治癒《ちゆ》するという経緯をたどる。

顆粒球数は誕生直後にはね上がる

胎児は出生した途端《とたん》、子宮内での臍帯《さいたい》呼吸から肺呼吸に切り替わる。胎児にかかる強大なストレスによって、顆粒球数が急激に上昇する。

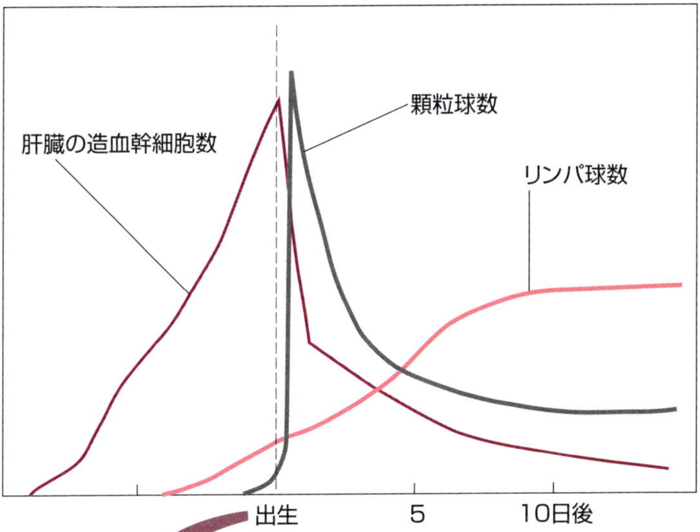
顆粒球数
肝臓の造血幹細胞数
リンパ球数
出生
5
10日後

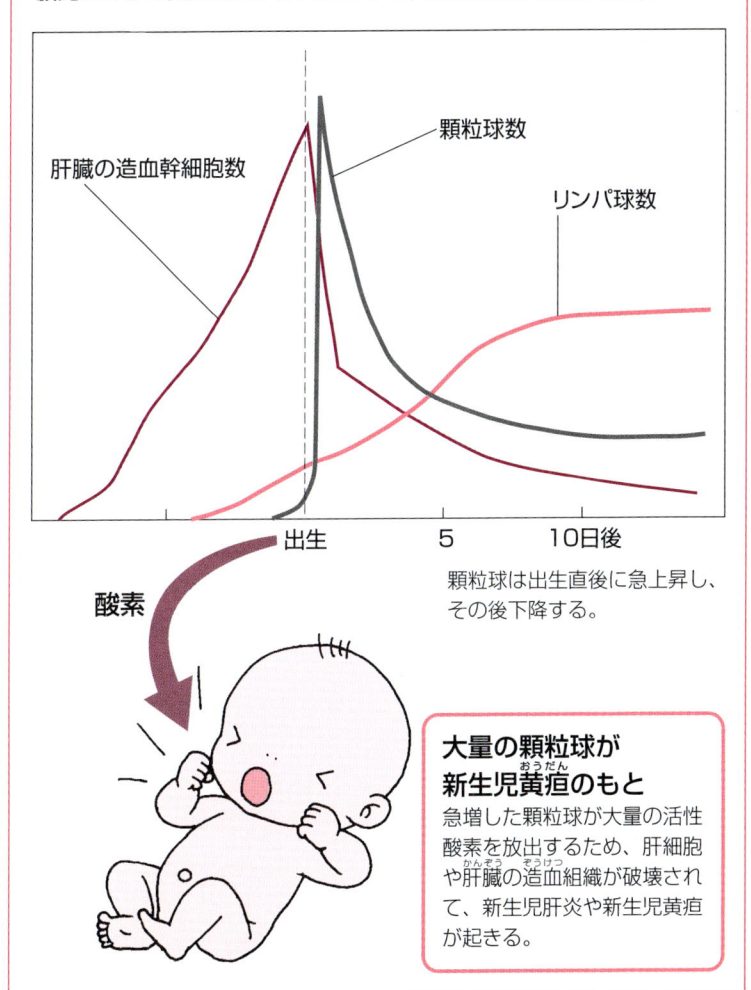

顆粒球は出生直後に急上昇し、その後下降する。

酸素

大量の顆粒球が新生児黄疸《おうだん》のもと

急増した顆粒球が大量の活性酸素を放出するため、肝細胞や肝臓《かんぞう》の造血《ぞうけつ》組織が破壊されて、新生児肝炎や新生児黄疸が起きる。

リンパ球の種類

狙いを定めて働くリンパ球には2つの系列がある

リンパ球は、敵を接着して攻撃するという手法の免疫細胞。攻撃方法が異なる2系統がある。

●〝敵の人相書〟を読めるようになった

マクロファージと顆粒球が、敵をまるのみするのに対し、リンパ球は敵をくっつけて攻撃するという戦法をもつ免疫細胞だ。リンパ球の膜の上には、インテグリン、セレクチン、免疫グロブリン（抗体《こうたい》）などの接着《せっちゃく》分子《ぶんし》があり、これらで敵をとらえて退治する。顆粒球ではとらえられない、ウイルスのように小さな微生物を退治するには、その方法が適していたのだ。

リンパ球は、敵を接着する手法とともに、相手のＭＨＣを認識し、「これは自分ではない」として退治する、高度な技も備えてきた。リンパ球は、ふだんはほとんど眠った状態にある。ところが敵が侵入すると、途端《とたん》に目を覚まし、さかんに細胞分裂して数を増やして、敵に立ち向かうのだ。つまり、自分のクローンをつくって増える。１つのリンパ球は10回くらい分裂するので、敵と戦うときには、もとの千倍もの大集団にふくれあがる。

ウイルスに感染すると数日の潜伏期間ののちに発症するが、それもリンパ球が分裂して数を増やすための準備期間なのだ。

●敵への攻撃方法が違う

種類の多いリンパ球も、おおざっぱには２つの系列に分けることができる。ＮＫ細胞やＴ細胞を含むＮＫ／Ｔ細胞系列と、Ｂ細胞系列である。

２つの系列の違いは、敵への攻撃方法。リンパ球の膜の上には、敵のＭＨＣを認識するための分子があるが、ＮＫ／Ｔ細胞系列のなかのＴ細胞ではＴ細胞レセプターという部位がその役目を担《にな》う。そして敵と認識すると、分解酵素《こうそ》などをふりかけて殺してしまう。

Ｂ細胞のほうは、敵をＢ細胞レセプター（免疫グロブリン）で認識して、免疫グロブリン（抗体）で敵をとらえる。

それぞれ違う攻撃方法

リンパ球の進化は、大きくはＮＫ／Ｔ細胞系列とＢ細胞系列の２系列へと向かっていった。２つの系列は、それぞれ攻撃方法が異なる。

NK／T細胞系列

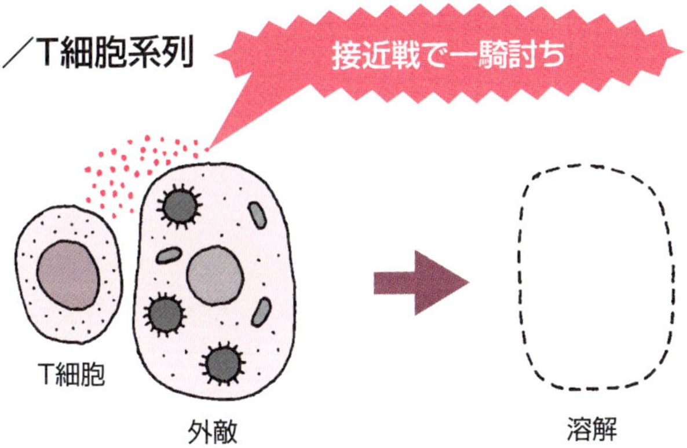
接近戦で一騎討ち
T細胞
外敵
溶解

進化の最先端であるＴ細胞は、外敵をレセプターで接着《せっちゃく》すると、相手のＭＨＣを認識する。

敵であることを認識すると、分解酵素をふりかけて、外敵を殺す。

B細胞系列

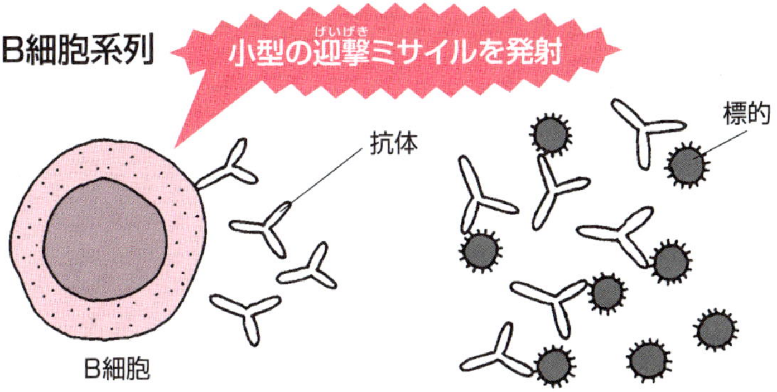
小型の迎撃《げいげき》ミサイルを発射
抗体
標的
B細胞

一度侵入した敵を認識する免疫グロブリン（抗体）をつくっておく。

敵が侵入すると、細胞膜上の抗体を放出してとらえ、中和させてしまう。

NK／T細胞系列①

「異常な自己」を排除するNK細胞はがんを殺す尖兵

リンパ球として最初に生まれたNK細胞は、がん細胞の殺し屋。体内に異常細胞があると、分解酵素をふりかけて殺す。

●進化の過程で最初に生まれたリンパ球

ＮＫ（ナチュラル・キラー）細胞は、1975年に、日本、アメリカ、スウェーデンで同時に、がん細胞に接着してこれを殺す免疫細胞として報告されて、世界に衝撃を与えた。そのため、一般にもよく知られたリンパ球である。その後、がん細胞だけでなく、ウイルス感染細胞も殺すことがわかっている。

ＮＫ細胞は、マクロファージから進化したての細胞だ。進化の過程で、最初に生まれたリンパ球なのである。そのため、マクロファージとよく似たアメーバ状の形状をしており、動き方もアメーバのようである。異物をまるのみする能力ももっていて、条件がととのえばマクロファージのように貪食《どんしょく》する。また、マクロファージほどではないが、リンパ球のなかではもっとも大きく、大型顆粒リンパ球とも呼ばれている。

●「自分らしさ」を失った細胞を排除する

名称に〝顆粒《かりゅう》〟とあるように、ＮＫ細胞はグランザイムやパーフォリンといった顆粒状の分解酵素《こうそ》をもっている。そして、がん細胞などに接着《せっちゃく》すると、分解酵素をふりかけて殺してしまうのだ。

ではＮＫ細胞は、どうやってがん細胞を見分けて、攻撃するのか。

私たちの細胞は、個人を識別するためのたんぱく分子であるＭＨＣをもっている。ＭＨＣは、自分であるという目印であり、つまりは「自分らしさ」をあらわしたものだ。

じつはがん化した細胞は、このＭＨＣがなくなっている。ＮＫ細胞は、ＭＨＣがなくなり自分らしさを失った細胞をめがけて、攻撃しているのだ。なお、ＭＨＣが残るがん細胞もあり、こちらはキラーＴ細胞が攻撃する。

NK細胞は数より活性が勝負

ＮＫ細胞の数は、生まれたときは少なく、加齢にともなって増えていく。ただし、がん細胞を殺す免疫細胞が増えたからといって、免疫力が上がるわけではない。数は増えても、機能はほとんど上昇しない。

▼リンパ球中のNK細胞比

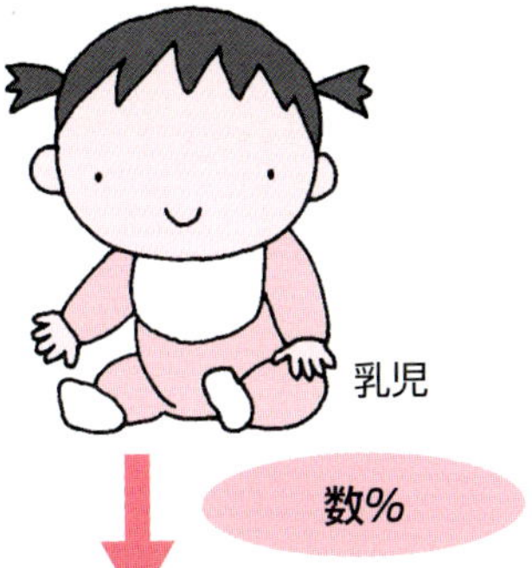
乳児
数%

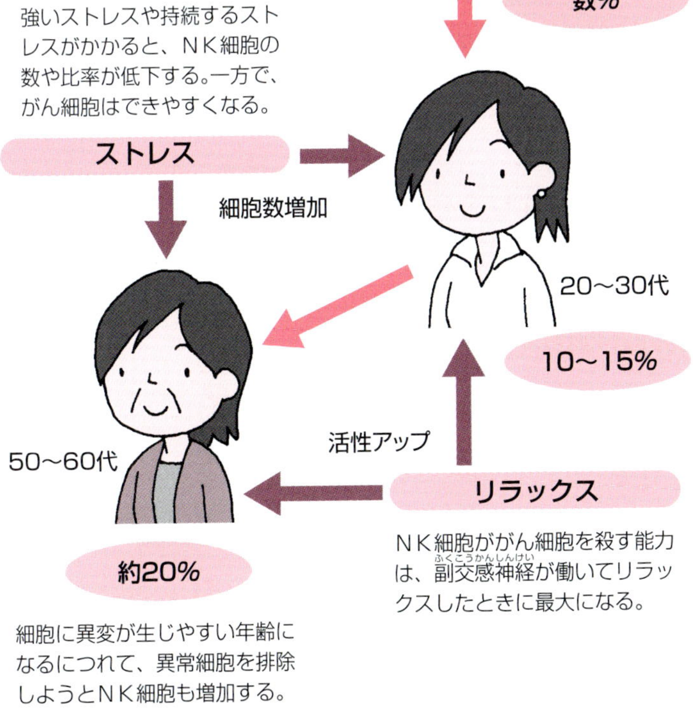
強いストレスや持続するストレスがかかると、ＮＫ細胞の数や比率が低下する。一方で、がん細胞はできやすくなる。
ストレス
細胞数増加
20～30代
10～15%
活性アップ
50～60代
リラックス
約20%
ＮＫ細胞ががん細胞を殺す能力は、副交感神経《ふくこうかんしんけい》が働いてリラックスしたときに最大になる。
細胞に異変が生じやすい年齢になるにつれて、異常細胞を排除しようとＮＫ細胞も増加する。

NK／T細胞系列②

進化のきわみに到達したT細胞は標的を正確に見定める

T細胞は、外から侵入した敵を見定めて攻撃する。攻撃担当細胞のほか、他の細胞の手助けをする細胞もある。

●外来抗原専門のT細胞は胸腺《きょうせん》で成熟する

ＮＫ／Ｔ細胞系列で、もっとも進化をとげたのが、Ｔ細胞である。

Ｔ細胞は、胸腺で分化・成熟するため、胸腺（Thymus）の頭文字をとって命名された。

Ｔ細胞の最大の特徴は、おもに自分の異常細胞に反応するＮＫ細胞と異なり、外から侵入する敵を攻撃するのを専門としていることだ。Ｔ細胞へと分化していくなか、自分の組織に強く反応する細胞は排除され、外来抗原《がいらいこうげん》に反応する細胞のみが選ばれて、Ｔ細胞へと成熟していくのだ。Ｔ細胞は、胸腺という高等教育を施《ほどこ》す学校を卒業したエリート細胞なのである。

胸腺の発達と、外来抗原専門のリンパ球の誕生は、海中から陸上へ上がるという生物の進化過程において、外敵の侵入機会が急増したことによると考えられる。

●「ヘルパー」と「殺し屋」の２種に大別される

Ｔ細胞は、抗原《こうげん》が体内に侵入すると活性化するが、そのさい「ヘルパーＴ細胞」と「キラーＴ細胞」の２種類に分かれる。細胞の膜上に、ＣＤ４というたんぱく分子をもっているＴ細胞がヘルパーＴ細胞になり、ＣＤ８というたんぱく分子をもつものがキラーＴ細胞に変身するのである。

ヘルパーＴ細胞は、その名のとおり、他のリンパ球の働きを助けるのがおもな役目だ。ひとつは、Ｂ細胞が抗体《こうたい》をつくるのを補助すること。また、キラーＴ細胞の分化や働きを助けたりする。ヘルパー役だけでなく、自分で敵を攻撃することもある。

キラーＴ細胞は、こちらも命名どおりの役割だ。すなわち、強力な攻撃能力をもつ〝殺し屋〟なのである。

ヘルパーT細胞の働き

Ｔ細胞は活性化すると、ヘルパーＴ細胞とキラーＴ細胞に変わる。ヘルパーＴ細胞は、Ｂ細胞やキラーＴ細胞の働きを助けるのが重要な役目だ。

ヘルパーＴ細胞は、さらにTh1細胞とTh2細胞に分けられる。抗原の認識の仕方が微妙に異なり、役割も違っている。

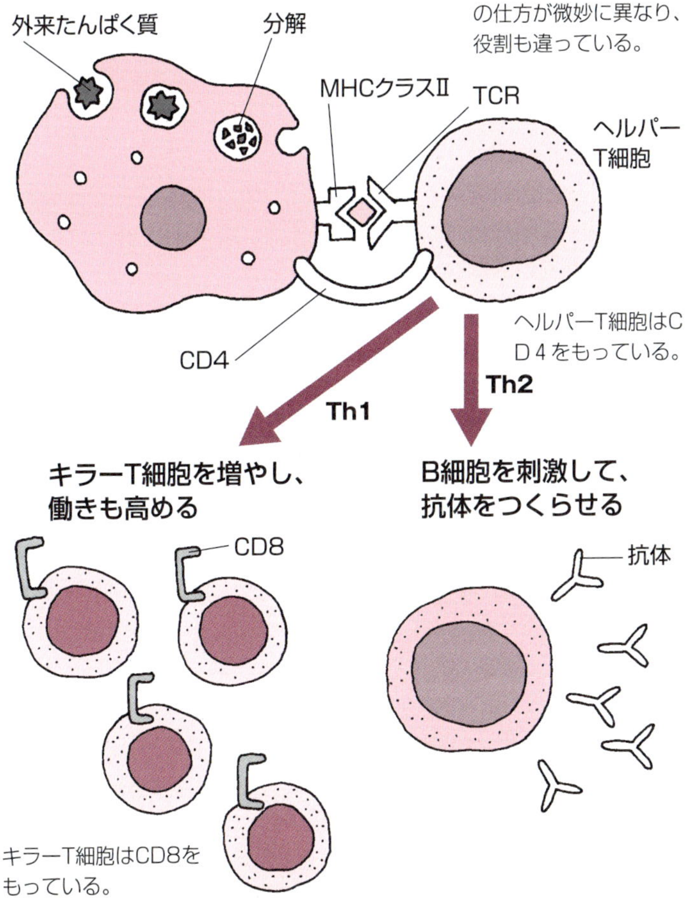
外来たんぱく質
分解
MHCクラスⅡ
TCR
ヘルパーT細胞
CD4
ヘルパーT細胞はCD４をもっている。
Th1
Th2
キラーT細胞を増やし、働きも高める
B細胞を刺激して、抗体をつくらせる
CD8
抗体
キラーT細胞はCD8をもっている。

NK／T細胞系列③

外からの敵より、内側の反乱分子に目を光らせるT細胞も存在する

同じT細胞でも、胸腺以外でつくられるものがある。
胸腺外分化T細胞は、体内の異常を監視するのが役目。

●「胸腺《きょうせん》大学」を出ていないＴ細胞も活躍している

胸腺で、エリートとして教育されるのがＴ細胞だが、じつは胸腺以外でつくられるＴ細胞があることも、わかってきている。胸腺以外でつくられるため、「胸腺外分化《きょうせんがいぶんか》Ｔ細胞」と呼ばれる。

胸腺外分化Ｔ細胞は、胸腺でつくられるＴ細胞（胸腺由来《きょうせんゆらい》Ｔ細胞）とはいくつか違いが見られる。胸腺由来Ｔ細胞には、ＣＤ４やＣＤ８というたんぱく分子があるが、胸腺外分化Ｔ細胞にはそれが見られないものもある。また、胸腺外分化Ｔ細胞の膜には、抗原《こうげん》を認識するための受け皿であるＴレセプターの数が少ない。

胸腺外分化Ｔ細胞は、肝臓《かんぞう》や腸管《ちょうかん》上皮などでつくられている。肝臓の胸腺外分化Ｔ細胞のなかには、ＮＫ細胞とＴ細胞の中間のような細胞もあり、これをＮＫＴ細胞と呼んでいる。ＮＫＴ細胞は、胸腺でつくられ、その後肝臓に移動して定着したと考えられている。

●ＮＫ細胞と進化したＴ細胞をつなぐ内部監視システム

免疫システムの進化からみると、胸腺外分化Ｔ細胞やＮＫＴ細胞は、ＮＫ細胞とＴ細胞をつなぐものだと考えられる。すなわち、ＮＫ細胞がリンパ球として最初に登場し、その次に胸腺外分化Ｔ細胞やＮＫＴ細胞が生まれた。そして最後に、進化をきわめたかたちでＴ細胞が誕生したのである。

ＮＫ細胞のあとに生まれた胸腺外分化Ｔ細胞は、通常のＴ細胞と異なり、外来抗原《がいらいこうげん》を攻撃対象としているのではなく、ＮＫ細胞同様に、内部に起こった異常を監視しているのではないかと考えられている。

胸腺外分化Ｔ細胞とＮＫＴ細胞は、加齢などでＴ細胞やＢ細胞がつくられなくなったとき、バトンタッチして働くという機能ももっている。

肝臓は重要な生産場所

胸腺外分化T細胞の重要な生産場所が、肝臓である。胎生期には肝臓で造血されていたが、出生後にその役割は骨髄《こつずい》に移動。しかし肝臓には多能性幹細胞《たのうせいかんさいぼう》が残っており、リンパ球をつくり続けている。そして肝臓での生産は、加齢とともに増加する。

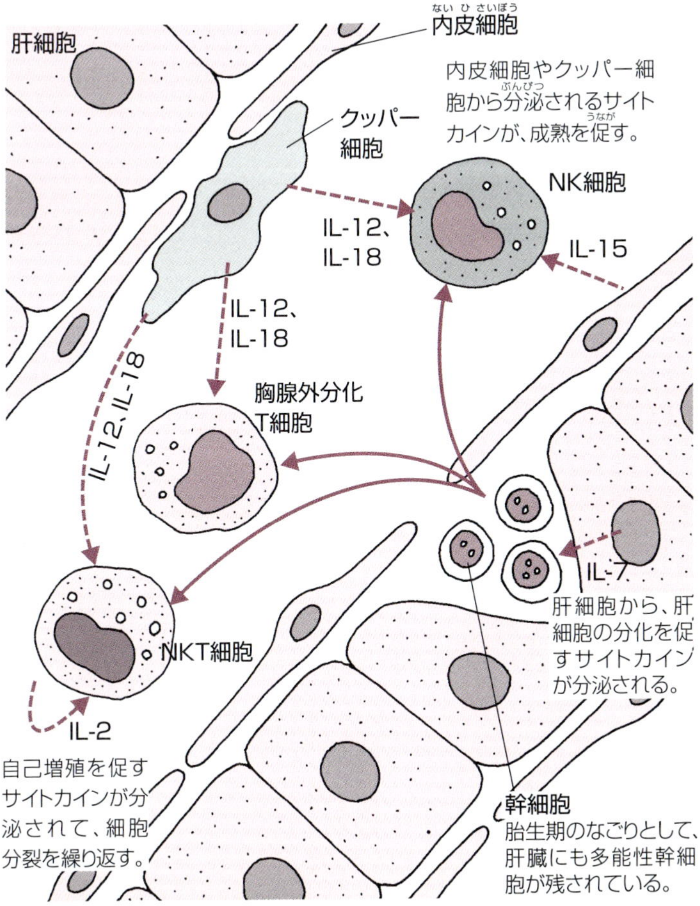
内皮細胞《ないひさいぼう》
肝細胞
内皮細胞やクッパー細胞から分泌《ぶんぴつ》されるサイトカインが、成熟を促《うなが》す。
クッパー細胞
NK細胞
IL-12、IL-18
IL-15
IL-12、IL-18
IL-12、IL-18
胸腺外分化T細胞
IL-7
肝細胞から、肝細胞の分化を促すサイトカインが分泌される。
NKT細胞
IL-2
自己増殖を促すサイトカインが分泌されて、細胞分裂を繰り返す。
幹細胞
胎生期のなごりとして、肝臓にも多能性幹細胞が残されている。

IL=インターロイキン。サイトカインの一種

B細胞系列①

B細胞は免疫グロブリンをつくって抗原に対処する

同じ外敵は逃さない。B細胞は抗体という武器を使い、二度目に侵入した外敵をとらえる。

●敵が現れるとB細胞は変化し始める

はしかに二度がかりしないのは、一度侵入した外敵（抗原《こうげん》）を記憶しておき、二度目に侵入すると、用意した抗体によって退治するからである。抗原《こうげん》抗体反応《こうたいはんのう》という、この高度な防御機能を担っているのが、B細胞である。

B細胞は、鳥類ではファブリキウス嚢《のう》という器官で分化することがわかり、嚢（bursa）の頭文字をとってB細胞と命名された。人間を始めとしたほ乳類にはファブリキウス嚢はなく、骨髄《こつずい》で分化するといわれている。

骨髄には、まだ成熟しない幼いB細胞（プレB細胞）が存在していて、だんだんと成熟していく。成長したB細胞は、抗原が侵入してくると、それに反応して分裂を始める。自分のクローンをたくさん生産するのだが、すべてが攻撃細胞に分化していくのではなく、半分くらいは、一度侵入した抗原を記憶することが役目の細胞として残る。

●放出された免疫グロブリンは抗体《こうたい》という武器になる

B細胞の分化の過程では、抗原をとらえるためのレセプターは、細胞のなかにある。このレセプターを、免疫グロブリンという。免疫グロブリンは、細胞と細胞がくっつくための接着分子《せっちゃくぶんし》が、進化したものだ。

免疫グロブリンは、当初は細胞の内側にあるが、分化の過程でだんだんと、細胞膜の表面に現れてくる。

B細胞の特徴はなんといっても、免疫グロブリンが細胞を離れていくことだ。離れた免疫グロブリンが、いわゆる抗体だ。抗体は体液中や血液中に入り、それぞれ単独で抗原をとらえようと、全身をめぐる。

抗体は、各攻撃目標ごとにつくられるオーダーメイドの武器であり、異なる標的に対しては、武器としての役割は果たさない。

抗体はオーダーメイドの武器

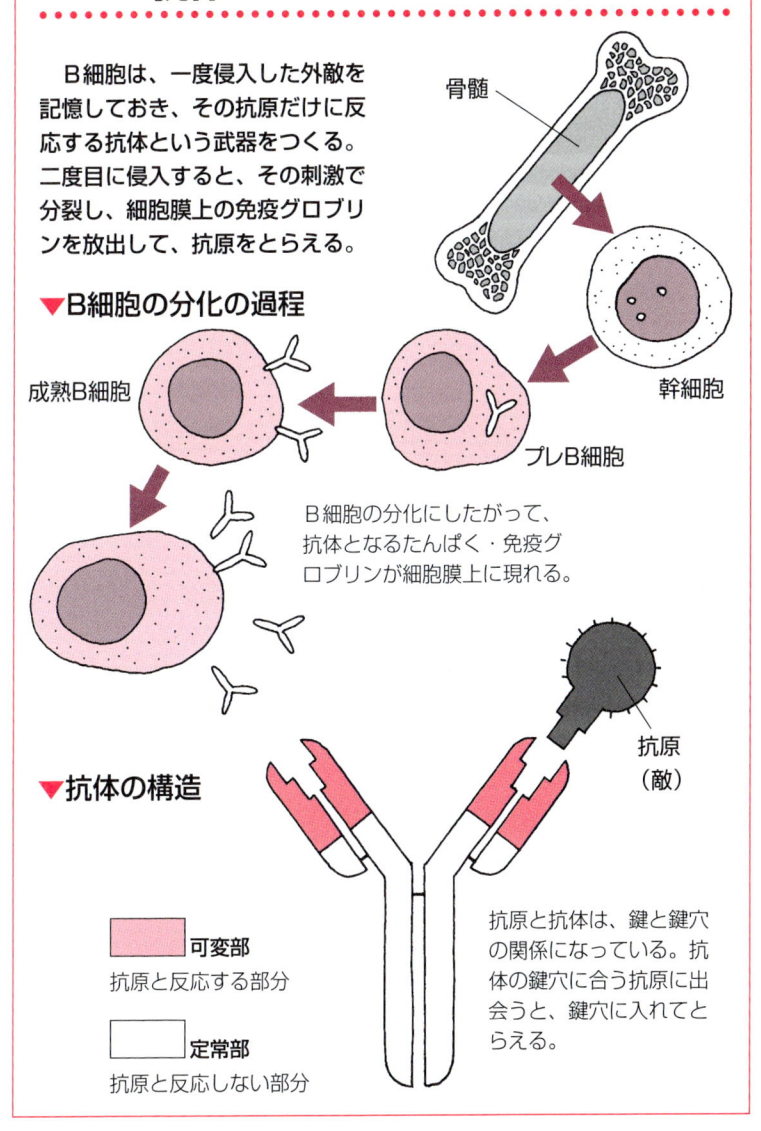

B細胞は、一度侵入した外敵を記憶しておき、その抗原だけに反応する抗体という武器をつくる。二度目に侵入すると、その刺激で分裂し、細胞膜上の免疫グロブリンを放出して、抗原をとらえる。

▼B細胞の分化の過程

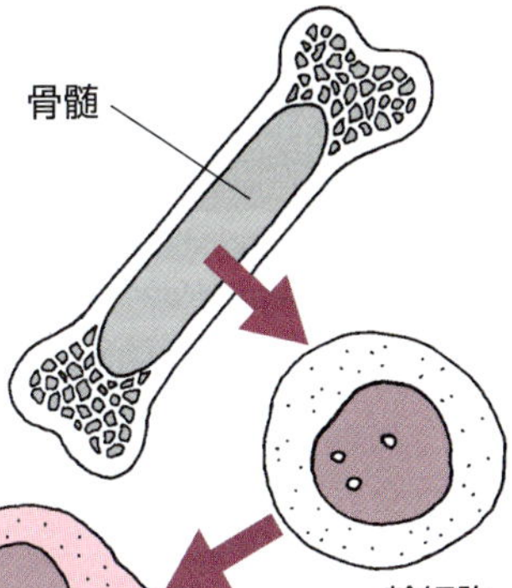

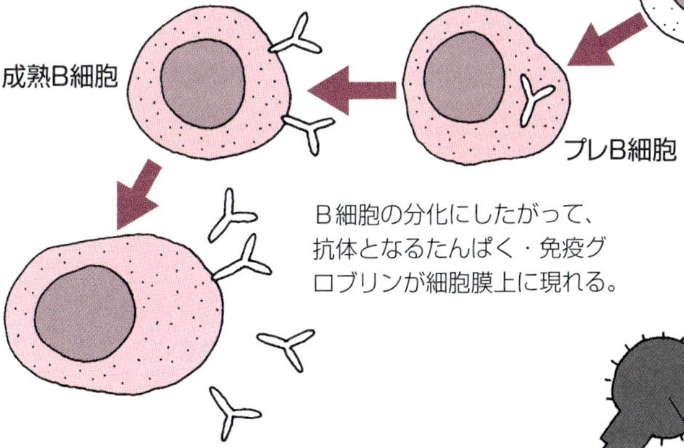

B細胞の分化にしたがって、抗体となるたんぱく・免疫グロブリンが細胞膜上に現れる。

▼抗体の構造

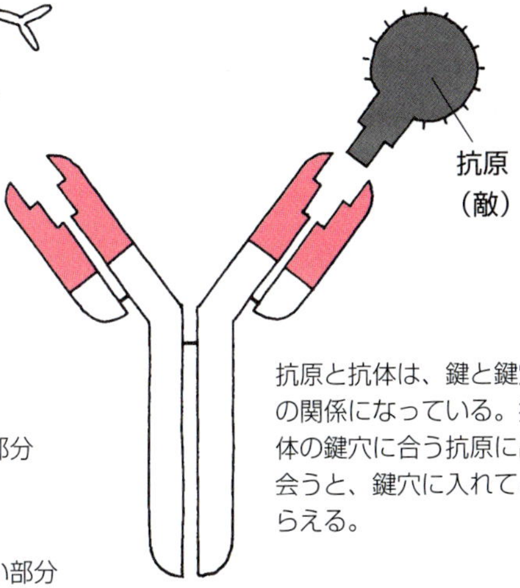

可変部
抗原と反応する部分

定常部
抗原と反応しない部分

抗原と抗体は、鍵と鍵穴の関係になっている。抗体の鍵穴に合う抗原に出会うと、鍵穴に入れてとらえる。

B細胞系列②

抗体はあの手この手で敵を攻撃する

B細胞がつくる抗体は、細胞を離れて自由自在に動き、単独で働いたり、他の細胞と協力して外敵を排除する。

●血液中には大量の抗体《こうたい》が存在している

血液検査の項目に、「血清《けっせい》免疫グロブリン」というものがある。免疫グロブリン（抗体）は、B細胞から血液や体液に放出されるので、血液中にはさまざまなタイプの抗体が含まれている。その量を示したのが、「血清免疫グロブリン」の値である。

血液検査では、特定のウイルスに侵入されたことがあるかどうかもわかる。たとえば、肝臓《かんぞう》にC型肝炎ウイルスが感染すると、その抗体ができるので、血液中の抗体の有無を調べれば、感染したかどうか判定できる。

さらに抗体は、抗原が入ってきたとき、抗原をとらえて中和させてしまうのも大きな役目だ。しかし、抗体単独で活躍するだけではない。たとえば細菌と結合した抗体は、顆粒球やマクロファージにのみこまれるのを促《うなが》したり、補体《ほたい》とともに細菌の溶解を進めるなど、外敵との戦いの場で多様な機能を発揮している。

●自己組織に対する抗体ができることもある

抗体は、外敵と戦うものばかりではない。じつは自分の組織に対する抗体が、できることもあるのだ。これを「自己抗体《じここうたい》」といい、自分の組織に対して闘いを挑んでしまうやっかいな存在だ。

自己抗体によって組織が攻撃されてしまう病気を、自己免疫疾患《じこめんえきしっかん》という。関節リウマチや膠原病《こうげんびょう》などが、代表的な自己免疫疾患だ。しかし自己免疫疾患でなくても、血液中には自己抗体がかなり含まれている。とくに加齢によって、自己抗体は増加する。

自己抗体は、やっかいな存在とはいえ、老化によって自然に生まれてくる異常な物質を、すみやかに排除するという目的があると考えられる。

連携してパワーアップ

抗体は、単独で抗原をとらえて攻撃するだけではない。B細胞から離れた自由な身を利用し、他の免疫関連細胞と連携しながら、多様な側面から外敵排除に寄与する。

顆粒球と連携

細菌の表面に付着して、顆粒球やマクロファージがのみこむのを助ける。

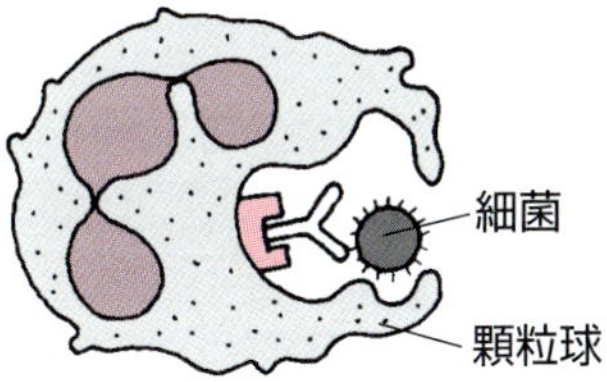
細菌
顆粒球

肥満細胞と結合

生体防御システムに関係する肥満細胞と結合し、肥満細胞内のヒスタミンなどの化学伝達物質の放出を促す。

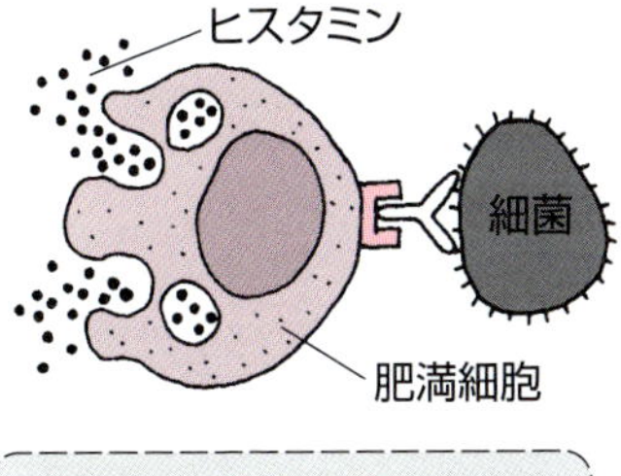
ヒスタミン
細菌
肥満細胞

補体とは

血清中に存在している酵素群。
免疫、炎症反能に関与している。

抗原と直接結びついて、抗原を中和するのも大切な役割。

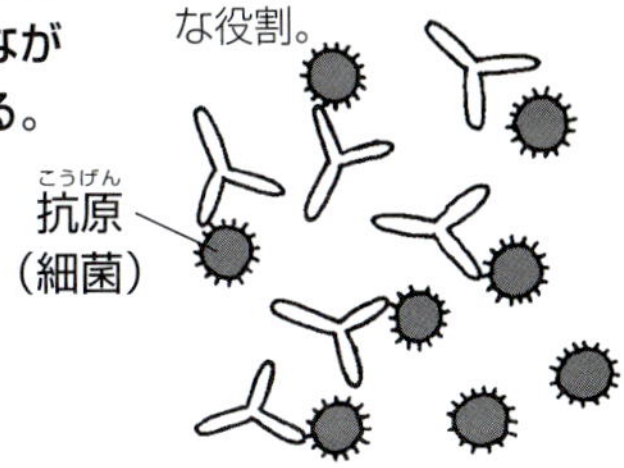
抗原《こうげん》
（細菌）

抗体がいくつか集まり、協力してひとつの抗原に立ち向かうこともある。

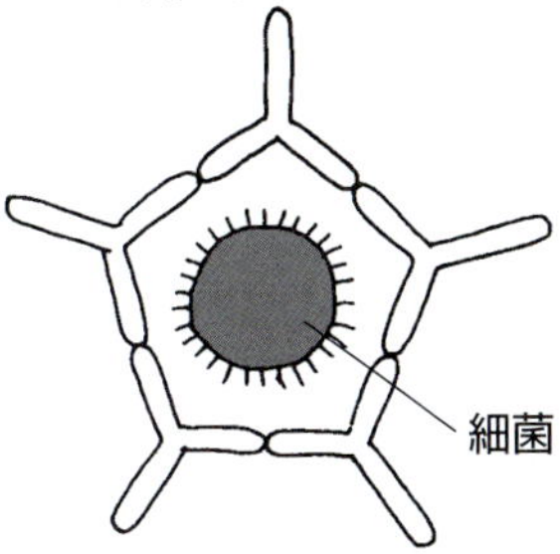
細菌

補体と連携

補体と連携して活性化する。補体は膜攻撃複合体《まくこうげきふくごうたい》をつくって、細菌などの溶解を促進させる。

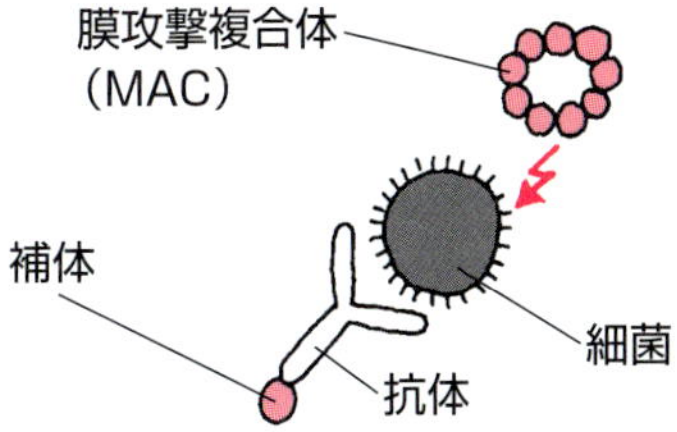
膜攻撃複合体
（MAC）
補体
細菌
抗体

B細胞系列③

抗体には大きく分けて5つのタイプがある

一口に抗体といっても、種類はさまざま。抗原のタイプに合った抗体が生産されるようになる。

●もともとは同じものが、抗原《こうげん》の種類に合わせて変化する

抗原抗体反応《こうげんこうたいはんのう》は、鍵穴に鍵が入ることを思い浮かべるといい。B細胞がもつ免疫グロブリン（抗体《こうたい》）は、基本的にY字型をした立体構造で、先端に鍵穴のようなくぼみがある。このくぼみにぴったり合う鍵（抗原）が入って、結合するのだ。

Y字型の抗体は、その組み合わせや微妙な構造の違いにより、IgM、IgG、IgA、IgE、IgDの５種類がある。B細胞は、抗原と反応すると分裂してクローンをつくり、抗体を生産する形質細胞《けいしつさいぼう》になる。形質細胞はクローンで生まれた、もともと同一の細胞である。ところが、B細胞から形質細胞に分化・成熟するときに、〝クラススイッチ〟という、つくる抗体の種類を変える現象が現れる。それにより、各形質細胞がつくる抗体の種類が違ってくるのだ。また、クラススイッチが起こるとき、遺伝子に突然変異が起こり、抗体の反応力が強化されるという現象も現れる。

●花粉症を引き起こすIgEは、抗体界では新参者

各種類の抗体は、それぞれ構造や働きが異なっている。

たとえば、血清《けっせい》中にもっとも多いのはIgGで、IgMはY字型構造が５つ合体したかたちをしているものが多い。Y字型が二重になったIgAは、涙や鼻水などに分泌《ぶんぴつ》され、外にでていく抗体である。

IgE以外は、通常つねに血清中に一定の量が産生されている。しかしIgEは、寄生虫に感染したり、花粉症などのアレルギー性の病気があると、血清中に急激に増える抗体だ。

アレルギーを引き起こす抗原に反応するIgEは、新しく登場してきた外敵に対する抗体として、進化の最後に現れたものと考えられる。

タイプが違えば特徴も違う

免疫グロブリン（抗体）には、形状や機能が異なる5つの種類がある。どの抗体を生産するようになるかは、B細胞から形質細胞に分化するさいに起こるクラススイッチによる。抗原のタイプに合わせて、生産する抗体を変化させるのだ。

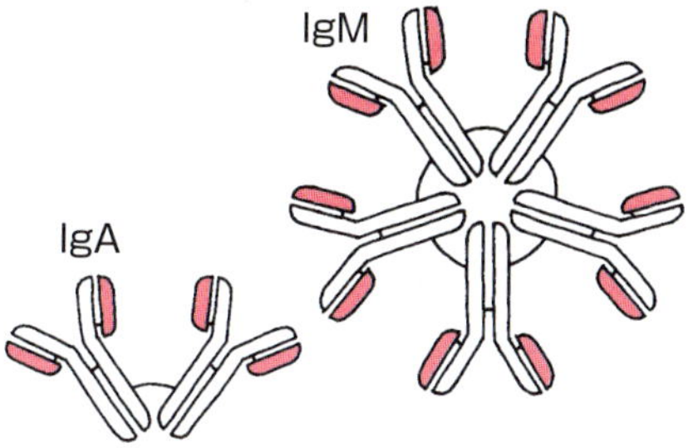

基本的なY字型分子が5つ合体したものや、2つが結合したものがある。

▼免疫グロブリン（抗体）のいろいろ

クラス	半減期	胎盤通過性	特　　徴
IgM	5日	−	抗原の侵入の早期に産生する。補体《ほたい》活性化能、細菌凝集能が高い
IgG	21日	＋	血液中の量がもっとも多い。補体活性化能あり。マクロファージや好中球《こうちゅうきゅう》、NK細胞に結合する
IgA	6日	−	粘膜《ねんまく》上に分泌されるため、気管支粘膜や涙、唾液、尿などに含まれる。微生物侵入のさい、局所免疫の中心として働く
IgE	3日	−	寄生虫などの感染を防ぐ。好塩基球《こうえんききゅう》や肥満細胞に結合する。即時型アレルギーの原因
IgD	3日	−	機能不明。血清中に1mg/dlと、その量はごくわずか

相互作用①

緊急事態を告げるサイトカインの呼び声でリンパ球は覚醒する

**免疫反応の促進に欠かせないのがサイトカイン。
細胞どうしのコミュニケーションをとって免疫体制をつくる。**

●ふだんのＴ細胞、Ｂ細胞はお休みモード

日常的に細菌と闘うことの多い顆粒球と比べ、ウイルスなど微細な異物を相手にしているＴ細胞やＢ細胞は、いつも戦闘モードでいるわけではない。ふだんは、戦闘に備えて休んでいる状態だ。しかし、いざ外敵が侵入したら、即刻戦闘モードに切り替えなくてはならない。

眠っているリンパ球を起こし、外敵侵入の緊急事態を知らせているのは、マクロファージである。マクロファージが放出する「サイトカイン」や「ケモカイン」という化学伝達物質がリンパ球に付着して、目を覚まさせる。

サイトカインは、免疫にかかわる細胞が放出する化学伝達物質の総称だ。ホルモン同様、ひじょうに微量で、さまざまな反応に関与する。多くの種類があり、がんや肝炎《かんえん》などの治療でおこなわれている「インターフェロン療法」のインターフェロンも、サイトカインのひとつだ。

●サイトカインが免疫反応を活性化させる

100種類以上あるサイトカインは、それぞれ多彩な働きをしている。たとえば、インターロイキンというサイトカインの１種は、Ｔ細胞の初期の分化を促《うなが》す。他の種類のインターロイキンは、ＮＫ細胞や胸腺外分《きょうせんがいぶん》化《か》Ｔ細胞の分化を促している。また、他のインターロイキンは、Ｔ細胞の細胞分裂を促して、臨戦体制をつくらせる。

サイトカインの働きを一言でまとめると、免疫細胞を活性化させ、増殖を促すことだ。外敵をキャッチし、それを排除しようとする免疫システムの推進物質ともいえる。

しかし、なかには、免疫活動を抑制するよう働くサイトカインもある。また、自らが直接腫瘍《しゅよう》を攻撃するサイトカインもある。

サイトカインの仲間たち

免疫細胞から分泌《ぶんぴつ》されるサイトカインは、100種類以上ある。特定のサイトカインの遺伝子にスイッチが入ると、その種類のサイトカインが合成されて放出される。

インターロイキン（IL）
種類ごとに「インターロイキン1（IL-1）」「インターロイキン2（IL-2）」のように番号がつけられている。IL-2はリンパ球でつくられ、T細胞を増殖させる働きをもつ。IL-12は、樹状細胞《じゅじょうさいぼう》などから放出され、NK細胞やT細胞を刺激して、免疫反応を促進したり、サイトカインの分泌を促す。

インターフェロン（IFN）
ウイルスに感染した細胞がつくり、ウイルスの増殖を防ぐ働きをもつ。がん細胞でもつくられ、その増殖を抑制する働きがあるため、治療法にも応用されている。

腫瘍壊死因子《しゅようえしいんし》（TNF）
おもにマクロファージが放出するサイトカインで、腫瘍（悪性の場合はがん）を殺す作用をもつ。

その他
サイトカインが知られる前から発見されていた、造血コロニー刺激因子、エリスロポエチン、上皮増殖因子、血小板《けっしょうばん》由来増殖因子などもサイトカインの仲間と認められた。

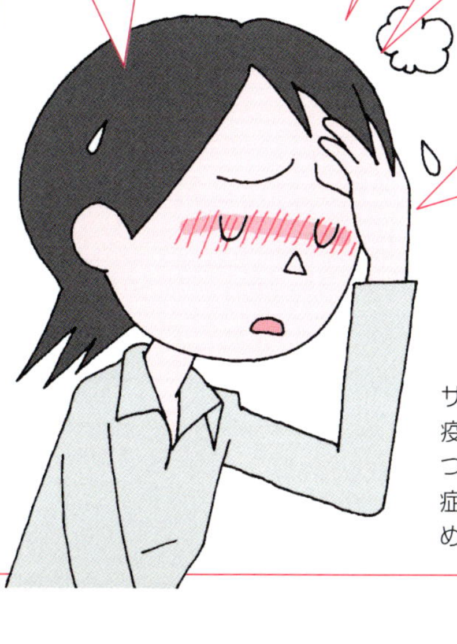

サイトカインには体温を上げて、免疫反応が最大限に発揮できる環境をつくるものもある。風邪などの感染症にかかると発熱するのも、そのためである。

相互作用②

リンパ球の仲間は連携プレーで異常を排除する

多種多様で、それぞれ高度な働きをするリンパ球。細胞どうしコミュニケーションをとり、連携して活躍する。

●細胞どうしは情報交換している

リンパ球にはさまざまなタイプのものがあり、それぞれ役割が異なっている。もしこれらのリンパ球が自分勝手に働けば、効率よく敵を排除できない。そこでなんらかの、情報伝達が必要になる。

また、緊急事態が生じた場合、Ｔ細胞やＢ細胞などの進化した免疫システムから、古い免疫システムに切り替わって対応している。

このような柔軟な対応ができるのも、細胞どうしで情報交換しているからだ。古い細胞と新しい細胞、古い細胞どうし、新しい細胞どうしで、情報を交換し合うことではじめて、免疫の働きを遂行《すいこう》できるのだ。

●得意分野を生かして最善の防御策をとる

細胞どうしが情報交換しながら作用している例として、ヘルパーＴ細胞がＢ細胞の分化・成熟にかかわるときのようすが知られている。

Ｔ細胞はまず、Ｂ細胞の膜上にあるＭＨＣを、自分のレセプターで認識するさい、Ｂ細胞に接触する。この接触の刺激によって、Ｔ細胞は活性化し、サイトカインを産生して放出する。そして、そのサイトカインが、Ｂ細胞が抗体《こうたい》をつくる細胞へと分化するのを助けるのである。

リンパ球の相互作用は、進化したＴ細胞とＢ細胞でおこなわれていることが知られていたが、今では、胸腺外分化《きょうせんがいぶんか》Ｔ細胞やＮＫＴ細胞も、サイトカインを分泌《ぶんぴつ》して、リンパ球どうしの作用をおこなっていることがわかってきた。胸腺外分化Ｔ細胞とＮＫＴ細胞は、Ｔ細胞とＢ細胞の働きを直接調整していることもわかってきている。

リンパ球はみなで複雑な連携プレーをおこない、外敵のみならず、からだのなかのがん退治も含めた異物の排除に働いている。

がんのタイプで異なる攻撃役

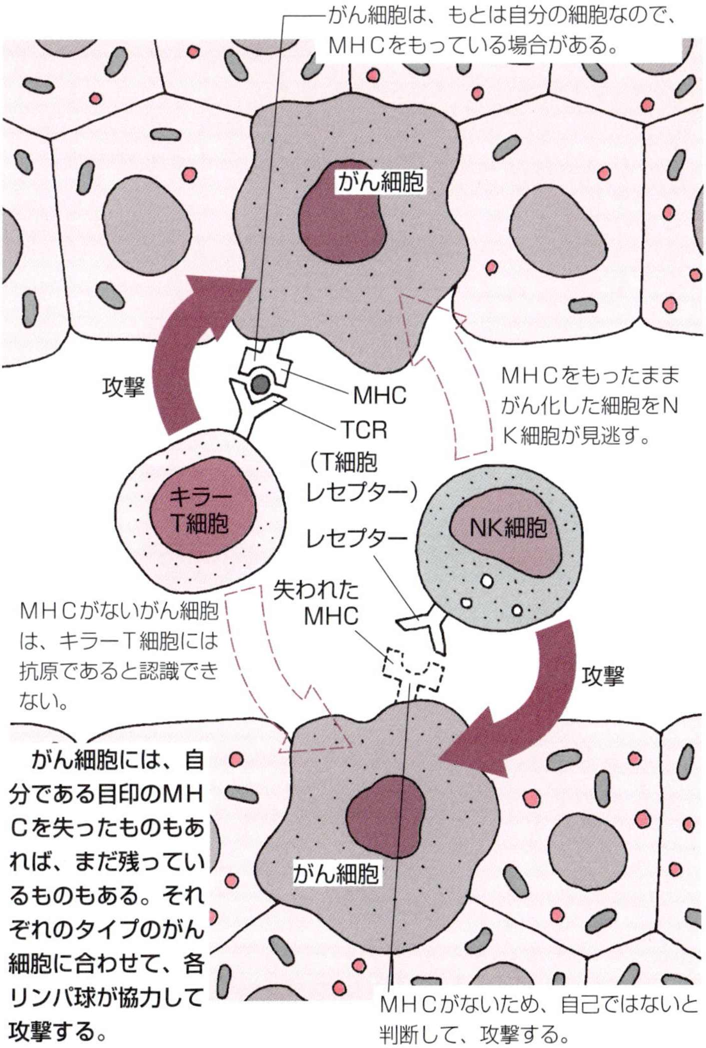
がん細胞は、もとは自分の細胞なので、MHCをもっている場合がある。
がん細胞
攻撃
MHC
TCR
（T細胞
レセプター）
MHCをもったまま
がん化した細胞をN
K細胞が見逃す。
キラー
T細胞
NK細胞
レセプター
失われた
MHC
MHCがないがん細胞は、キラーT細胞には抗原であると認識できない。
攻撃
がん細胞
MHCがないため、自己ではないと判断して、攻撃する。

がん細胞には、自分である目印のMHCを失ったものもあれば、まだ残っているものもある。それぞれのタイプのがん細胞に合わせて、各リンパ球が協力して攻撃する。

相互作用③

抗原提示細胞がリンパ球に敵の目印を知らせる

樹状細胞などの抗原提示細胞が、
T細胞やB細胞に、敵の侵入と敵の目印を知らせる。

●進化したリンパ球は目印を示されないと働けない

Ｔ細胞やＢ細胞のように、ウイルスなどの外敵を強力に排除する細胞も、じつは抗原《こうげん》がからだに侵入しただけでは、なにも反応しない。敵が来たことがわからないからだ。

リンパ球を外敵排除に働かせるためには、「敵が来た」「こんな敵だ」ということを、知らせる必要がある。その知らせ役が、マクロファージだ。リンパ球はもともとマクロファージから進化したものだが、現在もマクロファージの指令のもとで働いているのである。

マクロファージは、全身をめぐってパトロールしているが、外敵や、がんのような内部の異常細胞を発見すると、それを細胞のなかにとりこんで分解する。そして、外敵やがん細胞の一部分子（抗原）とＭＨＣを細胞膜上にだして、Ｔ細胞に接着《せっちゃく》して抗原を教えるのである。それによってＴ細胞ははじめて、攻撃すべき敵を知り、その排除に働くことができるのだ。

●提示役に特化した樹状細胞《じゅじょうさいぼう》

抗原をのみこんで分解することを抗原処理《こうげんしょり》といい、抗原をリンパ球に伝えることを抗原提示《こうげんていじ》という。

抗原処理と抗原提示する細胞は、じつはマクロファージだけではない。抗原処理・抗原提示の働きをさらに高めて、抗原提示細胞として進化したものに、樹状細胞がある。

樹状細胞は、マクロファージのような貪食《どんしょく》機能を退化させ、そのぶん抗原提示機能を特化させた細胞で、あらゆる免疫組織に存在している。ＭＨＣを強く発現し、樹の枝のような突起を複数のばし、Ｔ細胞と接触して、抗原を提示する仕事に専念する。

抗原提示はこうしておこなわれる

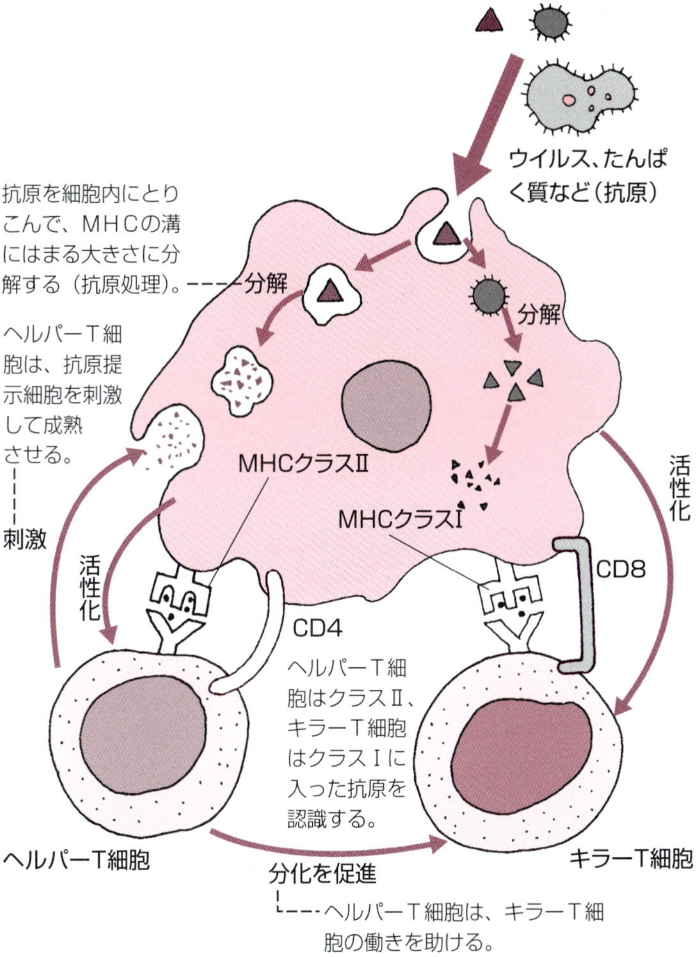
ウイルス、たんぱく質など（抗原）
抗原を細胞内にとりこんで、ＭＨＣの溝にはまる大きさに分解する（抗原処理）。
分解
分解
ヘルパーＴ細胞は、抗原提示細胞を刺激して成熟させる。
刺激
MHCクラスⅡ
MHCクラスⅠ
活性化
活性化
CD8
CD4
ヘルパーＴ細胞はクラスⅡ、キラーＴ細胞はクラスⅠに入った抗原を認識する。
ヘルパーT細胞
キラーT細胞
分化を促進
ヘルパーＴ細胞は、キラーＴ細胞の働きを助ける。

Ｔ細胞のような進化した細胞は、マクロファージや樹状細胞などの抗原提示細胞から情報を得て、抗原が侵入したことを知る。抗原提示を受け、敵の目印がわかってはじめて、免疫細胞として活性化する。

コラム

白血球の型が完全に一致しなくても移植はできる

●他人どうしの完全一致率は数千分の一

臓器移植をおこなうときに問題になるのが、患者さんと臓器提供者の白血球型＝ＨＬＡである。

ＨＬＡは個人によって異なるといっていいほど種類が多く、ＨＬＡが合致する確率は、統計学的には10万人に１人程度である。ただ、人種特有の型があるので、日本人の場合はもう少し確率が高く、1000～１万人に１人といわれている。ＨＬＡも遺伝するので、同じ両親の遺伝子を受けつぐ兄弟姉妹間であれば、４人に１人は合致する。

臓器移植は、ＨＬＡが完全に一致しなくてもできる。ただ、違いが大きければ大きいほど、移植後の拒絶反応が強くなり、成功率はそれだけ下がる。

▼HLAの多型

…移植で重要な型

A		B			DR	C	DP
A1	A66(10)	B5	B42	B64(14)	DR1	Cw1	DPw1
A2	A68(28)	B7	B44(12)	B65(14)	DR103	Cw2	DPw2
A203	A69(28)	B703	B45(12)	B67	DR2	Cw3	DPw3
A210	A74(19)	B8	B46	B70	DR3	Cw4	DPw4
A3		B12	B47	B71(70)	DR4	Cw5	DPw5
A9		B13	B48	B72(70)	DR5	Cw6	DPw6
A10		B14	B49(21)	B73	DR6	Cw7	
A11		B15	B50(21)	B75(15)	DR7	Cw8	
A19		B16	B51(5)	B76(15)	DR8	Cw9(w3)	
A23(9)		B17	B5102	B77(15)	DR9	Cw10(w3)	
A24(9)		B18	B5103	B7801	DR10		
A2403		B21	B52(5)	Bw4	DR11(5)	DQ	
A25(10)		B22	B53	Bw6	DR12(5)		
A26(10)		B27	B54(22)		DR13(6)	DQ1	
A28		B35	B55(22)		DR14(6)	DQ2	
A29(19)		B37	B56(22)		DR1403	DQ3	
A30(19)		B38(16)	B57(17)		DR1404	DQ4	
A31(19)		B39(16)	B58(17)		DR15(2)	DQ5(1)	
A32(19)		B3901	B59		DR16(2)	DQ6(1)	
A33(19)		B3902	B60(40)		DR17(3)	DQ7(3)	
A34(10)		B40	B61(40)		DR18(3)	DQ8(3)	
A36		B400	B62(15)		DR52	DQ9(3)	
A43		B41	B63(15)		DR53		

第3章

温める免疫、冷やす免疫

基礎体温が高い人ほど、免疫力も高い。すなわち低体温は病気をまねく。かといって、つねにからだを温めるのではなく、ときには冷やすことが大切な部位もある。

キーワード

核	体温
ミトコンドリア	顆粒球《かりゅうきゅう》・リンパ球
細胞分裂	子孫繁栄
エネルギー	低酸素状態

ヒトのからだ

細胞が集まって組織ができ、ヒトのからだを構成する

約60兆個もの細胞が、それぞれ組織・器官を形成し、全体として統一のとれた生命体をつくりあげている。

●ヒトのからだには60兆個もの細胞がある

私たちヒトという生物は、ひじょうに多くの細胞から成り立っている。その数は、出生したてで約３兆個、成人になると約60兆個にもなる。

細胞には、組織の表面をおおう細胞、筋肉の細胞、神経の細胞など、機能の異なるさまざまな種類がある。その数は、約200～300種類にもおよぶ。

種類は多いが、生物を構成する最小単位である細胞は、どれも基本的には同じだ。このなかに生命を維持するために必要なすべてのものが詰まっているのである。したがって、細胞をひとつだけ採取して、適正な条件下におけば、そのまま生きのびさせることもできるし、増殖させることもできる。

●さまざまな器官系が組み合わさって個体になる

60兆もの細胞は、無秩序にからだを形成しているわけではない。

まず、似たような機能の細胞が集まって、組織をつくっている。皮膚《ひふ》や器官の表面をおおう上皮組織、組織間や器官間を埋める支持組織、筋肉をつくる筋組織、そして神経の組織の４つがある。

この組織が組み合わさって構成されているのが、器官である。器官は、心臓や胃、腸、骨というように、それぞれ役目をもって独自に働くものだ。さらに、この器官が集まって、一定の機能をもつ器官系を形成している。たとえば、口腔《こうくう》・胃・腸などの集合体が消化器系であり、鼻・気管支、肺などが集まったものが呼吸器系である。そのほか、骨格系、循環器系、泌尿器《ひにょうき》系、生殖器系などの器官系がある。

細胞という目に見えない小さな基本単位が、目的をもって段階的に組み合わさっていく。そして、全体として統一のとれた、１個の生命体ができ上がっているのである。

細胞の基本構造

通常の細胞は、直径が10～30μm《マイクロメートル》程度。遺伝子を含む核のほか、さまざまな小器官が存在し、それぞれの役割を果たすことで生命を維持している。

核
細胞の中心にあり、球形をしている。二重の膜に囲われ、そのなかに遺伝子であるDNAが納められている。

リボゾーム
たんぱく質を合成する器官。

中心体
細胞分裂のさいに中心的役割を果たす。

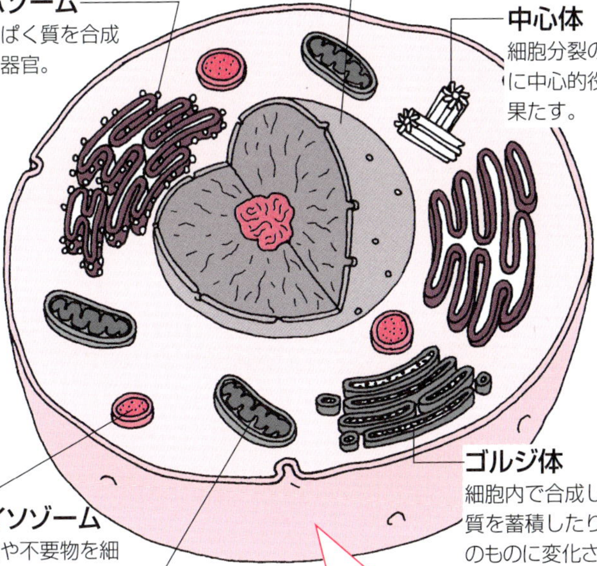

ゴルジ体
細胞内で合成した物質を蓄積したり、別のものに変化させる。

ライソゾーム
異物や不要物を細胞外に排出する。

ミトコンドリア
細胞が働くためのエネルギー源であるアデノシン3リン酸（ATP）を産生する。エネルギーを必要とする器官の細胞ほど数が多い。

表面

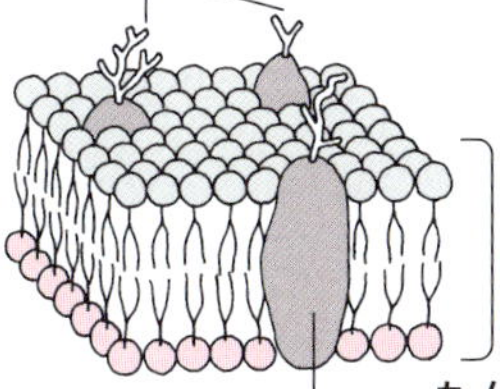

細胞膜は、2膜の層になっている。つきだした糖鎖が受容体の役割を果たしている。

血液と健康

細胞はひとつの生命体。すべてが血液によって養われている

細胞にも寿命がある。体内では、細胞の死滅と細胞分裂による誕生が繰り返されている。

●細胞はそれ自体、生きている

約60兆個の細胞が、私たちヒトという生きた個体をつくり上げている。

しかし個体としての生とは別に、細胞の一つひとつが、生体としての活動をおこなっている。神経細胞や心臓の細胞など、特殊なものを除き、そのほかのほとんどすべての細胞には、寿命が決められている。ヒトと同じように、寿命がきたら死に、それによって不足した細胞の数は、新たな細胞が生まれて補っている。こうしてわたしたちのからだのなかでは、多くの細胞が死と生を繰り返しているのだ。

細胞の数を補う方法としては、2つある。ひとつは、分化・成熟した細胞が分裂して増やす方法だ。もうひとつは、分化前のおおもとの細胞である幹《かん》細胞《さいぼう》が、新たな細胞をつくって補給する方法である。幹細胞は、細胞の分裂・分化によって、同じ細胞をかぎりなくつくることができる特殊な細胞だ。幹細胞というと、骨髄《こつずい》にある血球をつくるものが有名だが、そのほか胃の粘《ねん》膜《まく》や皮膚《ひふ》などにもある。

●血行のよさは細胞を元気にする

細胞分裂は、細胞にとってたいへん大きな仕事だけに、かなりのエネルギーと栄養を必要とする。栄養のなかでもとくに重要なのが、たんぱく質をつくる材料だ。細胞は、たんぱく質のかたまりといってもよいので、新たな細胞が生まれるとなれば、大量のたんぱく質材料（アミノ酸）がいる。また、たんぱく質の代謝《たいしゃ》を進めるための、ビタミン類も欠かせない。

必要な場所に必要な栄養を送るのは、血液の役目だ。つねに十分な血液がからだにゆきわたっていることではじめて、細胞は分裂・増殖ができるのだ。

つねに起こっている細胞レベルの生と死

　ほとんどの細胞は、一定の周期で死滅し、新たな細胞が細胞分裂によって生まれている。誕生から、次の分裂が終わるまでの一生は、細胞の種類によって8時間〜100日間と幅がある。

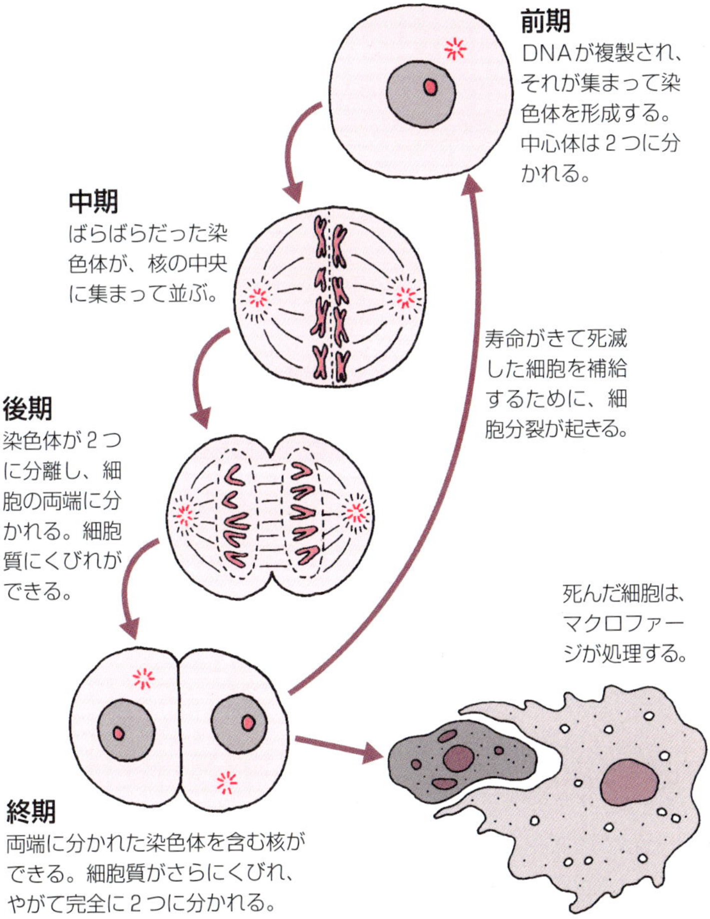
前期
DNAが複製され、それが集まって染色体を形成する。中心体は2つに分かれる。
中期
ばらばらだった染色体が、核の中央に集まって並ぶ。
寿命がきて死滅した細胞を補給するために、細胞分裂が起きる。
後期
染色体が2つに分離し、細胞の両端に分かれる。細胞質にくびれができる。
死んだ細胞は、マクロファージが処理する。
終期
両端に分かれた染色体を含む核ができる。細胞質がさらにくびれ、やがて完全に2つに分かれる。

体温と免疫

基礎体温の高い人ほど免疫力は高い

体温は、体内の免疫システムの状況を示している。体温が平熱を保っていれば、免疫力も維持できる。

●深部体温37.2度が最適な体内環境

感染症などにかかって高い熱がでるのは、免疫システムが病原体と闘っているからだ。体温を上げることで、免疫力を最大に高めようとするしくみがあるのだ。

このことでもわかるように、体温と免疫力には強い関係があり、体温が高いほうが免疫力が高いことがわかっている。といっても、あまり高温になるとエネルギーの消耗が激しくて、かえって不利になる。

外敵との戦闘がない健康な状態で、免疫力がもっともよく保たれる体温は、37.2度Cである。この体温が保たれていれば、日常的な細菌との闘いはもちろん、いざウイルスが侵入したというときに、最大限の力を発揮できる。

37.2度Cというと高いように思えるが、これは脳や内臓などがある、からだの深部の温度だ。外気と触れている皮膚《ひふ》温は、もう少し下がる。通常よくおこなわれるわきの下での測定なら、36.2〜36.3度C、直腸や舌下《ぜっか》での計測なら、36.5〜36.7度Cくらいになる。

●基礎体温が高い人ほどリンパ球が多い

朝起きたときの基礎体温が高い人と低い人で、顆粒球《かりゅうきゅう》・リンパ球の状況を調べてみると、基礎体温が高い人のほうが、あきらかにリンパ球の数が多いことがわかっている。

リンパ球が多いということは、外敵と闘う兵隊の数が十分に備わっていることを示す。したがって、「体温が高い→リンパ球が多い→免疫力が高まる」という図式になる。

36〜37度C程度の平熱に、からだを保っておくことは、健康維持のためにもひじょうに大切なポイントになっているのだ。

熱のつくられ方、保ち方

食べ物が燃焼されたり、運動で筋肉がふるえたりすることで生まれた熱は、多すぎると発汗によって放熱するなどで調整され、深部の体温が一定に保たれている。

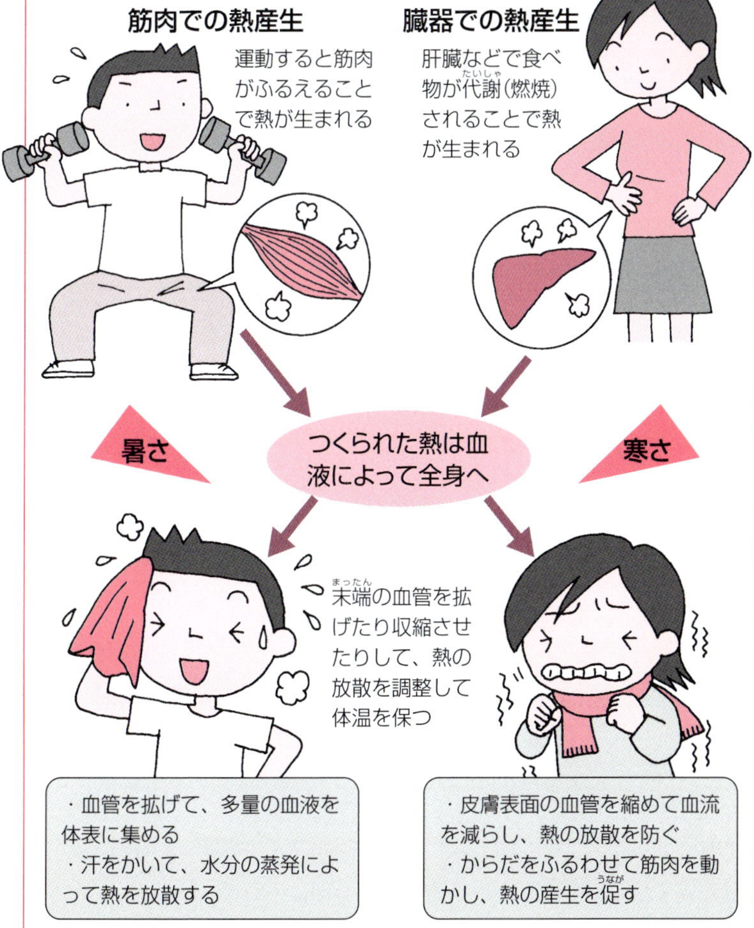
筋肉での熱産生
運動すると筋肉がふるえることで熱が生まれる
臓器での熱産生
肝臓などで食べ物が代謝《たいしゃ》(燃焼)されることで熱が生まれる
暑さ
つくられた熱は血液によって全身へ
寒さ
末端《まったん》の血管を拡げたり収縮させたりして、熱の放散を調整して体温を保つ
・血管を拡げて、多量の血液を体表に集める
・汗をかいて、水分の蒸発によって熱を放散する
・皮膚表面の血管を縮めて血流を減らし、熱の放散を防ぐ
・からだをふるわせて筋肉を動かし、熱の産生を促《うなが》す

低体温の問題①

低体温はリンパ球比率のバランスを乱し、病気をまねく

36度C以下の低体温が続いていると危険。リンパ球が多すぎても体温は下がる。

●体温が低いとリンパ球比率は適正範囲外に

白血球全体に対するリンパ球の平均的な比率は、とくに感染症にかかっているなどの事情がないかぎり、35～41％程度である。統計学的に、ほとんどの人が、この範囲内に含まれているのだ。

ところが体温の低い人は、リンパ球の割合がひじょうに低くなっている。基礎体温が36度Cより下がると、リンパ球割合は30％を切ってしまうし、さらに体温が下がれば、リンパ球の割合もさらに下がっていく。

●十分な戦力といえるリンパ球の数は1800個以上

ウイルスなどの外敵としっかり闘うために必要なリンパ球は、最低でも1800個といわれている。白血球全体は、健康な状態であれば4000～6000個くらいである。そうなると1800個は、白血球全体の30％程度にあたる。通常の比率は約35％なので、それより多少は低いが、闘う能力は保たれているので、あまり心配はいらない。

しかしさらに体温が下がり、リンパ球割合が30％以下になると、外敵と闘う兵力が不足するため、病気をしやすくなる。

体温が下がると病気にかかりやすいのは、リンパ球の数が減るからだけではない。リンパ球の割合が減るということは、顆粒球の割合が高まるということである。顆粒球が増えると、顆粒球が放出する活性酸素による弊害《へいがい》も、目立ってくる。リンパ球の減少と顆粒球の増加は、健康維持の面では、あまり望ましくない。

それでは、リンパ球が多ければいいかというと、そうともいえない。リンパ球が多すぎて、顆粒球が少ない状態でも体温は下がり、病気しやすくなる。健康維持に大切なのは、体内がバランスのよい環境にあることなのだ。

低体温がまねく病気

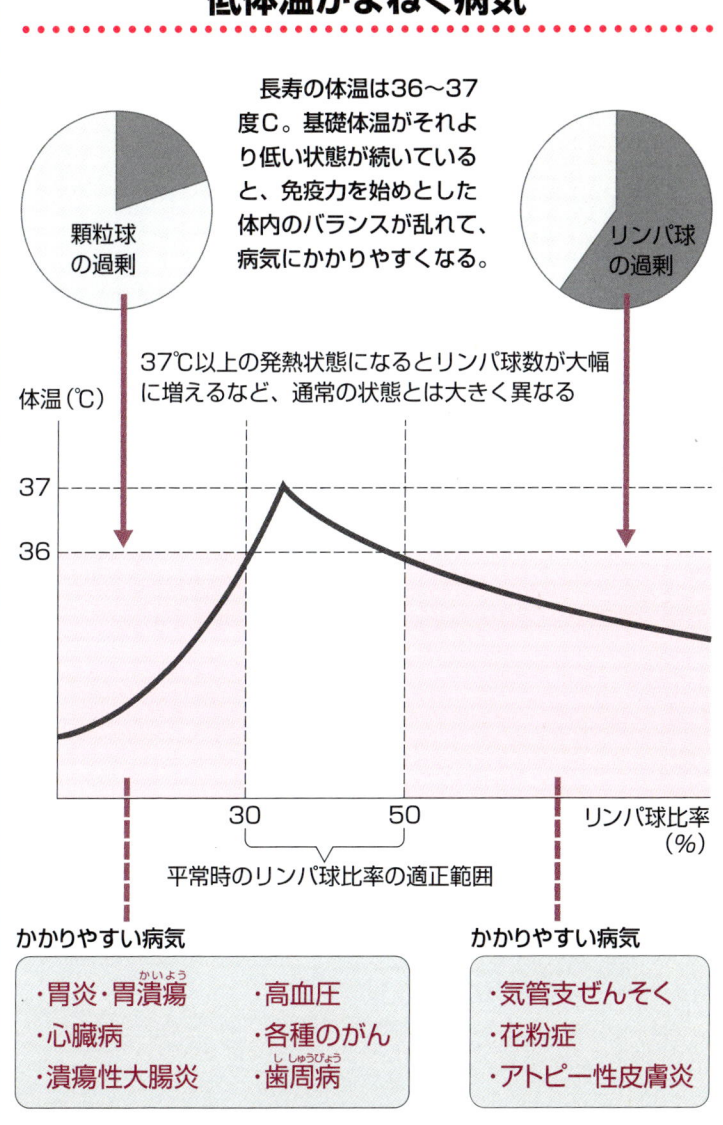

長寿の体温は36〜37度C。基礎体温がそれより低い状態が続いていると、免疫力を始めとした体内のバランスが乱れて、病気にかかりやすくなる。

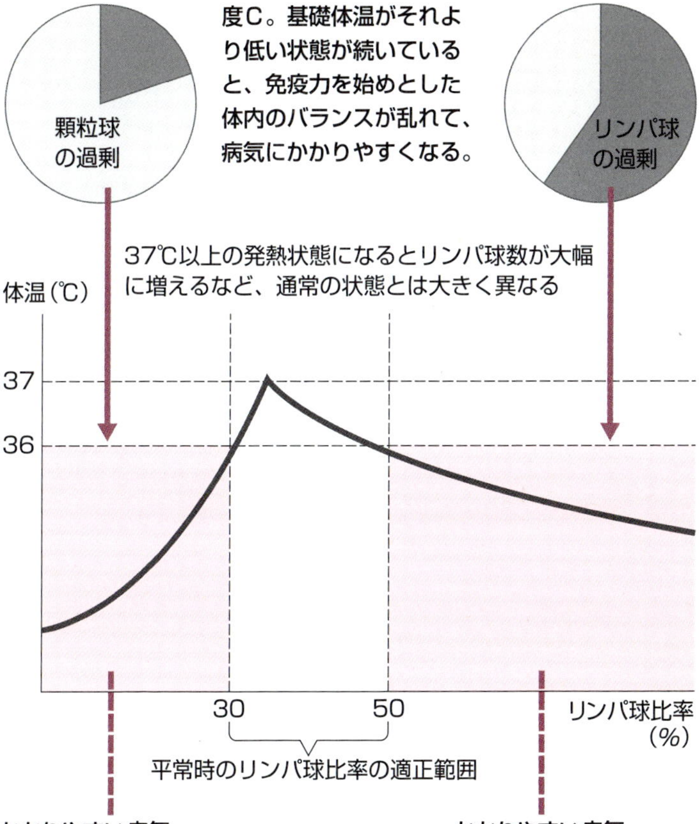
顆粒球
の過剰
リンパ球
の過剰
37℃以上の発熱状態になるとリンパ球数が大幅
に増えるなど、通常の状態とは大きく異なる
体温（℃）
37
36
30
50
リンパ球比率
（%）
平常時のリンパ球比率の適正範囲

かかりやすい病気

・胃炎・胃潰瘍《かいよう》
・心臓病
・潰瘍性大腸炎
・高血圧
・各種のがん
・歯周病《ししゅうびょう》

かかりやすい病気

・気管支ぜんそく
・花粉症
・アトピー性皮膚炎

低体温の問題②

間違った生活が、からだを芯から冷やしてしまう

ストレスは多すぎても少なすぎても、低体温をまねく。バランスのよい生活が、最適な体温を維持する。

●忙しすぎる生活は体温を下げる

私たちのからだは、体温37.2度Cという最適な環境を、つねに保とうとしている。体温が上がりそうになれば汗をかいて体温を下げ、体温が下がりそうなら、血管を収縮させて熱の放散を防ぐなど、環境の変化に応じて、さまざまな対応策をとっているのだ。

にもかかわらず、対応しきれずに、危険な領域まで体温が下がってしまうのは、生活の仕方に問題があるからだ。

端的にいえば、心身に大きなストレスのかかる生活が、からだを冷やしてしまう。仕事が忙しくて疲労したり、睡眠が不足する……。悩みやイライラすることが多い……。昼夜逆転の生活や、不規則な生活を送っている……。このようなことがあれば、体温が下がっている可能性がある。

ストレスが体温を下げるのは、自律神経の影響だ。自律神経は、体温調整にも大きな役割をもっている。ストレスは、自律神経のうち交感神経《こうかんしんけい》緊張の体内環境をつくり、そのことが体温低下につながっている。

●だらけきった生活も低体温をまねく

ストレスがからだによくないことは、広く知られている。では、ストレスのほとんどない生活はどうだろう。睡眠をとりたいだけとり、からだに負担がかからないよう、ふだんあまり動かないようにし、たっぷり栄養をとり、のんびりと暮らす……。

いっけん、からだによさそうな生活だが、じつはだらけた生活も低体温をまねくのである。交感神経緊張になるストレスの多い生活とは逆に、のんびりしすぎた生活は副交感神経《ふくこうかんしんけい》が極度に優位になる。するとやはり、からだのバランスが乱れて、からだが冷えてしまうのだ。

低体温の原因とチェック

低体温は、強いストレスがかかって起こる場合もあれば、ストレスがなさすぎて起こることもある。自分の生活をふり返り、あてはまる項目に○をつけて、低体温の原因を探ろう。

慢性的な睡眠不足	戸外で活動する習慣がない	考え事をしていて寝つきが悪くなることが多い
やる気がでず、面倒に思うことが多い	胃炎や胃潰瘍《かいよう》をわずらったことがある	アレルギー体質だ
肩のこりを感じやすい	性格はおだやかなほうだ	深酒をすることが多い

■が○の数……

□が○の数……

■が多い人は、交感神経緊張型、□が多い人は、副交感神経の過剰が、低体温のもとになっていると考えられる

温めるだけでよいか

全身、温めるだけのぬくぬくした生活では弊害もでてくる

健康を維持するには、からだを冷やさないことが大事。そのうえで、冷やすことが大事な部位もある。

●ぬくぬく生活は子孫繁栄と逆行する

体温を高い状態に保っておくことは、さまざまな病気から身を守るための、ひじょうに重要なポイントになる。できるだけからだを冷やさないよう、ゆっくりと入浴するなどで、からだをポカポカにしておきたい。体温が低くなってしまったときは、生活を見直し、ストレスから脱却した生活に改善すべきだ。もちろん、体を温めて、体温を上昇させる必要がある。

健康維持や体調の改善には、冷えを防ぎ、からだを温める。これは健康生活の基本となることである。

ところが、からだを温めてばかりいると、よくないことも生じる。温めすぎると、細胞分裂に影響を与える可能性があるのだ。

細胞中にあって、酸素を使ってエネルギー(熱)をつくっているミトコンドリアには、細胞分裂を抑えてしまう働きがある。からだを温めてばかりだと、ミトコンドリアの機能を高めるため、細胞分裂が促進されないという問題点が生じるのだ。このことは、子孫繁栄という、生物としての根本的な目的と逆行する、ひじょうに大きな問題点である。

●要所要所は冷やすことも大切

からだの機能からいって、細胞分裂をしっかりとおこないたい場所というのがある。端的なのが、精巣《せいそう》での精子づくりである。細胞分裂を繰り返して、多くの精子をつくることは、子孫繁栄につながる重要な仕事だ。ぬくぬくした生活を送っていては、子孫繁栄というわけにはとてもいかない。

精巣が腹部内ではなく、外気に触れる位置にあるのも、じつは体内のぬくもりから切り離すためである。細胞分裂が重要な意味をもつ部位は、機能を高めるために冷やす必要もあるのだ。

冷やすことが大事な部位

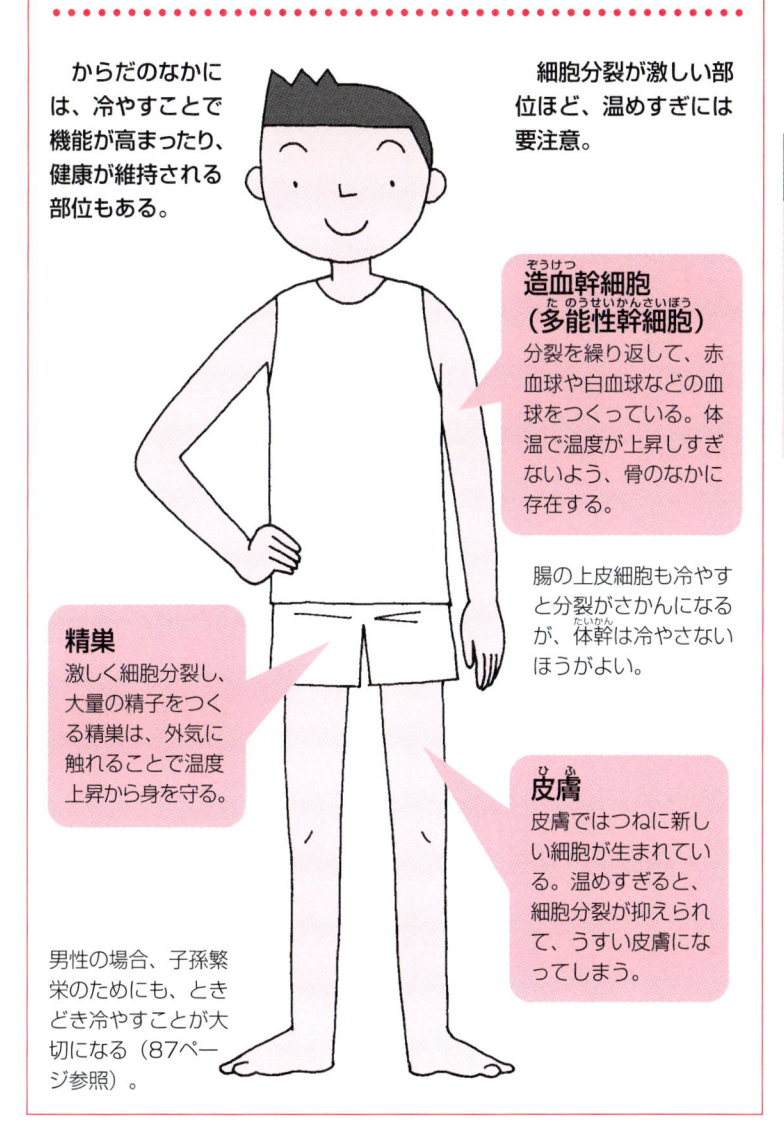

からだのなかには、冷やすことで機能が高まったり、健康が維持される部位もある。

細胞分裂が激しい部位ほど、温めすぎには要注意。

造血《ぞうけつ》幹細胞（多《た》能性幹細胞《のうせいかんさいぼう》）
分裂を繰り返して、赤血球や白血球などの血球をつくっている。体温で温度が上昇しすぎないよう、骨のなかに存在する。

腸の上皮細胞も冷やすと分裂がさかんになるが、体幹《たいかん》は冷やさないほうがよい。

精巣
激しく細胞分裂し、大量の精子をつくる精巣は、外気に触れることで温度上昇から身を守る。

皮膚《ひふ》
皮膚ではつねに新しい細胞が生まれている。温めすぎると、細胞分裂が抑えられて、うすい皮膚になってしまう。

男性の場合、子孫繁栄のためにも、ときどき冷やすことが大切になる（87ページ参照）。

冷やす免疫力①

要所は5度C冷やすか酸素を5分の1にして鍛える

少し寒い程度で、細胞分裂が活発化する。
酸素が少ない状態も、細胞分裂には適した環境。

●5度C冷やすことで細胞は分裂しやすくなる

からだを温めることで、総合的な免疫力は高まるが、場合によっては「冷やす免疫力」もある。冷やしてミトコンドリアの働きを鈍《にぶ》らせ、細胞分裂を促《うなが》すのである。

冷やすことが大事といっても、あまりに温度を下げてしまえば、今度は細胞が凍死してしまう。冷やす目安は、通常のマイナス５度Ｃである。必要な部位の温度を５度Ｃ程度下げると、ミトコンドリアによる分裂抑制の働きが抑えられて、細胞分裂がしやすくなる。

実際、精巣《せいそう》の温度は32度Ｃ程度に保たれている。体温が37度Ｃだから、それより５度低い。皮膚《ひふ》表面の温度も同じだ。

男性にはよく、寒稽古《かんげいこ》や寒冷摩擦《かんれいまさつ》などがすすめられる。また古くから、年頃の男性をはだか祭りのような、からだを冷やす行事に参加させたものだ。このような伝統も、「冷やす＝子孫繁栄」の認識によって生まれたのだろう。

●低酸素状態でも同じ効果が得られる

酸素を通常の５分の１に下げた低酸素状態も、５度Ｃ温度を下げるのと同様に、細胞分裂を促してくれる。酸素を使ってエネルギーをつくるミトコンドリアを酸素不足にすれば、その働きを抑制することができる。

もっともわかりやすいのが、胎児だ。胎児は、たいへんなスピードで細胞分裂して成長している。酸素は、胎盤を通して母親から受けとっているが、その酸素圧は、外界の５分の１に下げられている。それによって、胎児の細胞分裂が阻止《そし》されることがないのだ。

赤血球を増やすために、アスリートが高地でトレーニングするのも、低酸素状態のなかで、血球の分裂を促しているからである。

効果的な鍛え方

冷やす免疫力は、ちょっと寒い程度のマイナス5度CがポイントC。低酸素状態でも、冷やす免疫力と同じように細胞分裂が促される。

冷水浴

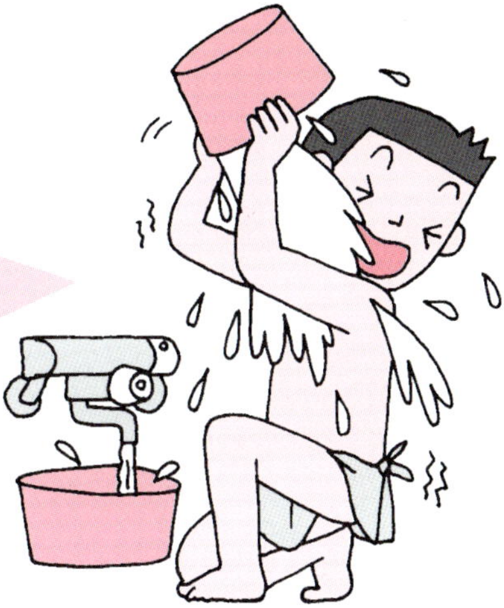

自律神経を
鍛《きた》える効果も

寒稽古で肌を寒風にさらすことで、皮膚細胞の増殖を促して、皮膚をじょうぶにする効果が得られる。寒さと暖かさを繰り返すと、自律神経の鍛錬《たんれん》にもなる。

高地トレーニング

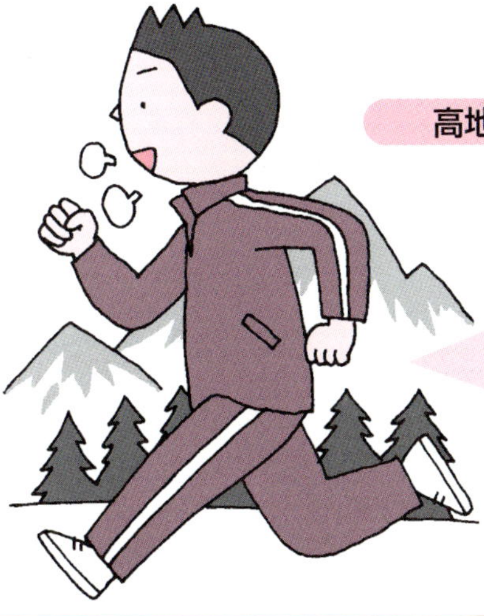

低酸素状態で
造《ぞう》血《けつ》機能アップ

低酸素状態である高地で走るなどのトレーニングをすると、細胞分裂が促されて造血幹細胞が活性化し、赤血球が増える。酸素を運ぶ赤血球が血液中に増加すれば、持久力がつく。

冷やす免疫力②

男性にとって役立つ鍛え方が女性に向くとはかぎらない

男性は、適度に冷やし、鍛えてミトコンドリアを増やす。
女性は、冷やさないことが第一。温めることで長寿をまっとう。

●筋力を鍛えればミトコンドリアが増える

日ごろから運動を習慣にしていたり、仕事で激しい作業などをしていると、だんだんからだが慣れて、激しく動いても息が切れなくなっていく。運動することで筋肉の細胞がだんだん大きくなり、それにともなって細胞内のミトコンドリアが増えていくからだ。

からだを動かして筋力を使うと、ミトコンドリアは運動に必要なエネルギーをせっせとつくる。それを繰り返していると、ミトコンドリアが増える。ミトコンドリアが増加すれば、それだけ多くのエネルギーがつくられるようになり、ちょっと激しい運動をおこなっても、すぐに必要なエネルギーを供給できるため、ハードな状況に耐えられるようになるのだ。

ハアハアと酸素不足になるような状態でトレーニングすれば、ミトコンドリアが増えて、確実に体力アップしていく。

●女性の場合は、冷やすデメリットが大きい

男性は、ときどき息が切れるような運動をおこなうなどで筋肉を鍛《きた》え、ミトコンドリアを増やしておく必要がある。また、要所要所を冷やすことで、免疫力をあげる方法が適している。しかしこの点を、女性にあてはめることはむずかしい。

男性の場合、精子は活発に細胞分裂をしている。しかし女性の卵子は、胎児時代、酸素不足の状況のなかですでに分裂していて、誕生してからは卵子の数自体は増えない。誕生後はむしろ、卵子を成熟させることが大切だ。そのためには、冷やすのではなく、からだを温めるほうが重要である。女性はもともと冷えに弱いので、よく温めることが長寿の源《みなもと》だ。

ミトコンドリアをうまく活用する

エネルギーを産生するミトコンドリアは、細胞分裂を抑える働きもしている。ミトコンドリアが働きすぎても、ミトコンドリアの働きが極度に低下しても、健康に弊害《へいがい》がでる。ミトコンドリアが最適の状態で機能できるよう、調整していくことが大切だ。

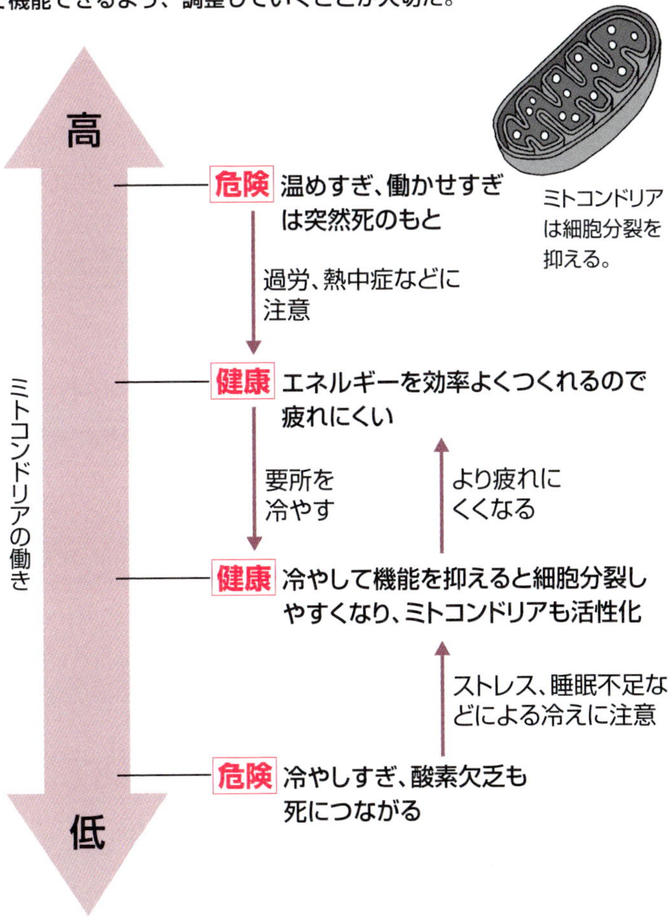
高
低
ミトコンドリアの働き
危険 温めすぎ、働かせすぎは突然死のもと
過労、熱中症などに注意
健康 エネルギーを効率よくつくれるので疲れにくい
要所を冷やす
より疲れにくくなる
健康 冷やして機能を抑えると細胞分裂しやすくなり、ミトコンドリアも活性化
ストレス、睡眠不足などによる冷えに注意
危険 冷やしすぎ、酸素欠乏も死につながる
ミトコンドリアは細胞分裂を抑える。

コラム

「酸素の運び役」に徹している赤血球

●唯一、ミトコンドリアをもたない細胞

赤血球と白血球は、どちらも多能性幹細胞《たのうせいかんさいぼう》から分化した細胞だ。もともと同じ細胞といっていいのだが、赤血球は白血球や他の細胞とは違う、ひじょうに大きな特徴をもっている。細胞には、遺伝子の入った核があるが、赤血球にはないのだ。

核のない赤血球には、ミトコンドリアもない。ミトコンドリアは独自の遺伝子をもっているが、その半分は母体となる細胞の核に移している。母体の核で遺伝子に基づいたたんぱく質をつくってもらい、それを受けとって自分のからだをつくっている。このように母体の核を利用しているが、その核がないので、赤血球にはミトコンドリアはすめないのである。

赤血球は、酸素を運ぶ細胞であり、ミトコンドリアはその酸素を使ってエネルギーをつくる物質である。ミトコンドリアのない赤血球は酸素を運ぶだけで、その酸素を使うことができない。矛盾《むじゅん》するようにも思えるが、酸素を無駄にせず効率よく全身に送るための、ベストな方法といえるのだ。

●ＭＨＣを失ったのも進化のひとつ

もうひとつの大きな特徴は、進化の過程で、「自己」の目印であるＭＨＣも失っていることだ。じつはＭＨＣの消失は、からだにとってたいへんありがたいことである。

というのも、赤血球にＭＨＣがあると、これを抗原《こうげん》として白血球に攻撃され、炎症が起きる可能性があるからだ。心臓や肺、血管など、血液が通る場所で炎症が起きてしまえば、命にかかわってくる。からだは、できるだけ安全に生きていけるよう、赤血球からＭＨＣをなくしたのだ。

赤血球にＭＨＣがないことは、別の意味でも私たちに有利だ。血液型さえあえば、輸血ができるという点である。自己の目印がないので、他人の血液でも拒否せずに受け入れられるというわけだ。

第4章

免疫力は自律神経しだい

顆粒球とリンパ球は、自律神経の影響を受けて、片方が増えると片方が減るというように、拮抗的に働いている。この変動によって、健康状態にも変化があらわれる。

キーワード

自律神経系	活性酸素
白血球の働き方	アレルギー疾患《しっかん》
アドレナリン	自律神経のゆり戻し
アセチルコリン	驚き反応

自律神経の働き①

自律神経は体内活動のすべてを調整するまとめ役

免疫システムと深い関係にある自律神経系。
全身に張りめぐらされて、体内調整に働く。

●自律神経が個々の細胞の活動をひとつにする

免疫の働きを知るうえで、ぜひとも得ておきたい知識が、自律神経の働きである。

約60兆個もの細胞集団が、なにかの目的で行動を起こすとなると、細胞間にある程度の協力体制が必要だ。そのときどきに必要な細胞を選びだして、行動にふさわしい働きをしてもらい、そのときにふさわしい内部環境をつくる……。それを、無意識の状態でおこなっているのが、自律神経なのだ。

たとえば、走るなどの運動を始めると、意識することなく自然に、心臓の動きが速くなり、血管が収縮して血圧が上がる。これは自律神経が、全身の筋肉に大量の血液を送り、運動するのにふさわしい体内環境にしようと働くからだ。私たちが意識しなくても、心臓が休むことなく動き、食べ物がきちんと消化吸収されているのも、体内環境を調整する自律神経の働きがあるからだ。

●自律神経の支配は全身におよぶ

自律神経の神経網は、全身に張りめぐらされている。そして心臓・血管などの循環器系、口腔《こうくう》や肺などの呼吸器系、胃腸の消化器系、排泄《はいせつ》の泌尿器《ひにょうき》系、さらには生殖系まで、からだのほとんどすべてを支配している。

ただ、自律神経だけで、すべての体内調整をおこなっているわけではない。ホルモン系との強い協力体制によって、統合的に遂行《すいこう》されている。

そして顆粒球《かりゅうきゅう》やリンパ球などの白血球も、自律神経系およびホルモン系に支配されている。そのときの状況に応じて、自律神経の指令によって、白血球の割合やそれぞれの白血球の働き方、数の増減などが調整され、もっとも効率的な防御体制をつくっているのだ。

自律神経の中枢は脳の中

からだには、運動機能や感覚機能をつかさどる神経とは別に、無意識下で働く自律神経が張りめぐらされている。自律神経は脳からの指令を受けて、体内の環境調整に働く。

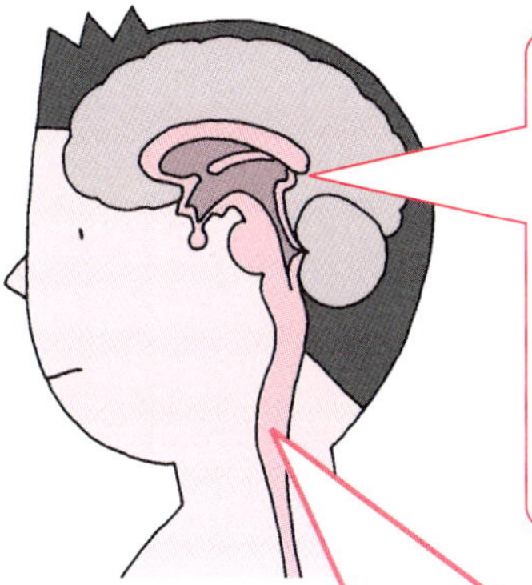

さまざまな役割を兼任している視床下部《ししょうかぶ》

自律神経に指令をだしているのは、間脳《かんのう》にある視床下部という部位。自律神経とホルモン分泌《ぶんぴつ》を総合的に調整するほか、体温調整や、食欲、性欲などの本能的な行動の中《ちゅう》枢《すう》でもある。怒りや不安など、情動面の中枢でもある。

脳から延びた自律神経の細胞は、背骨にある脊柱管《せきちゅうかん》という管を通り、からだの各器官へと延びている。

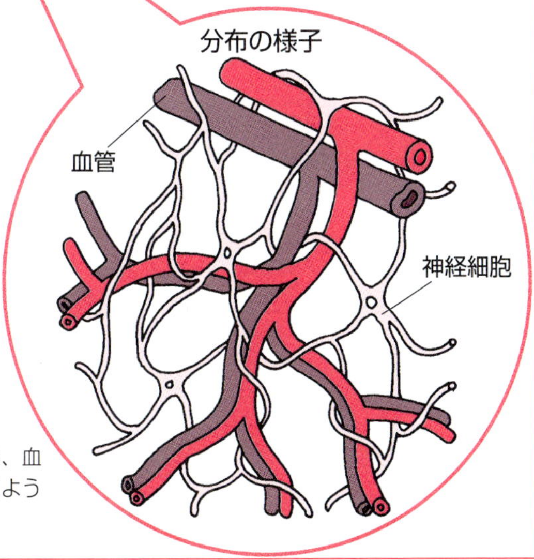

神経細胞の枝は、血管にからみつくように延びている。

自律神経の働き②

相反する指令をだす 2つの神経系統がある

**自律神経には、交感神経と副交感神経がある。
2つの神経の働きで、状況に応じた体内環境がつくられる。**

●活動の交感神経、休息の副交感神経

自律神経には、２つの系統がある。「交感神経《こうかんしんけい》」と「副交感神経《ふくこうかんしんけい》」である。この２つの働きは、まったく正反対だ。

交感神経は、からだを活動に適した状態に調整する。心臓の働きを高め、血管を収縮させ、血圧を上げて、全身にたくさんの血液を送る。胃を弛緩《しかん》させたり、胃酸の分泌《ぶんぴつ》を少なくして、胃の消化活動で使われる血液を減らして、筋肉に送る血液量を増やそうとするのだ。

副交感神経は、これとまったく反対に、心臓の働きをゆるやかにし、血管を拡張させ、血圧を下げる。

両者の働きを簡単にまとめれば、交感神経はからだを緊張状態にし、副交感神経は、その緊張を解いて、からだを休息させる。食べ物を消化しているときも、副交感神経が働いている。

●どちらが優位かで全身の状況が変わる

交感神経と副交感神経は、それぞれ別個に働いているのではなく、どちらかが優位になれば、どちらかが劣位になるというように、拮抗《きっこう》的に働いている。そして、どちらが優位に働くかで、体内の状況が変わってくるのだ。

交感神経が優位に働くときは、神経の末端《まったん》からアドレナリンが分泌されて、それを受けた各細胞が働きだして、からだが緊張状態になる。

副交感神経が優位になると、神経末端からアセチルコリンが放出されて、各細胞が働きだして、からだがリラックスする。アドレナリンやアセチルコリンに反応する細胞のひとつが、免疫細胞だ。

基本的に、昼間の活動時間帯は、交感神経優位になっており、夜の休息時間は、副交感神経が優位になっている。

自律神経とからだの機能

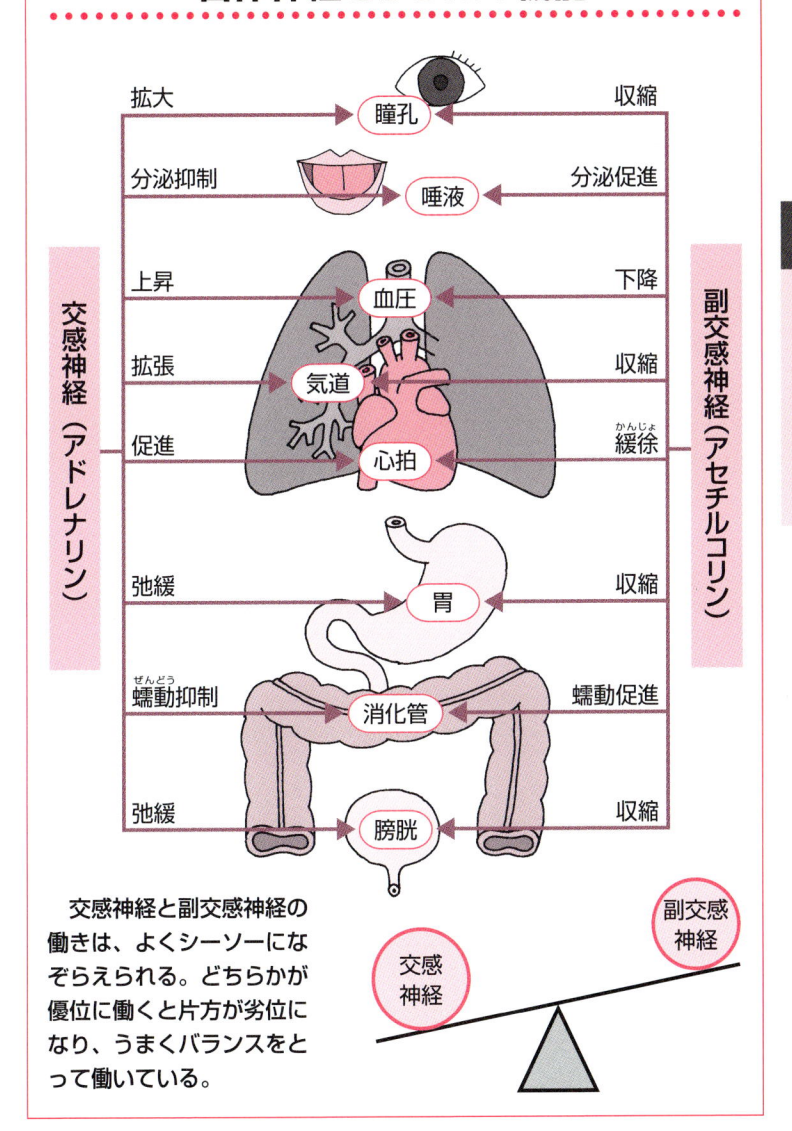

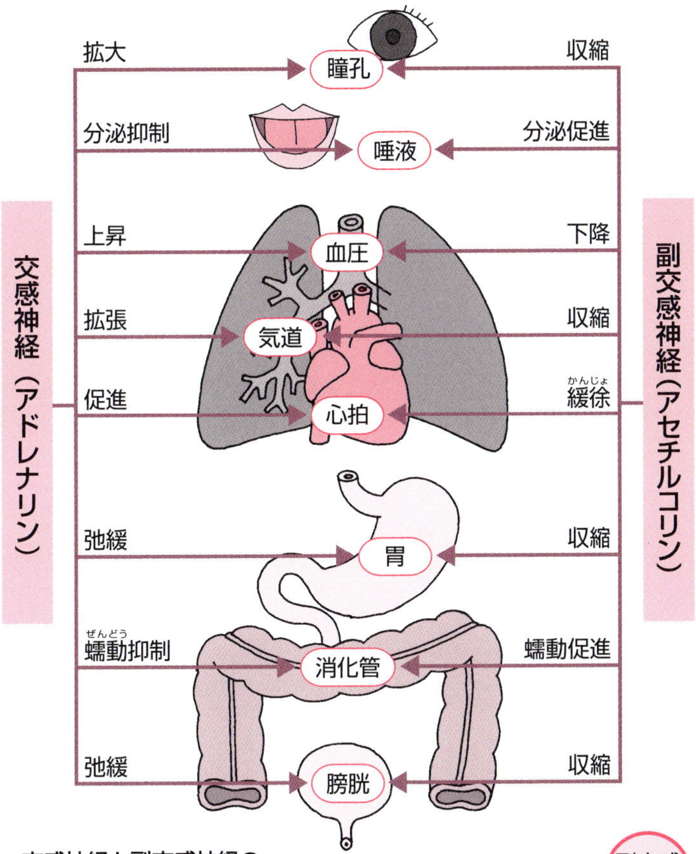
交感神経（アドレナリン）
副交感神経（アセチルコリン）
拡大
瞳孔
収縮
分泌抑制
唾液
分泌促進
上昇
血圧
下降
拡張
気道
収縮
促進
心拍
緩徐《かんじょ》
弛緩
胃
収縮
蠕動《ぜんどう》抑制
消化管
蠕動促進
弛緩
膀胱
収縮

交感神経と副交感神経の働きは、よくシーソーになぞらえられる。どちらかが優位に働くと片方が劣位になり、うまくバランスをとって働いている。

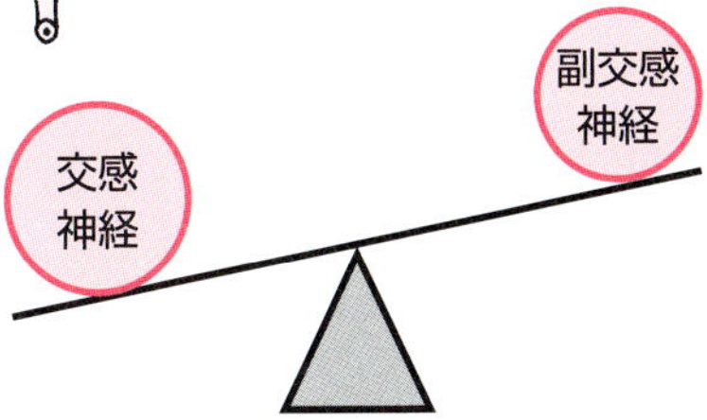
交感
神経
副交感
神経

自律神経と免疫細胞①

顆粒球やリンパ球も自律神経の指令を受けている

顆粒球は交感神経、リンパ球は副交感神経の支配を受け、自律神経の変化と連動して、増減している。

●白血球の活動も自律神経の支配下にある

体内の内部環境を調整している自律神経は、免疫の働きもコントロールしている。白血球は、自律神経の指令によって、数を増やしたり、割合を変えて、その状況に合った防御体制をととのえているのだ。

自律神経には交感神経《こうかんしんけい》と副交感神経《ふくこうかんしんけい》があるが、顆粒球かリンパ球かによって、支配を受ける神経が異なる。顆粒球は、からだを活動状態にする交感神経から分泌《ぶんぴつ》されるアドレナリンという神経伝達物質を受けとることで反応する。リンパ球は、からだをリラックス状態にする副交感神経の分泌するアセチルコリンに反応する。

●活動時には顆粒球が、休息時にはリンパ球が増える

顆粒球とリンパ球は、それぞれを支配する自律神経が優位のときに、数が増えてくる。交感神経が優位のときは、顆粒球が指令を受けて増え、副交感神経が優位のときは、リンパ球が増えるのだ。

交感神経は通常、昼間の活動時に優位になる。そのため顆粒球が増えるのも、昼間の活動時である。夜の休息時や食事をしているときは、副交感神経が働いている。そのため休息時はリンパ球が増えるのが、通常の白血球変化だ。

活動時に顆粒球が増え、休息時にリンパ球が増えるのは、動物としてのヒトの生活上、たいへん理にかなったものといえる。昼間の活動時は、エサを求める時間帯である。外へでて、動物の狩りをしたり木の実などを拾う。そのさい傷を負ったりして、細菌感染する可能性が高い。そのため、細菌退治に力を発揮できる顆粒球を増やして、身を守っている。食べ物を消化する休息時は、食べ物に混じった異物に対応できるようリンパ球を増やしている。

レセプターで指令をキャッチ

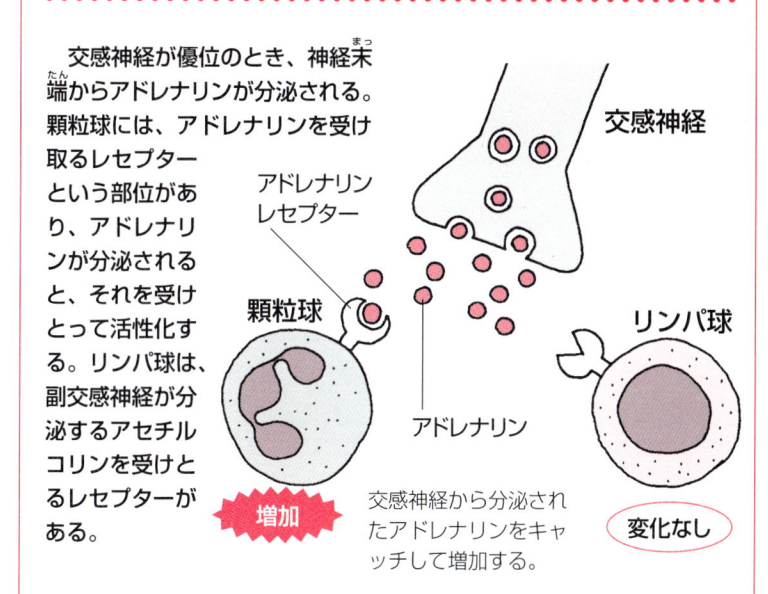

交感神経が優位のとき、神経末《まっ》端《たん》からアドレナリンが分泌される。顆粒球には、アドレナリンを受け取るレセプターという部位があり、アドレナリンが分泌されると、それを受けとって活性化する。リンパ球は、副交感神経が分泌するアセチルコリンを受けとるレセプターがある。

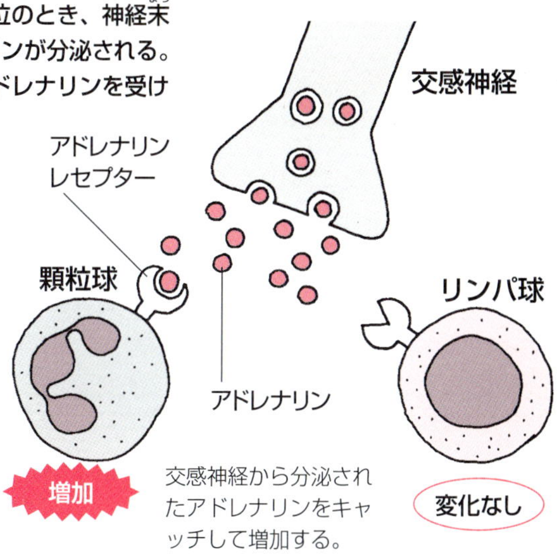
交感神経
アドレナリン
レセプター
顆粒球
アドレナリン
リンパ球
増加
交感神経から分泌されたアドレナリンをキャッチして増加する。
変化なし

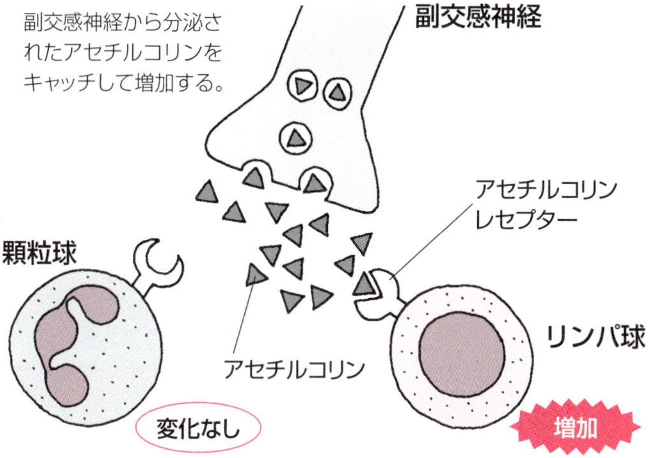
副交感神経から分泌されたアセチルコリンをキャッチして増加する。
副交感神経
アセチルコリン
レセプター
顆粒球
リンパ球
アセチルコリン
変化なし
増加

自律神経と免疫細胞②

なにに感染したかで自律神経のバランスは変わる

細菌に感染したのか、ウイルスに感染したのか。
病原体の種類によって脈拍などの体調が変わる。

●感染したものの違いで体調は大きく変わる

感染症にかかった人を調べてみると、ブドウ球菌や連鎖球菌《れんさきゅうきん》のような粒子の大きな病原体に感染している場合と、ウイルスのような小さな病原体に感染している場合では、からだの状態が違っている。

脈拍と胃酸の分泌《ぶんぴつ》を比較した研究では、大きな病原体に感染している人は、脈拍が速く、胃酸の分泌が低下していた。反対に、小さな病原体に感染している人は、脈拍が遅く、胃酸の分泌が促進されていた。

これは、自律神経系と免疫系の関係を端的に示している。大きな病原体の退治は、顆粒球の担当である。顆粒球に指令を与えているのは交感神経《こうかんしんけい》だから、脈拍が速まったり胃酸の分泌が低下するなどの、交感神経優位の体調になるのだ。

ウイルスなど小さな病原体を攻撃するのは、リンパ球の役目である。この場合は、休息の自律神経である副交感神経《ふくこうかんしんけい》が優位に働いているから、脈拍がゆっくりになり、胃酸の分泌も多いのである。

●免疫系が自律神経系に影響する面もある

感染した病原体の種類によって体調が変わってくるという現象は、免疫系が自律神経に影響を与えるという意味でもある。

顆粒球やマクロファージが貪食《どんしょく》能力を発揮して、大きな細菌類を食べて消化すると、活性酸素を発生させる。からだに害のあるこの活性酸素が、交感神経を刺激するために、脈拍が速くなるなどの交感神経優位の体調変化が現れると考えられる。

ウイルスなどに感染した場合も、リンパ球の活性化が、なんらかの理由で副交感神経を刺激すると思われる。

先見の明があった「生物学的二進法」

多くの感染症患者を調査して、白血球も自律神経の支配を受けていることを最初に明らかにしたのは、元東北大学講師の斉藤章《さいとうあきら》先生であった。先生の研究は「生物学的二進法」として、昭和40年代に発表されている。当時はまだ広い支持を得られなかったが、免疫学が進んだ現在、この説が再認識されている。

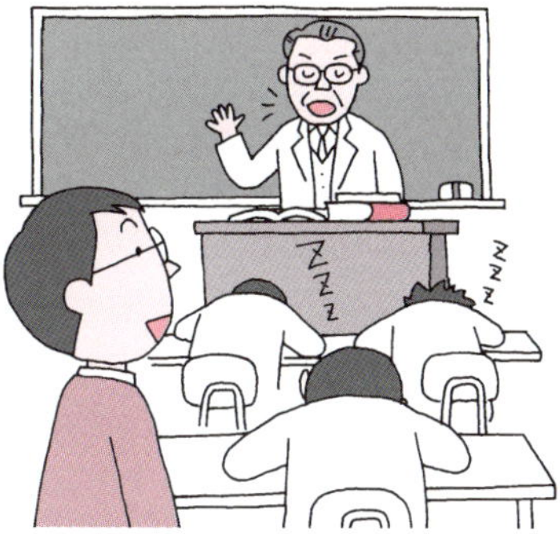

斎藤先生の講義は、ひじょうに興味深いものだった。

▼生物学的二進法

大 ←病原体の大きさ→ 小

刺激因子　ブドウ球菌　連鎖球菌　赤痢菌《せきりきん》　桿菌《かんきん》　結核菌　サルモネラ菌　リケッチア　ウイルス　異種たんぱく

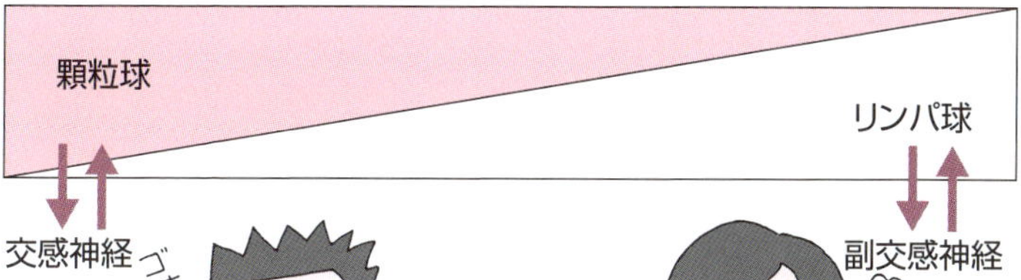

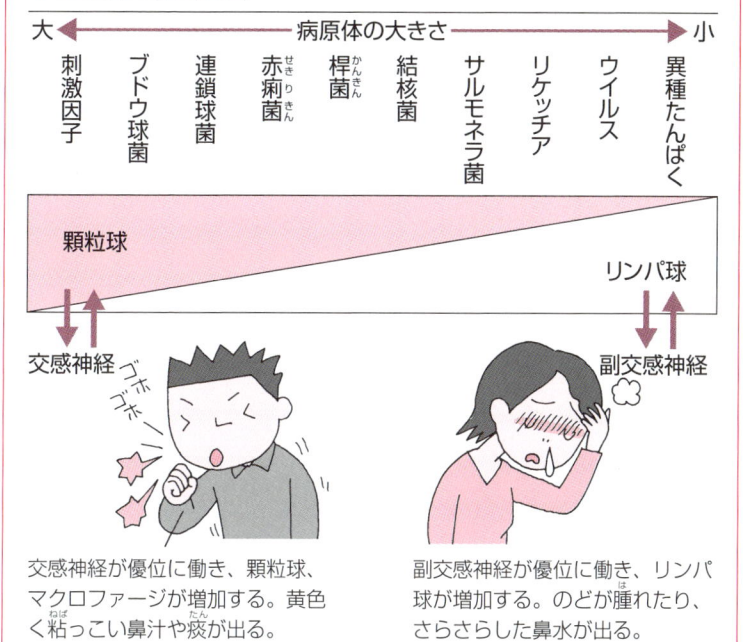

顆粒球
リンパ球
交感神経
副交感神経

ゴホ
ゴホ

交感神経が優位に働き、顆粒球、マクロファージが増加する。黄色く粘《ねば》っこい鼻汁や痰《たん》が出る。

副交感神経が優位に働き、リンパ球が増加する。のどが腫《は》れたり、さらさらした鼻水が出る。

自律神経と免疫細胞③

自律神経のかたよりは低体温、免疫力低下のもと

交感神経の優位なからだは低体温で、顆粒球が増加、副交感神経が優位なときは高体温でリンパ球が増加。

●自律神経は体温調整にもかかわっている

私たちは、暑いときは汗をかいて、体温が上がるのを防ぐ。寒いときはブルブルふるえたり鳥肌をたてて、体温が下がるのを防ぐ。このような自然の体温調整も、自律神経の働きによる。自律神経が体表に近い血管を拡げたり縮めたりして、血液中の温度を放散させたり、保持したりしている。

自律神経の体温調整機能も、交感神経《こうかんしんけい》と副交感神経《ふくこうかんしんけい》で拮抗《きっこう》的に働いている。交感神経が優位のときは体温が低くなり、副交感神経が優位のときは体温が高くなるのだ。

免疫関係でいえば、交感神経が顆粒球を、副交感神経がリンパ球を支配している。そのことから、顆粒球が増えているときは体温が低く、リンパ球が増えているときは体温が高いことになる。

これらの関係をまとめてみると、交感神経が優位のときは、体温が低く、顆粒球が増加している。リンパ球が少ないので、免疫力の面では低下していることになる。すなわち交感神経が過剰に働いているときは、免疫力が低下して、病気しやすい状態ということになる。

●バランスよく働くことがいちばん

では副交感神経が優位で高い体温を保っていれば、健康的かというと、そうとはいえない。副交感神経が優位な状態は、リンパ球が多い状態である。免疫力が高いので、たしかにウイルスなどの感染症にはかかりにくい。ところが、免疫力が高すぎて、過敏に反応しすぎる弊害《へいがい》もでてくる。いわゆるアレルギーが発症する要因になる。

自律神経や免疫、体温は、どちらにかたよってもよくない。すべてがバランスよく働くことがいちばんなのだ。

自律神経と体温・免疫の関係

自律神経、体温、免疫状態は、「交感神経・低体温・顆粒球増加」「副交感神経・高体温・リンパ球増加」の 2 方向の関係で動いている。どちらに強くぶれても、健康に悪影響を与えてしまうので、病気をしにくいからだを保つには、かたよりをなくすことが大切。

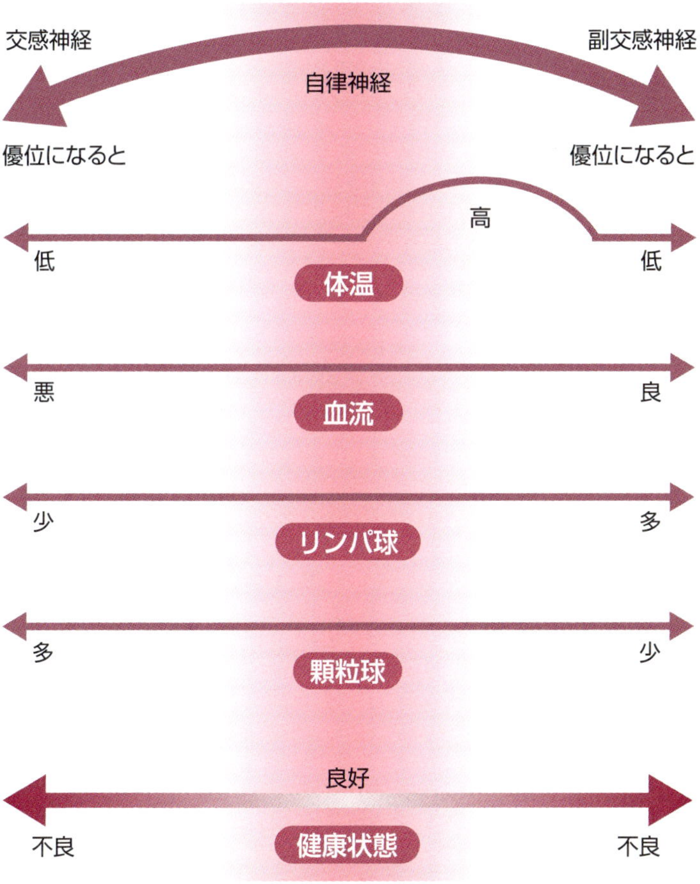

免疫力のリズム①

免疫力のリズムを左右するのは環境や暮らし方

免疫力は日内リズムや年内リズムをもっている。
季節によって注意すべき病気も異なってくる。

●周囲の状況に合わせて自律神経が働く

自律神経と、それにともなう免疫や体温は、どちらかに固定されるものではなく、一定のリズムをもって動いている。

たとえば、１日の日内リズムがある。朝になって明るくなると、交感神経《こうかんしんけい》が働いて、昼間の活動に合った体内環境にととのえる。そして夕方から夜にかけては副交感神経《ふくこうかんしんけい》が優位になり、からだは休息する。私たちのからだは毎日、このリズムを繰り返している。

季節によるリズムもある。気温が下がる冬は、交感神経が優位になり、顆粒球も増加する。反対に夏は、副交感神経が優位になる。

季節に関連して、気圧の変化も自律神経系の働きに影響を与える。高気圧は交感神経を、低気圧は副交感神経を優位にする。日本の場合、気圧は西から東へ２週間ほどの周期で、高低が移りかわるので、これにともなって自律神経もゆさぶられる。

●自律神経のバランス変化が、免疫力のリズムを生む

免疫力は自律神経の支配を受けて、一緒に変動する。したがって季節でいえば、交感神経優位の冬は顆粒球が増え、夏はリンパ球が増える。このような変化によって、健康状態にも変化が見える。

たとえば春は、交感神経から副交感神経優位への移行期ということになり、顆粒球増からリンパ球増へ切り替わるため、リンパ球過剰によってアレルギー疾患《しっかん》が多くなる。

反対に秋は、副交感神経から交感神経に変わる時期であり、リンパ球増から顆粒球増へと移行する。この時期は、たとえば胃の粘膜《ねんまく》の障害など、顆粒球増加による病気になりやすいので注意が必要だ。

季節による免疫力の変化

自律神経は、季節による年内リズムがある。季節による気温や気圧の変化などにも対応して、自律神経が動いていく。交感神経と副交感神経の動きに合わせて、免疫力も変わっていき、現れやすい病気にもそれぞれ特徴がでてくる。

▼年内リズム

日本の季節変化に合わせた場合の模式図

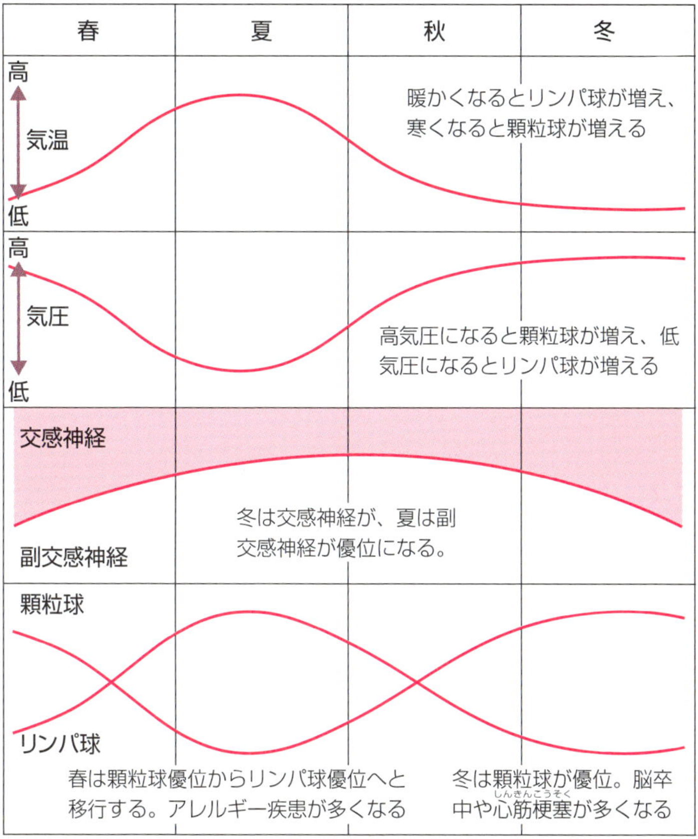

春
夏
秋
冬
高
気温
低
暖かくなるとリンパ球が増え、寒くなると顆粒球が増える
高
気圧
低
高気圧になると顆粒球が増え、低気圧になるとリンパ球が増える
交感神経
副交感神経
冬は交感神経が、夏は副交感神経が優位になる。
顆粒球
リンパ球
春は顆粒球優位からリンパ球優位へと移行する。アレルギー疾患が多くなる
冬は顆粒球が優位。脳卒中や心筋梗塞《しんきんこうそく》が多くなる

免疫力のリズム②

気圧が低く雨の多い気候はじつはからだにやさしい

気圧や湿度などの環境も自律神経・免疫力に関係する。酸素が少なく、低気圧で高湿度の環境ならリラックス。

●酸素が多いと交感神経《こうかんしんけい》は緊張する

自律神経と免疫力は、気圧にも関係していて、高気圧では交感神経が優位になる。気圧が高いということは、空気中の酸素が多いことを意味している。その酸素に、交感神経が刺激されると考えられる。

反対に、低気圧の環境では酸素が少なく、副交感神経《ふくこうかんしんけい》が優位になる。

交感神経は、からだを緊張状態にするので、健康にはあまりよくない。一方、副交感神経は、心身をリラックスさせてくれるので、適度に働いていると病気になりにくい。となれば、低気圧の環境にすむほうが、長寿が望めるということになる。事実、長寿県として有名な沖縄は、低気圧におおわれることが多い。空気がうすいという意味では、標高の高い山地も、環境は低気圧と同じだから、やはり長寿が望める。山岳地帯が多い長野県がやはり長寿県であることにも、この点が関係していると思われる。

●忙しい現代人には、まさに恵みの雨

雨が降っている日は、すっきりと目覚めることができず、昼間もなんとなくけだるいものだ。

自律神経は気圧だけでなく、湿度からも影響を受ける。雨の日のように湿度の高いときは、副交感神経が優位になりやすいのだ。休息の神経である副交感神経が優位なので、心身がのんびりしてしまい、眠かったりだるかったりするのである。

副交感神経優位も、過ぎれば病気の原因になるのはたしかだ。しかし多忙な現代人は、交感神経優位にかたよりがちだ。緊張状態が強く、なかなかリラックスできないという人も多いものだ。そんな現代人にとって、湿度の高い雨の日は、心身をいやす大きなチャンスといえるだろう。

長寿県の共通点

厚労省は、５年ごとに県別の平均寿命を公表している。2007年の結果によると、男性のトップは長野県の79．84歳、女性のトップは沖縄県の86．88歳。この２つの県には、免疫学的に共通した環境がある。

長野県

男性の長寿No.1

1990年以降、男性のトップを守る長野県。標高が高い山岳環境が関係していると考えられる。寒冷地のため、女性には厳しい環境だが、それでも女性の５位を占めている。

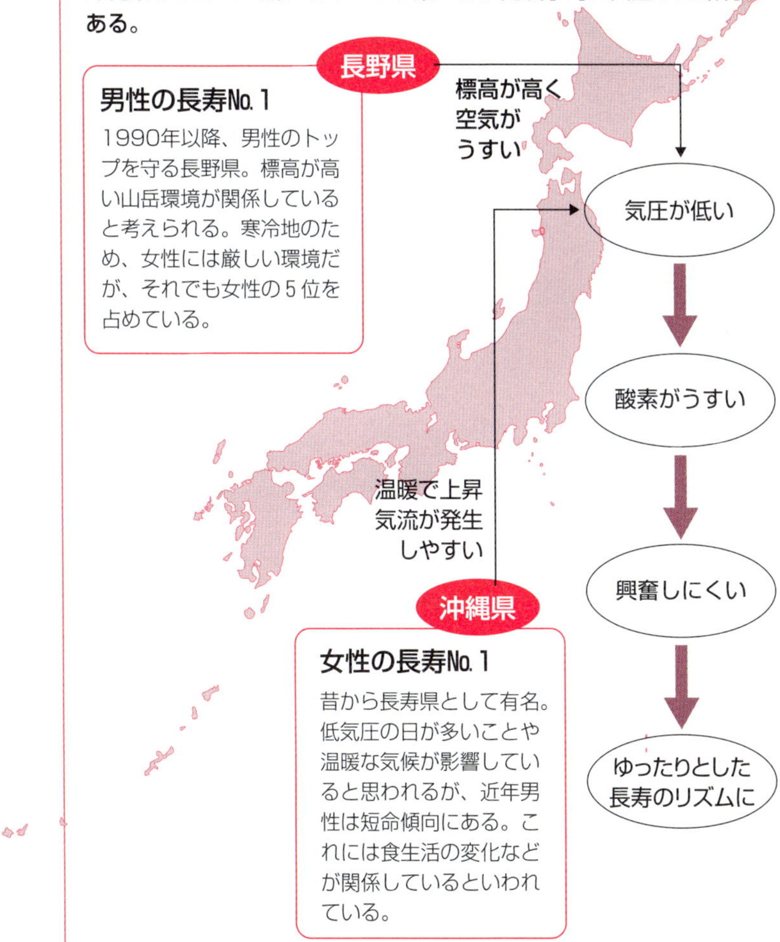
標高が高く
空気が
うすい
温暖で上昇
気流が発生
しやすい
気圧が低い
酸素がうすい
興奮しにくい
ゆったりとした
長寿のリズムに

沖縄県

女性の長寿No.1

昔から長寿県として有名。低気圧の日が多いことや温暖な気候が影響していると思われるが、近年男性は短命傾向にある。これには食生活の変化などが関係しているといわれている。

リズムのかたより①

交感神経にかたよった顆粒球体質はがんに注意

休みを知らずに働き続ける人は顆粒球体質。
交感神経優位にかたより、がんなどの病気をまねく。

●交感神経の緊張が続くと顆粒球が増える

毎日仕事にかけずりまわり、ゆっくりと休むことがなく、帰宅も遅く睡眠不足が続く……。

現代人には、こうした暮らし方をしている人がよく見られる。よくいえば活動的なのだが、その活動を支えるために、体内では交感神経《こうかんしんけい》優位の状態がずっと続いてしまうことになる。このようなときに検査してみれば、脈拍が速く、血圧が上昇するといった循環器系の緊張状態が続き、一方で消化機能の低下による食欲不振などの体内変化が見られるはずだ。

また、悩みを抱えていたり、イライラすることが多く、心がつねに乱れているときも、交感神経優位が続く状態になる。心のストレスも、自律神経に大きな影響を与えるのだ。交感神経の緊張が続くということは、免疫の面からみると、顆粒球増加が続く状態ということになる。

●増えすぎた顆粒球が組織障害を引き起こしやすい

ふだんつねに交感神経が緊張しているような生活を送っている人は、顆粒球増加による病気にかかりやすい。顆粒球は、細菌を退治してくれるのだが、退治して自分が死ぬときに活性酸素を放出する。この活性酸素が、周囲の組織を障害するため、顆粒球が多すぎると、胃の粘膜《ねんまく》が障害されるなどの、さまざまな組織障害が引き起こされる。

なかでも注意したいのは、がんの発症である。活性酸素の刺激によって、がん細胞が発生しやすくなる。ただ、がん化した細胞のほとんどは、リンパ球の働きによって、異常な細胞として通常は排除されてしまう。ところが顆粒球が多く、リンパ球が少ない状態では、がん細胞の排除がうまくできず、どんどん増殖してしまうのである。

顆粒球体質の典型例

性格的に、交感神経優位の状態が続きやすいタイプがある。顆粒球体質といえるのは、せっかちで毎日アクティブに活動するタイプ。リラックスする時間をつくらないと、循環器系の病気やがんなどにかかりやすい。

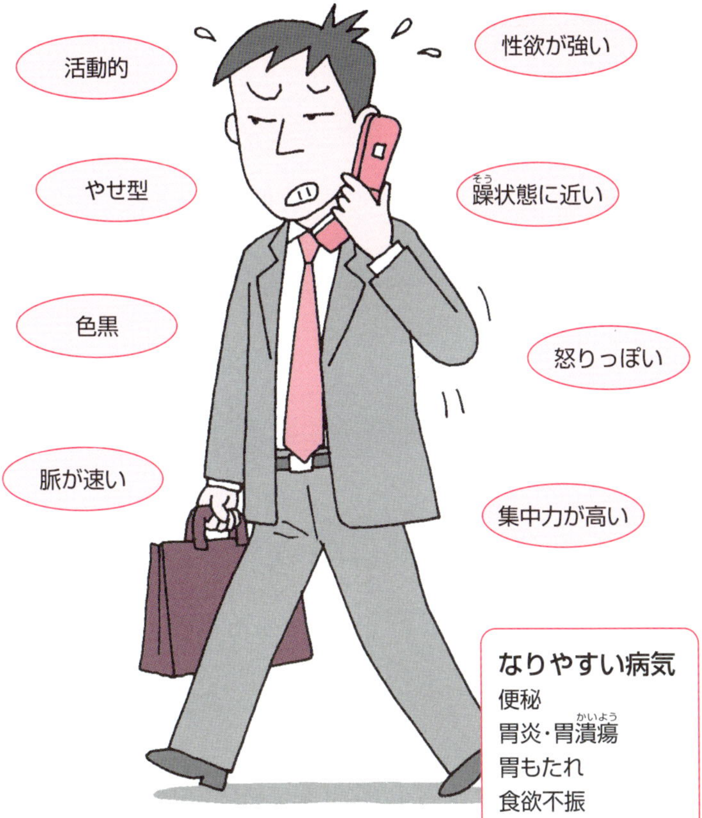
活動的
性欲が強い
やせ型
躁《そう》状態に近い
色黒
怒りっぽい
脈が速い
集中力が高い

なりやすい病気

便秘
胃炎・胃潰瘍《かいよう》
胃もたれ
食欲不振
がん
狭心症《きょうしんしょう》・心筋梗塞《しんきんこうそく》

顆粒球体質の人は、循環器系の病気やがんに注意。

リズムのかたより②

副交感神経にかたよった リンパ球体質はアレルギーになりやすい

のんびりゆったり生活は副交感神経優位で免疫力アップ。しかし免疫力の過剰反応でアレルギー疾患が多くなる。

●副交感神経《ふくこうかんしんけい》が優位になるとリンパ球が増える

性格的にのんびりしていて、あまり物事にこだわらず、いつもニコニコしている。そんな好感度の高い人は、交感神経《こうかんしんけい》よりむしろ副交感神経がまさっていることが多い。

副交感神経が優位になっているときは、心身がリラックスしており、免疫系でいえばリンパ球が増えている。

一方、日ごろからストレスが少なすぎて、副交感神経が優位になりすぎているケースもある。ストレスというと、精神的なものを思い浮かべるが、からだを動かすことや、寒さ・暑さなどの環境的な刺激も、からだに加わるストレスだ。日中ほとんどからだを動かさずに、のんびり暮らしすぎていたり、冷暖房でつねに快適な生活空間を保っている人などは、副交感神経優位でリンパ球が増えている可能性がある。

●リンパ球が増えすぎるとアレルギー体質に

リンパ球が多い状態は、免疫力が高まっているので、健康上は悪くない体調といえる。ところが、副交感神経優位の状態があまりに続くと、今度は別の問題がでてくる。増加したリンパ球が、ふだんなら反応しないものにも攻撃を始めてしまうのである。すなわちアレルギーの発症だ。花粉、ダニ、卵のたんぱく質など、平常であれば免疫力が働かないものに対し、過剰に反応して、さまざまな症状が現れる。

かつては少なかったアレルギー性の疾患《しっかん》が急増してきたのも、身体的なストレスが少なくなったことが関係していると思われる。車社会で歩くことが少なくなり、冷暖房完備で寒さ・暑さ知らずになり、食生活に困ることもない。そんな快適な現代生活が、アレルギー病をまねいているのだ。

リンパ球体質の典型例

比較的おだやかな性格で、日ごろの活動量も少なく、心身ともにゆったりとしたタイプの人は、リンパ球体質といえる。ストレスによる病気にかかることは少ないが、アレルギー関係の病気にはなりやすい。

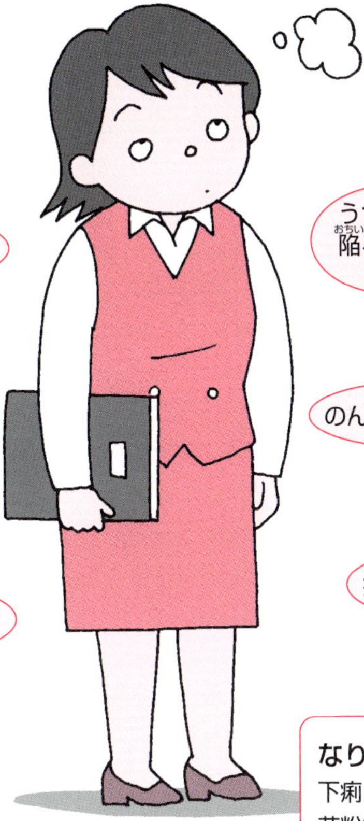

あまり活動的ではない

ふくよかな体質

色白

脈は遅め

うつ状態に陥《おちい》ることがある

のんびりしている

持続力がある

リンパ球体質の人は、アレルギー疾患に注意。

なりやすい病気

下痢
花粉症
アレルギー性鼻炎
気管支ぜんそく

リズムの調整

自律神経はゆり戻す。緊張とリラックスのバランスが大事

交感神経と副交感神経はどちらにかたよってもよくない。お互いがリズミカルに働くのがベスト。

●望ましいのはリズミカルなバランスの変化

交感神経《こうかんしんけい》と副交感神経《ふくこうかんしんけい》は、シーソーのように、どちらかが優位になれば、どちらかが劣位になるというように、拮抗《きっこう》的にうまくバランスをとって働いている。したがって、１日の日内リズム、季節によるリズムなど、自然のままにリズミカルに変化していれば問題はほとんどない。

また、なにかの要因でどちらかに過剰に傾いたとしても、その後にゆり戻しがかならずある。たとえば、一時的なストレスがかかり、翌日に下痢を起こしたとする。これは、ストレスで交感神経が強く刺激されたあと、副交感神経優位に、からだが移行したからである。

自律神経が、どちらか一方から一方へと傾きが移ることを、自律神経のゆり戻しという。傾きが大きくなればなるだけ、ゆり戻しも大きくなる。激しい下痢を起こすなど、ゆり戻しによる反応が大きいと驚くかもしれない。しかし、交感神経に傾きすぎたら副交感神経に戻す、あるいはその反対の反応は、からだのバランスを保とうとする、ごく自然な反応なのだ。

●緊張もリラックスもほどほどがいい

いちばん危険なのは、ゆり戻しがあまりなく、自律神経がどちらか一方にずっと傾いたままになってしまうことだ。たとえば、強いストレスがかかり、シーソーのバランスが崩れたままでいると、やがてゆり戻しが起こらなくなる。こうなると、交感神経にかたよった弊害《へいがい》が大きく現れてくる。

大切なのは、どちらか一方に傾いたままにしておかないことだ。ストレスを感じたら、リラックスして心身の緊張をとく時間をつくる、のんびりしすぎたと感じたら、運動をしてみるといったように、シーソーの動きを自分でつくっていくことも、自律神経の自然なリズムをとり戻す方法だ。

ショックをやわらげる「驚き反応」

なにかにびっくりしたとき、交感神経が働いて緊張状態になるはずだが、なぜか副交感神経の反応が現れることがある。驚いたあとに脈拍がかえってゆっくりになり、ボーッとしたりする、茫然《ぼうぜん》自失《じしつ》のような状態になるのが「驚き反応」だ。ショックから身を守るための反応だと考えられる。

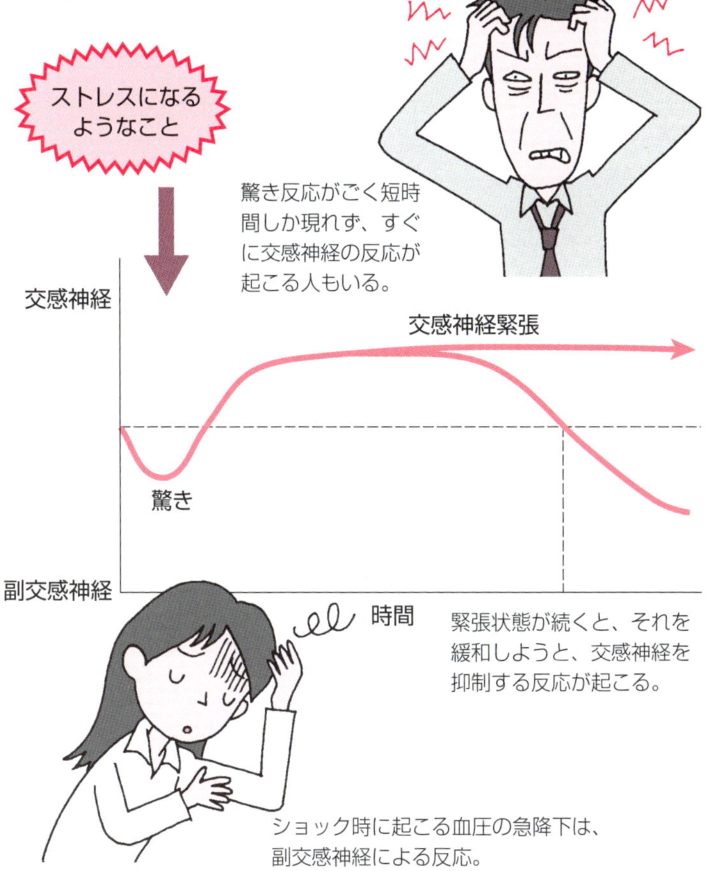
ストレスになる
ようなこと
驚き反応がごく短時間しか現れず、すぐに交感神経の反応が起こる人もいる。
交感神経
交感神経緊張
驚き
副交感神経
時間
緊張状態が続くと、それを緩和しようと、交感神経を抑制する反応が起こる。
ショック時に起こる血圧の急降下は、副交感神経による反応。

コラム

一般的な血液検査で免疫の状態はわかる？

●おおまかな傾向はつかめる

自分の免疫の状態がいったいどのようなものなのか、ちょっと気になるものだ。顆粒球やリンパ球の数や割合は、「血液像《けつえきぞう》」という検査をおこなえばわかる。ただ、集団検診での一般的な血液検査では、血液像まで検査していないのがふつうだ。通常は、白血球の数が調べられる。

白血球の数だけでは細かい状況はわからないが、それでもおおざっぱには免疫の状況が推測できる。顆粒球の数は、それほど大きく変動しないが、リンパ球は状況によって大きく変わるので、白血球の総数の変化は、リンパ球の変化と考えられる。したがって、白血球数が多ければ、リンパ球が多い状況、白血球数が少なければ、顆粒球が多い状態だと推定できる。

▼血球の数とからだの状態

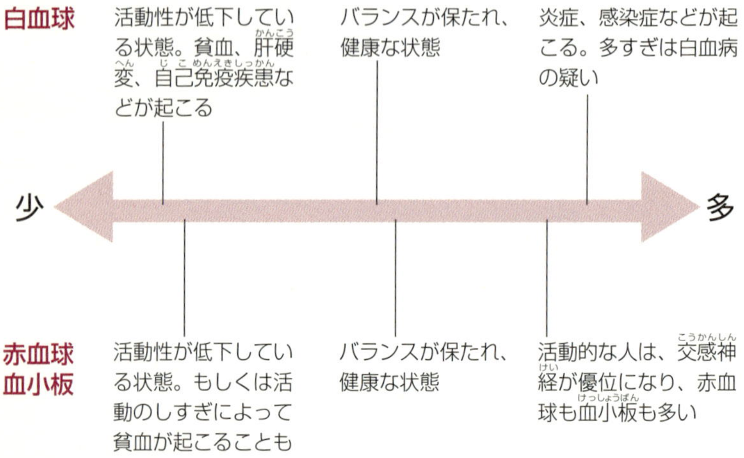
白血球
活動性が低下している状態。貧血、肝硬《かんこう》変《へん》、自己《じこ》免疫疾患《めんえきしっかん》などが起こる
バランスが保たれ、健康な状態
炎症、感染症などが起こる。多すぎは白血病の疑い
少
多
赤血球
血小板
活動性が低下している状態。もしくは活動のしすぎによって貧血が起こることも
バランスが保たれ、健康な状態
活動的な人は、交感神《こうかんしん》経《けい》が優位になり、赤血球も血小板《けっしょうばん》も多い

第5章

免疫力を上げて難病を克服する

強いストレスや消炎鎮痛剤の長期使用などによって交感神経の緊張状態が続くと、病気をまねいてしまう。日常生活を見直すことで、免疫力を上げることができる。

キーワード

低体温	アレルギー体質
自律神経のバランス	規則正しい生活
炎症	3大ストレス
血行	いやなもの反射

がんの発症

強いストレスによって免疫力が落ちるとがんになる

**日本人の死因のトップであるがんは、
ストレスによる免疫力の低下が原因で起こる。**

●がん細胞は日々発生し、排除されている

がん細胞というと、いかにも特殊なもののように思えるが、じつは体内でつねに発生している異常細胞だ。異常が生じるのは、新陳代謝《しんちんたいしゃ》にかかわる遺伝子である。細胞が死に、新たな細胞が生まれる新陳代謝の期間は、その細胞の種類によって決まっており、遺伝子に記載されている。ところがなんらかの理由でその遺伝子が傷つくと、正常な新陳代謝ができなくなり、異常に増殖してしまう。それが、がんだ。

〝がんの芽〟である、遺伝子に異常が起きた細胞は、一説には、１日に3000～5000個も発生しているという。それでも病気としてのがんにならないのは、リンパ球が異常細胞だとして、排除しているからだ。リンパ球のＮＫ細胞や胸腺外分《きょうせんがいぶん》化《か》Ｔ細胞は、つねに体内をパトロールしており、がん細胞を見つけるとすぐに、攻撃して排除してしまう。

●発がんする本当の原因はストレスである

リンパ球による防御があるはずなのに、がん細胞が異常増殖してがんが発症してしまうのは、免疫の能力が低下してしまうからだ。

免疫力低下の最大原因は、ストレスだ。強いストレスがあったり、弱いストレスでも長い間持続していると、だんだん交感神経《こうかんしんけい》優位の状態が慢性化し、免疫系では顆粒球《かりゅうきゅう》が増加してリンパ球が減少する。顆粒球増加が放出する活性酸素の影響に、リンパ球減少による異物を排除する能力の低下が加わって、がん細胞は排除を免《まぬが》れて増殖していく。

がんの原因として、紫外線、食べ物、放射線、喫煙など、多くの要因があげられているが、本当の原因はストレスである。その点をよく理解しておかないと、真のがん治療はできないといえる。

発がんのしくみ

がん細胞ができても、通常はリンパ球が排除してくれる。ところが働きすぎや悩みなどの強いストレスが慢性的に続くと、交感神経優位の状態が続き、免疫力が低下する。そのためがん細胞が排除できず、どんどん増殖してしまう。

慢性的な強いストレス

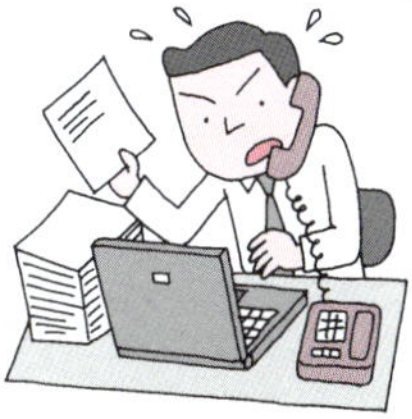

働きすぎ

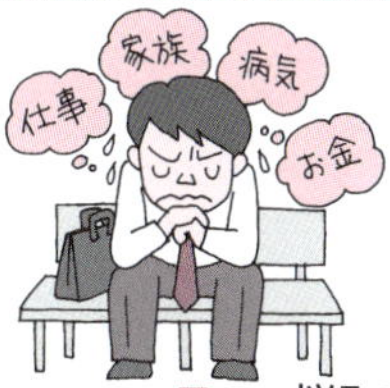

悩みすぎ

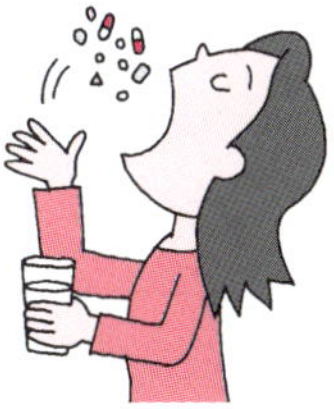

薬ののみすぎ

↓

交感神経の緊張

↙ ↘

顆粒球の増加 → **活性酸素による組織破壊**

活性酸素は遺伝子を傷つけ、がん細胞発生の原因となる。また細胞分裂を促進させるため、がん細胞の細胞分裂を促《うなが》す。

＋

リンパ球の減少 → **免疫力の低下**

がん細胞を見つけると攻撃して排除する役目のある、ＮＫ細胞やＮＫＴ細胞が減り、がん細胞を排除できない。

↓

がん発生

がん細胞が排除されないまま増殖していくと、やがてからだが疲弊《ひへい》し、顆粒球を含めて白血球全体の数が減っていく。がんを攻撃する力はますます低下し、がん細胞は一気に増殖して検査でわかる大きさまで成長して〝がん〟という病気が発症する。

がんと免疫力①

自らの免疫力を高めれば がんは治すことができる

がんは、自分の免疫力を高めることで克服できる。副交感神経優位の生活に改めることが大切。

●がんを攻撃するリンパ球の活性を高める

私たちのからだはもともと、がんを攻撃して排除する能力を備えている。したがって、自らの免疫力を高めることが、がんの予防はもちろん、治療のための大きなポイントになる。

がんを攻撃する役目をもつリンパ球は４種類ある。キラーＴ細胞、ＮＫＴ細胞、古いＢ細胞、ＮＫ細胞だ。これらの攻撃部隊を強化してやれば、免疫の目をかいくぐって大きく成長したがんも、やっつけることができる。

実際、免疫力を高めるがんの治療法である「免疫療法《めんえきりょうほう》」が開発され、手術療法、抗がん剤療法、放射線療法という従来の治療法に並ぶ、新しい治療法として期待されている。

免疫療法には、がん攻撃部隊の力を強化する方法のほか、これらのリンパ球を育てる役目をもつ樹状細胞《じゅじょうさいぼう》を増やす方法、がん細胞に対する抗体《こうたい》を利用する方法など、さまざまなものがある。

●まずは生活パターンを見直すことから

医療としての免疫療法とは別に、がんを治すためにもっとも大切であり、もっとも重要なのは、ストレスを溜《た》めこむような生活を見直すことである。ストレスをできるだけやわらげて、交感神経《こうかんしんけい》ばかりが優位な状態から、副交《ふくこう》感神経《かんしんけい》優位のからだに変えていく必要がある。

また、がん細胞を攻撃するＮＫ細胞はパーフォリンという物質、ＮＫＴ細胞はファス分子という物質を放出して、がん細胞の膜に穴をあけて攻撃する。この両方の分子は、副交感神経が優位でないと、分泌《ぶんぴつ》できないのだ。

交感神経によって緊張した状態を解放し、心身をリラックスすることで、免疫力を高めていくことが大切なのである。

がんを治す4か条

がんを治すには、根本原因であるストレスから脱却して、免疫力を高める必要がある。次の 4 か条を心がけ、がんと闘える体調にしておくことが大切。

①生活パターンを見直す

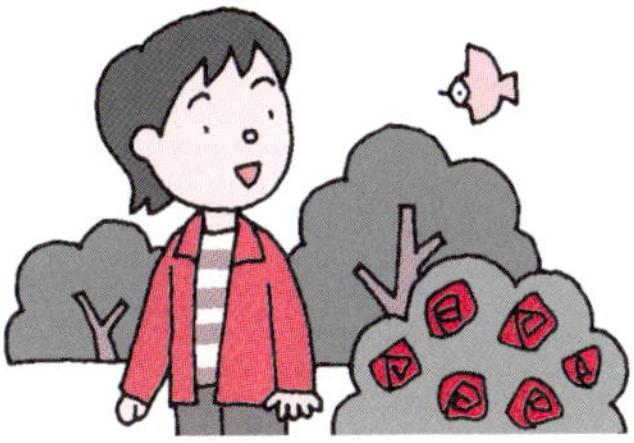

働きすぎの生活を改め、休養をとってゆったりした生活を心がける。悩みや心配事などの精神的ストレスがかかりすぎないよう、心のもちようを変えることも大切。生活を改めて、心身のストレスを軽減する。

②がんの恐怖から逃れる

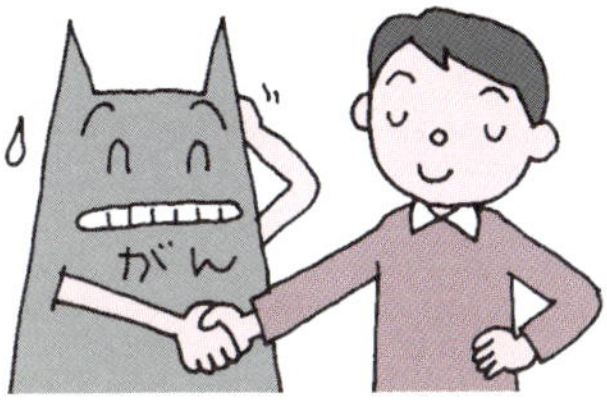

「がんは怖い」「治らない病気だ」などと怯《おび》えていると、交感神経の緊張から解放されず、より治りにくくなる。免疫力が高まれば治ると信じ、がんと気楽につき合っていく気持ちをもつことが大切。

③からだが消耗する3大治療は受けない、続けない

抗がん剤による治療や放射線療法は、白血球数を減少させ、がんに抵抗するための免疫力を低下させる。手術も体力を奪うので、どうしても受ける場合は、最低限の範囲の切除にとどめる。

詳しくは
144ページへ

④副交感神経を優位にして免疫力を高める

副交感神経が優位になってはじめて、がんと闘う力が発揮される。運動、食事、呼吸法、入浴など、副交感神経を優位にする方法があるので、生活のなかでできるだけ実践して免疫力を高める。

詳しくは
第7章へ

がんと免疫力②

心のありかたを変え、生き方を変えれば進行がんをも抑えられる

自分なりの生き方を見つけ、ストレスのない世界に入れば進行がんをも消失させる強力な免疫力がつく。

●医師からさじを投げられても生還する人がいる

がんは治る病気になってきたとはいえ、それは初期の段階であり、進行がんとなれば、やはり死に直面しなくてはならなくなる。事実、進行がんなら遠からず死に結びつくため、やはり「不治の病だ」と思っている人も多いものだ。では、進行したり転移したり再発するなどで、がんが深刻化してしまった人は、生命をあきらめなくてはならないのかというと、そうでもない。

医師から「もう助かるための手立てはない」とさじを投げられたにもかかわらず、がんが小さくなってしまったり、進行が止まり、宣告後も長い間よい体調を維持している人が、ときおり見受けられる。

一方では、自分の病状を知ると、あっけないほど短期間で死に向かってしまう人もいる。両者の違いは、いったいどこにあるのだろうか。

●その人本来の生き方の発見が究極の免疫力を呼び起こす

進行がんから生還した人に共通しているのが、自分なりの生き方を見つけ、残る短い日々を精一杯充実させようとしたことだ。仕事一辺倒《いっぺんとう》の生活をやめ、愛する家族と一緒に楽しい日々を過ごすようになった人、以前から考えていたボランティア活動に熱心にとり組んだ人、若いころからの夢を叶《かな》えようと創作活動を始めた人……。

がんに負けない気持ちをもち、今生きていることに感謝し、人生に新たな生きがいを見つけ、前向きに生きていく。「生きるか死ぬか」の瀬戸際にたち、強烈なショックを受けながらもけっして絶望せず、自分本来の生きる道を探る。いわば達観したともいえるような、ストレスのないおだやかな生き方をすることで、究極の免疫力が呼び起こされて、がんから生還することができたのだと考えられる。

人生を見つめ直す回想法とは

新たな生き方を模索する方法として、実際にがん患者にもおこなわれている方法に、「回想法」がある。それまでの人生をふり返り、過去のさまざまな出来事とふたたび対峙《たいじ》することで、新たな人生の方向性を浮かび上がらせる。

▼回想法のはじまり

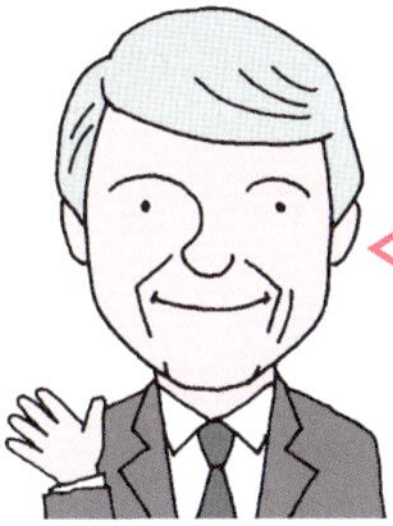

ロバート・バトラー

1960年初め、アメリカのロバート・バトラーによって提唱された方法論。バトラーは、高齢者が昔のことを繰り返し話すことは、現実からの逃避ではなく、死が近づいてくることによる自然の心理的過程であるとした。その回想は、過去の未解決の問題をふたたびとらえ直すという、積極的な意味があるとしている。

高齢者、がん患者、認知症患者の心のケアに用いられている。

▼回想を促すテーマ例

幼少期	学童期	青年期	壮年期	現在・これから
●家庭生活 ●すんでいた家 ●遊び ●着物・髪型 ●買い物 ●おやつ	●学校生活 ●通学 ●学校の建物 ●服装 ●遊び・運動 ●習い事 ●手伝い	●学生生活 ●趣味 ●スポーツ ●仕事 ●買い物 ●貯金 ●娯楽 ●服装 ●旅	●仕事 ●出産・子育て ●子どもの自立 ●定年 ●その他	●自分の人生をふり返ってどんな気持ちであるか ●悩みや不安、期待や希望、焦《しょう》燥《そう》など ●今の若い人についてどう思うか、自分が若いときと比べてどう違うか、何を伝えたいか

半生をふり返るさいに、記憶を呼び戻すための手がかりとなるテーマ例。精神科医やカウンセラーなどとの会話を通して、自己を表現することは、自分を解き放つ意味もある。個人でもできるが、できれば他人に語るほうがよい。

万病のもと

あらゆる病気は「冷え＋ストレス」から引き起こされる

交感神経優位で起こる低体温は、万病のもと。
そもそもの原因であるストレスを減らすことが大切。

●体温が下がると、免疫力も下がる

「どうも慢性的に体調がよくない」というとき、体温を測ってみるといい。感染症などで発熱していない限り、35度C台といった低体温になっているに違いない。低体温は、体内のバランスが大きく崩れており、いつどんな病気にかかってもおかしくない危険な状態である。

低体温の原因は、交感神経《こうかんしんけい》優位の体内環境だ。交感神経が緊張すると、免疫系では顆粒球が増えて、リンパ球が減る。増えた顆粒球が活性酸素を放出して、粘膜《ねんまく》などの組織を障害してしまい、場合によっては発がんを促《うなが》してしまう。リンパ球が減るということは、ウイルスなど小さい病原体に対する防御が手薄《てうす》になることなので、感染症にかかりやすくなる。

反対に、副交感神経《ふくこうかんしんけい》が優位になりすぎても、体温は下がる。この場合は、顆粒球が減って、リンパ球が増える。増えたリンパ球によって、必要以上の免疫反応が起き、花粉症などのアレルギー疾患《しっかん》が起きやすくなる。どちらにぶれても低体温になり、さまざまな病気にかかりやすくなるのだ。

●ストレスは交感神経を緊張させる

交感神経を緊張させ、顆粒球増・リンパ球減の体内環境にしてしまう原因のトップは、ストレスである。

がんになった人に聞いてみると、ほとんどの人が発病前に、仕事面や家庭面で強いストレスとなる出来事が起きている。それほど大きなストレスでなくても、長い間解決しない悩みなど、ストレスが持続していると、やはり交感神経優位の状態が続いてしまい、病気を呼びこんでしまう。

ひざや腰の痛みなどで、消炎鎮痛剤《しょうえんちんつうざい》を使用していることがある。じつは消炎鎮痛剤も交感神経を緊張させる要因なので、長期使用は避けたい。

ストレスによる体温の変化

自由に動けないようにして、強いストレスをかけたネズミと、ふつうに生活できるネズミの直腸温を測った実験結果が、下のグラフ。通常のマウスは体温が下がらないが、ストレスのかかったマウスは大きく下降していく。

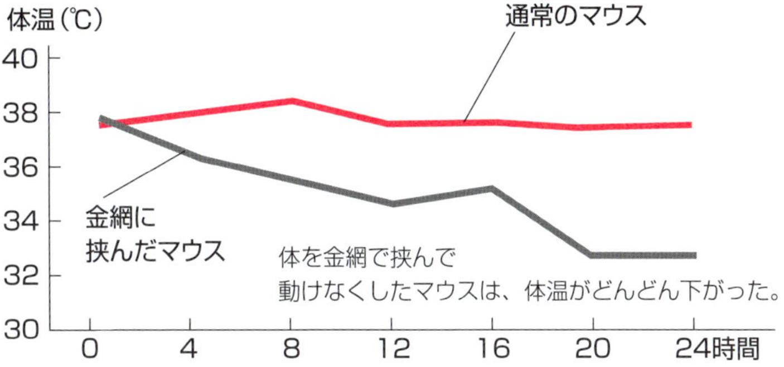

体温(℃)
通常のマウス
40
38
36
34
32
30
金網に
挟んだマウス
体を金網で挟んで
動けなくしたマウスは、体温がどんどん下がった。
0
4
8
12
16
20
24時間

▼ストレスは家族に蔓延《まんえん》していく

けんかばかりしているケージ

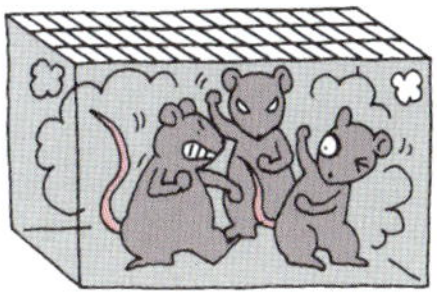

1匹の低体温のネズミを入れたケージは、しっぽをかみ合うなど、ケンカばかりしている。

→ ストレスを共有 →

顆粒球が多く、低体温

全員が低体温になり、顆粒球が増加していた。

おだやかに過ごしているケージ

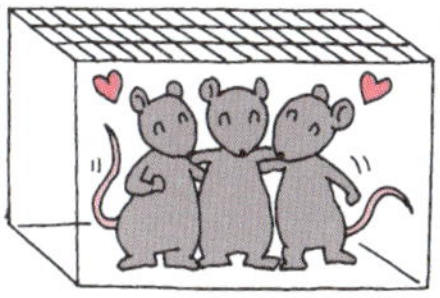

健康体温のネズミを入れたケージでは、ケンカも発生せずみなおだやかに生活している。

→ ストレスはない →

リンパ球が多く、健康体温

全員が健康体温を維持し、リンパ球も多かった。

アレルギー疾患①花粉症

日常生活に注意すれば 1か月ほどで克服できることも

花粉症を薬で治そうとすると、かえって悪化する。
和食と適度な運動によって自律神経のバランスをととのえる。

●くしゃみは体温を上げるためにでる

自律神経のバランスが副交感神経《ふくこうかんしんけい》に傾いているときも、低体温になる。この場合は、リンパ球が多くなり、免疫が過剰に働いてアレルギーが起こる。

アレルギー疾患《しっかん》のなかでも、近年とみに増加しているのが花粉症だ。スギ花粉が飛ぶ季節になると、絶え間なく起こるくしゃみや鼻水などの症状に悩まされている人は数知れない。

アレルギーを抑える薬や症状を抑える薬を使っている人も多いはずだが、症状を抑えてしまうのはかえってよくない。くしゃみや鼻水は、アレルギーを引き起こしている花粉を、外に排除しようとする自然な反応だ。薬で無理やり症状を止めてしまうと、花粉はまだそこにあるので、リンパ球はどんどん増えてしまい、ちょっとした花粉に過敏に反応するようになる。そうやって、花粉症はどんどん悪化してしまう。またくしゃみには、異物を排除して通常の体内環境に戻し、下がってしまった体温を上げるという役割もある。

●和食中心にして、室内で体を動かす

花粉症を治すには、まずは薬をやめて、食事や運動などの日常生活に注意することが大切だ。

食事は、自律神経のバランスを整え、体を温めてくれる玄米菜食が適している。甘い物や揚げ物などは、副交感神経を刺激するので、できるだけ避けたい。全体に、和食中心の食生活に改善するといいだろう。

副交感神経優位のリラックスしすぎの体内環境なので、運動をおこなって、適度に交感神経《こうかんしんけい》を刺激することも重要だ。外で運動すると大量の花粉にさらされるので、テレビ体操などを室内で１日15分程度おこなうといい。

日常生活に注意さえすれば、花粉症は１か月程度で治る。

アレルギー疾患の起こるしくみ

運動不足や過食などで、副交感神経優位の体内環境になると、リンパ球が増加する。外から異物が入ると排除しようとするリンパ球の働きが過剰になり、通常なら反応しないような花粉やダニなどを攻撃する。その結果、くしゃみや鼻水などの症状が現れる。

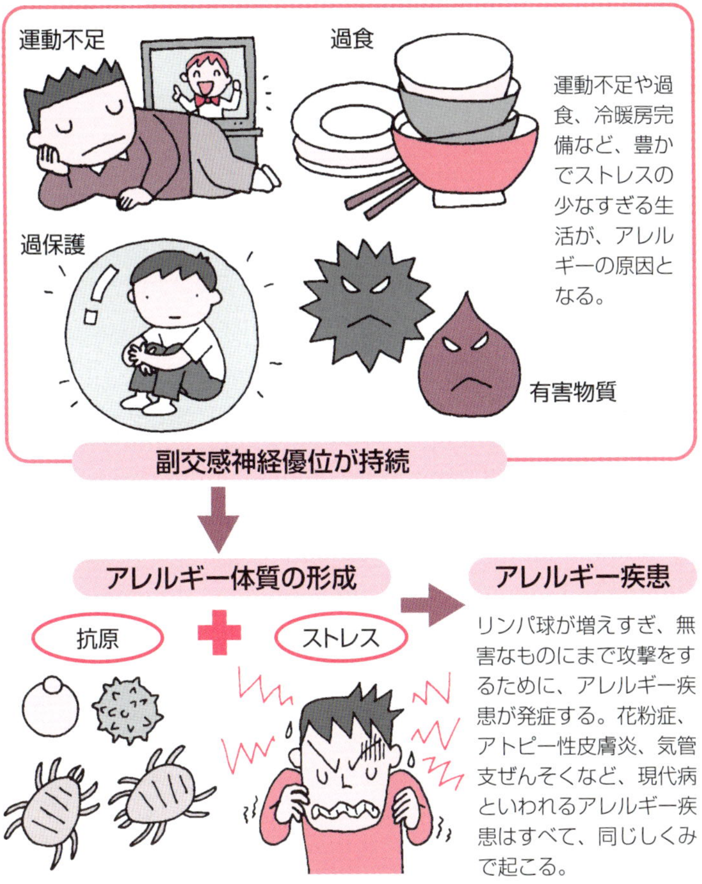
運動不足
過食
運動不足や過食、冷暖房完備など、豊かでストレスの少なすぎる生活が、アレルギーの原因となる。
過保護
有害物質
副交感神経優位が持続
アレルギー体質の形成
抗原
ストレス
アレルギー疾患
リンパ球が増えすぎ、無害なものにまで攻撃をするために、アレルギー疾患が発症する。花粉症、アトピー性皮膚炎、気管支ぜんそくなど、現代病といわれるアレルギー疾患はすべて、同じしくみで起こる。

アレルギー疾患②アトピー性皮膚炎

温めて血行をよくすれば ごわごわの皮膚は改善できる

アトピー性皮膚炎はステロイド剤を使用すると悪化する。時間はかかるが生活改善で直すのがいちばん。

●アトピーの炎症は悪いものを排出しようとする生体反応

子どもの柔肌が真っ赤に腫《は》れ、かゆがって泣き叫ぶ姿は、じつにかわいそうなものだ。だからステロイド剤を塗って、少しでも炎症を治めてあげようとする親の気持ちはよくわかる。しかしステロイド剤の使用を続けていると、症状はさらに悪化する。

炎症やかゆみなどの症状は、免疫システムが、からだによくないものを外に排出しようとするために起こる。ダニや食べ物などの抗原《こうげん》に対して、抗体《こうたい》によって攻撃する過程で、プロスタグランジンやヒスタミンなどの物質が体内で発生する。これらの物質がかゆみや発熱、発疹《ほっしん》などの不快症状をもたらすのだが、目的は、血流をよくして異物を速く排出することだ。したがって、つらいとはいえ、症状が現れるということは、治癒《ちゆ》しようとする自然の生体反応なのである。それを薬で抑えてしまうと、治るものも治らなくなる。

またステロイド剤は、体温を下げたり、変質して皮膚《ひふ》に沈着して新たな刺激物質となるため、炎症はさらに悪化していくのである。

●蒸しタオルやマッサージで血行を改善

ステロイド剤は、炎症のひどいときに一時的に使用するにとどめ、もともとの原因である体質の改善につとめることが大切だ。副交感神経《ふくこうかんしんけい》優位のリラックスしすぎがアレルギー体質をつくるので、過保護や運動不足、過食などの生活を改めていく。

ステロイド剤を長期間使用してきた場合は、からだが冷えきっているし、ごわごわになった皮膚は血行が悪くなっている。そこで、体全体や患部を温めることが肝要だ。ゆっくり入浴するほか、患部に蒸しタオルを当てて温めたり、マッサージをおこなって血行を促《うなが》すのもよい方法である。

難治化するアレルギー疾患

アレルギー疾患はかつて、子ども時代に発症し、成長すると自然治癒することが多かった。しかし現代は、おとなになっても治らなかったり、おとなになってから発症する例が増えている。副交感神経優位に傾きやすい現代生活や、薬の使用が原因と考えられる。

▼従来のアレルギー疾患

子ども時代はリンパ球優位だが、成長にしたがって顆粒球優位に移行するため、アレルギー疾患は自然治癒していく。

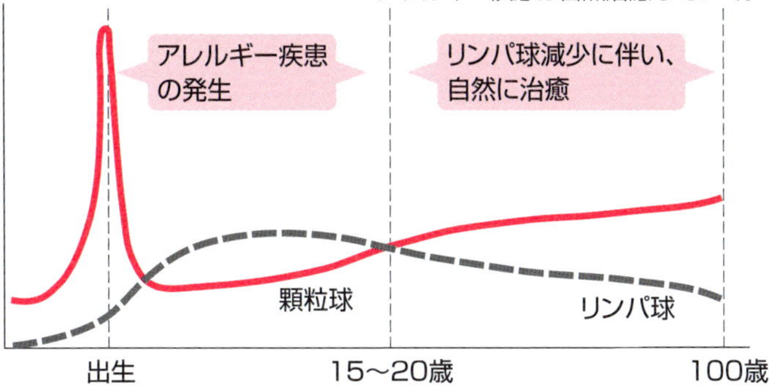

アレルギー疾患
の発生
リンパ球減少に伴い、
自然に治癒
顆粒球
リンパ球
出生
15～20歳
100歳

▼現代のアレルギー疾患

薬の長期使用で顆粒球が増加し、難治化する。

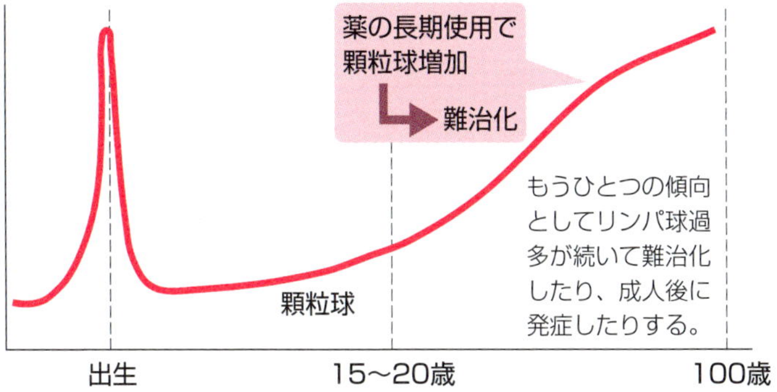

薬の長期使用で
顆粒球増加
難治化
顆粒球
もうひとつの傾向
としてリンパ球過
多が続いて難治化
したり、成人後に
発症したりする。
出生
15～20歳
100歳

慢性関節リウマチ

「免疫過剰の病気」という認識ではいつまでたってもよくならない

慢性関節リウマチの大きな原因はストレス。
薬の使用を抑え、ストレスから離脱することが大切。

●ストレスのあとに発症することが多い免疫抑制の病気

全身の関節に炎症が起きて変形する「慢性関節《まんせいかんせつ》リウマチ」は、自分の組織に対して免疫が反応してしまう「自己免疫疾患《じこめんえきしっかん》」のひとつだ。

自己免疫は一般には、アレルギーと同様に、リンパ球が過剰反応することが原因だといわれている。そうであれば、血液中のリンパ球が過剰に多いはずなのだが、実際にはリンパ球が著しく減少していることが知られている。また患者の多くは、強いストレスがあったあとに発症している。

このことから、慢性関節リウマチは、外敵の侵入を阻止する力が低下した「免疫抑制《めんえきよくせい》」によって起こると考えられる。強いストレスがかかると、顆粒球が増えて、活性酸素で組織が破壊される。一方、外敵担当の進化したリンパ球が減って免疫抑制が起きる反面、自分の異常な組織に対応するリンパ球が働いて攻撃するために炎症が起きる。攻撃といっても、壊れた組織を外に排除しようとする、治癒《ちゆ》過程での当然の反応だ。

●ステロイド剤の使用はごく短期間にとどめる

慢性関節リウマチの治療では、炎症を抑えるためにステロイド剤が使用されるのがふつうだ。しかし関節の炎症は、壊れた組織を修復するさいの反応なので、無理やり押さえこんではかえってよくない。加えて、ステロイド剤は交感神経《こうかんしんけい》を刺激して、からだを冷やしてしまう。血行がよくないと、破壊された組織の修復もうまく進まない。

慢性関節リウマチをほんとうに治したければ、ステロイド剤は炎症がひどいときだけにとどめる。消炎鎮痛剤《しょうえんちんつうざい》も交感神経を刺激するので、こちらも避ける。そして、からだを温めて、副交感神経《ふくこうかんしんけい》を刺激するようにする。真の原因であるストレスからの離脱が重要であることは、いうまでもない。

慢性関節リウマチの起こるしくみ

慢性関節リウマチの原因は、これまでいわれてきたような、免疫の過剰反応とは違う。きっかけは、ストレスや感染症である。現在では、これらによって〝免疫抑制〟が起きることが原因であると、解明されてきている。

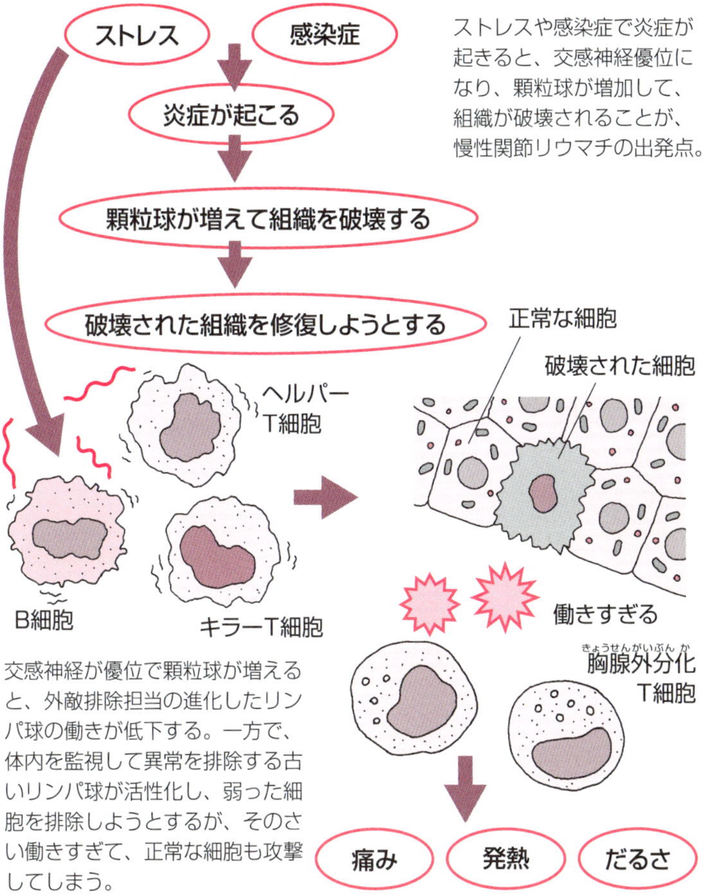
ストレス
感染症
炎症が起こる
顆粒球が増えて組織を破壊する
破壊された組織を修復しようとする
ヘルパー
T細胞
B細胞
キラーT細胞
正常な細胞
破壊された細胞
働きすぎる
胸腺外分化《きょうせんがいぶんか》
T細胞
痛み
発熱
だるさ

ストレスや感染症で炎症が起きると、交感神経優位になり、顆粒球が増加して、組織が破壊されることが、慢性関節リウマチの出発点。

交感神経が優位で顆粒球が増えると、外敵排除担当の進化したリンパ球の働きが低下する。一方で、体内を監視して異常を排除する古いリンパ球が活性化し、弱った細胞を排除しようとするが、そのさい働きすぎて、正常な細胞も攻撃してしまう。

パーキンソン病

脳の神経細胞が変性する病気。ストレスによる血行障害が原因

完治はむずかしい病気といわれるパーキンソン病。自律神経のバランスを戻せば、治癒が望める。

●ふるえは血流を回復しようとする防衛反応

パーキンソン病は、からだが小刻みにふるえて（振戦《しんせん》症状）、歩行などの日常生活が不自由になる病気だ。振戦のほか、筋肉が硬くなってこわばったり、動作が緩慢《かんまん》になるなどの症状が現れる。

このような症状が起こるのは、脳にある黒質《こくしつ》という運動にかかわる部位の神経細胞が脱落したり、変性するからである。パーキンソン病の患者には、ドーパミンという神経伝達物質が不足しているため、現在の治療法としてはドーパミンを補充する方法が中心になっている。しかし治療で進行を遅らせることができても、いずれは進行していく。今のところ、確実な治療法はないのである。

治療法が見つからないのは、神経細胞の脱落や変質の原因がわからないからだ。しかし自律神経・免疫系の観点から見ると、原因が見えてくる。パーキンソン病の患者は、顆粒球が増加してリンパ球が減っている。つまり交感《こうかん》神経《しんけい》優位の、きわめて緊張した状態なのである。その結果、脳への血流が悪くなることが、神経細胞の異常につながっている。振戦症状が起こるのも、小刻みにふるえることで、脳への血流を改善していると考えられる。

●頭部の血行を改善すれば薬はいらない

パーキンソン病を治すには、右ページで紹介する頭のマッサージをおこない、脳への血流を回復させることをおすすめする。

そのほか、ゆったりした入浴などで全身を温めたり、散歩などの適度な運動をおこなったり、規則正しい生活を送るなどで、自律神経のバランスを戻すことが大切だ。また、精神的なストレスから離脱することも重要だ。このような生活上の注意をおこなっていけば、やがて薬は必要なくなる。

頭部の血行をよくするマッサージ法

パーキンソン病の患者は、頭部への血流が悪いことがわかっている。とくに後頭部に、多くのうっ血がみられる。このうっ血を改善して、脳への血流をよくすると、体温が上がり、顔色がよくなる。

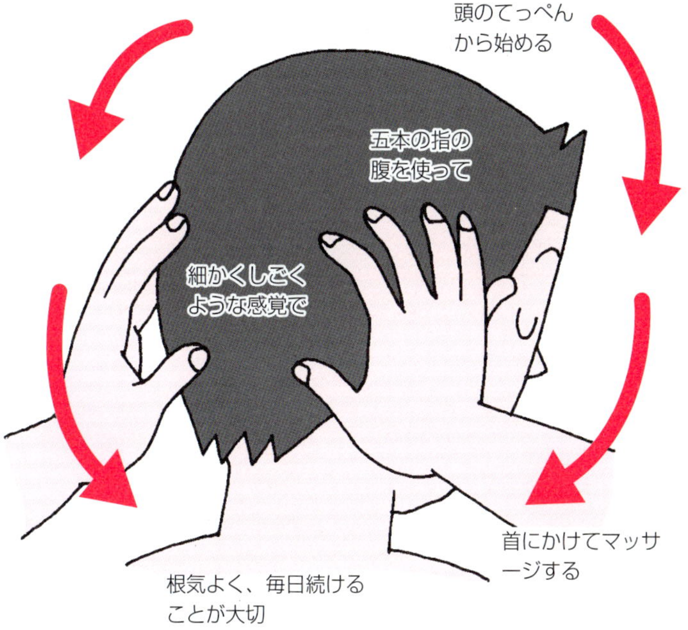
頭のてっぺん
から始める
五本の指の
腹を使って
細かくしごく
ような感覚で
首にかけてマッサ
ージする
根気よく、毎日続ける
ことが大切

①熊手のように、手の指を立てて広げる。指の腹で頭頂から首まで、頭皮を上下に細かくこすりながら動かす。頭皮を流れる血液を、しごいて動かすような感覚でマッサージする。

②後頭部を頭頂から首までのマッサージを、４～５回繰り返す。側頭部を頭頂から首までも、同様に４～５回マッサージする。

以上を、１日２～３回、毎日おこなう。

潰瘍性大腸炎・クローン病

ストレスによって増えた顆粒球が腸の粘膜を破壊する

激しい下痢をくり返す苦しい腸の病気。
治りにくいのは薬で炎症を止めているため。

●ステロイド剤や鎮痛剤が難治化の原因

なかなか治らない腸の病気に、「潰瘍性大腸炎《かいようせいだいちょうえん》」と「クローン病」がある。潰瘍性大腸炎は、大腸に炎症が起き、粘膜《ねんまく》がただれたり、えぐれたり(潰瘍《かいよう》)して、ひどい下痢や腹痛などの症状に悩まされる病気だ。クローン病は、小腸を中心として、食道から肛門までの消化器官のあちこちに炎症が起き、粘膜にただれや潰瘍ができる。こちらも、ひどい下痢や腹痛、発熱などの症状が現れて、人々を苦しめる。

原因不明のやっかいな病気としてどちらも難病に指定されているが、自律神経・免疫系の見方からすると、現代医療では治りにくい理由がわかってくる。どちらの病気も、ストレスによって交感神経《こうかんしんけい》優位の体調になり、顆粒球が増えていることが原因だ。顆粒球の放出する活性酸素が、腸の粘膜を破壊するために、さまざまな症状が現れるのだ。

それなのに現代医療では、ステロイド剤や消炎鎮痛剤《しょうえんちんつうざい》を処方して、ひとまず炎症を治めようとする。どちらの薬も、交感神経を刺激してしまうから、使用すればするほど、炎症がひどくなってしまう。薬を使用すれば、悪循環がさいげんなく繰り返されるのだから、治りにくいのも当然なのだ。

●爪もみ療法をしながら薬を減らしていく

原因は自律神経のバランスが崩れていることなので、交感神経の緊張を解き、副交感神経《ふくこうかんしんけい》を優位にしていくことが、腸の不調を改善する近道だ。

自律神経のバランスを戻す方法として有効なのが、爪の生えぎわを指でもむ、爪もみ療法（189ページ参照）だ。そのほか、ゆっくりした入浴や腹式呼吸などをおこない、体内のバランスをとり戻していく。そのなかで、少しずつ薬を減らしていけば、これらの病気はかならず治る。

増え続ける潰瘍性大腸炎

潰瘍性大腸炎はかつて、日本人には少ない病気だった。しかし近年、ひじょうな勢いで増え続け、欧米の発症率に迫りつつある。背景には生活の欧米化があるともいわれるが、現代のストレス社会の影響もおおいに考えられる。

▼患者数の推移

（「潰瘍性大腸炎医療受給者証交付件数の推移」難病情報センター）

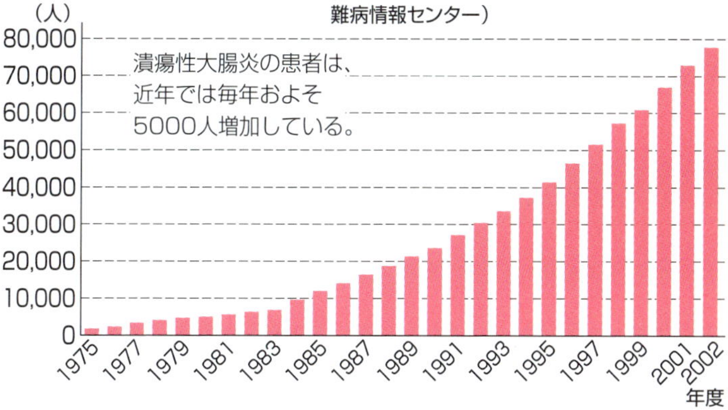
（人）
80,000
70,000
60,000
50,000
40,000
30,000
20,000
10,000
0
潰瘍性大腸炎の患者は、近年では毎年およそ5000人増加している。
1975
1977
1979
1981
1983
1985
1987
1989
1991
1993
1995
1997
1999
2001
2002
年度

▼タイプと症状

直腸から炎症が始まり、そのまま大腸へと広がっていくことが多い。炎症範囲が広いほど重症で、症状も重い。

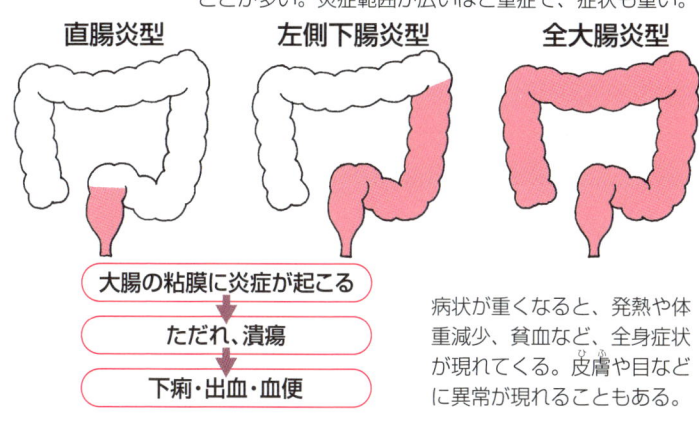

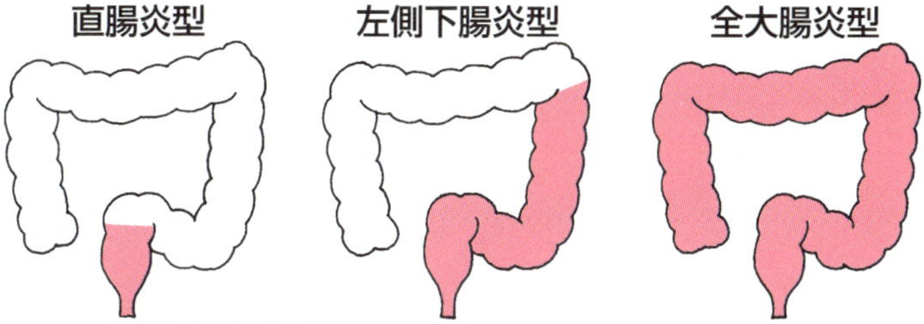
直腸炎型
左側下腸炎型
全大腸炎型

大腸の粘膜に炎症が起こる

↓

ただれ、潰瘍

↓

下痢・出血・血便

病状が重くなると、発熱や体重減少、貧血など、全身症状が現れてくる。皮《ひ》膚《ふ》や目などに異常が現れることもある。

エイズ

HIVウイルスが免疫システムをダウンさせる

免疫力が極度に低下して発症するエイズ。体温を上げることで免疫力が回復する可能性も。

●免疫を担当する細胞をのっとるＨＩＶ

エイズ（後天性免疫不全症候群《こうてんせいめんえきふぜんしょうこうぐん》）は、ＨＩＶウイルスに感染することで起こる。このウイルスはひじょうに高度な戦略で、人のからだに感染する。血液などを介して人のからだに侵入すると、免疫細胞自体にもぐりこんでしまうのだ。具体的には、ヘルパーＴ細胞に寄生して、この細胞の遺伝子に自分の遺伝子を組みこんでしまう。そして、ヘルパーＴ細胞内で増殖する。その後、細胞の外にでて、他のヘルパーＴ細胞をまたのっとるのである。

ヘルパーＴ細胞には、外敵が侵入したとき、攻撃担当のＴ細胞やＢ細胞に攻撃に関する指令を伝える役目がある。しかし寄生された細胞は、本来の役目を果たすことができないため、統一した免疫システムが崩れてしまい、弱い外敵にも負けて、最終的には死に至るのである。

●体温を上げると免疫システムが作動する

ウイルスに侵《おか》された異常な細胞なら、免疫システムで排除できそうに思うが、寄生されたヘルパーＴ細胞の外側は、通常の細胞と変わらないので、Ｔ細胞やＢ細胞などには敵だとわからない。だから攻撃もされず、ＨＩＶはぬくぬくと寄生し続けるのである。

今のところエイズウイルスを退治する治療法はないが、免疫力を上げることで、進行をくい止めることは可能だろう。方法は、体温を上げることだ。

体温が上がると、ＨＩＶウイルスも活発化し、ヘルパーＴ細胞内で自分の遺伝子の合成をさかんにおこなうようになる。するとそのエネルギーにより、敵であるという旗印のたんぱく質が、ヘルパーＴ細胞の表面に現れてくる。旗印さえでてくれば、外敵を攻撃する免疫システムが作動し、ＨＩＶウイルスに寄生された細胞は排除されることになる。

HIV感染後の経過

ＨＩＶウイルスは、血液や体液などを介して人から人に移る。感染してもすぐに発症するわけではなく、長い潜伏期間の後、なにかのきっかけで急激に増殖し、免疫システムをダウンさせて発症する。

HIV感染 → エイズ発症

急性期	無症候性キャリア期	エイズ期
2〜6週 ●下痢 ●発熱 など	8〜10年	●カポラ肉腫《にくしゅ》 ●カリニ肉腫 ●悪性リンパ腫 など
感染しても自覚症状のないことが多いが、インフルエンザに似た症状が現れることもある。	期間は人によって異なるが、とくに症状のない時期が長く続く。しかし体内では、免疫とウイルスの戦いがおこなわれており、少しずつ免疫力が低下している。症状はないが、人に感染させる危険性がある。	免疫力が極度に低下すると、通常なら問題ない細菌やウイルスに免疫が負けて、発病する。

▼エイズ死亡者数（日本）

（厚生労働省エイズ動向委員会『平成14年エイズ発生動向年報』）

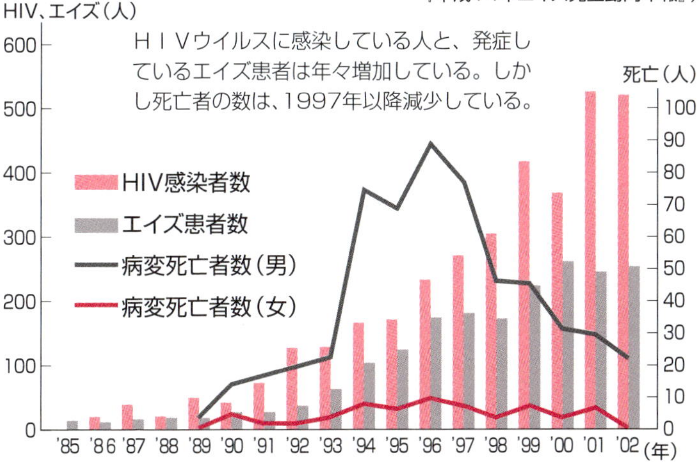
HIV、エイズ（人）
600
500
400
300
200
100
0
ＨＩＶウイルスに感染している人と、発症しているエイズ患者は年々増加している。しかし死亡者の数は、1997年以降減少している。
死亡（人）
100
90
80
70
60
50
40
30
20
10
0
HIV感染者数
エイズ患者数
病変死亡者数（男）
病変死亡者数（女）
'85 '86 '87 '88 '89 '90 '91 '92 '93 '94 '95 '96 '97 '98 '99 '00 '01 '02（年）

生活習慣病①高血圧

高血圧の大半を占める「本態性高血圧」の真の原因はストレス

血圧を上げているのは、自律神経のうち交感神経。ストレスがかかれば交感神経優位になって血圧は上がる。

●降圧薬《こうあつやく》治療よりもストレスを減らすことが重要

自律神経は目に見えないし、その働きは無意識下なので、実感として存在を知ることはむずかしい。それでも、自律神経の働きをじかに感じることができるものがある。それが血圧だ。

怒ったり、なにかの発表の場などで緊張したときに、血圧を測ってみるといい。いつもよりかなり上がっているはずだ。交感神経《こうかんしんけい》が刺激されて、心臓の鼓動が高まり、血管が収縮する。血圧は、血管壁にかかる圧力なので、血流量が増え、血管が縮まって狭くなれば血圧は上がる。

とくに原因のない高血圧を〝本態性高血圧《ほんたいせいこうけつあつ》〟といっているが、実際にはストレスなどによる交感神経優位が原因であることが多い。１種類の降圧薬だけでは効かないことが多いのも、そのためである。薬を使うより、ストレスを減らしたほうが効果はずっと高いのだ。

●働きすぎ、悩みすぎ、薬ののみすぎが３大ストレス

交感神経を刺激して血圧を上げてしまうストレスのひとつは、働きすぎだ。あまりに忙しくて眠る時間は少なく、食事は不規則、いつも走り回っているような状態では、血圧が下がる暇もない。

２番目は、悩みだ。仕事のことや家庭のことなどで悩み、いつもうつうつとした気分でいると、交感神経優位の体調になってしまう。

そして、薬ののみすぎも、大きなストレスになる。とくに消炎鎮痛剤《しょうえんちんつうざい》や睡眠薬などが緊張をまねくので、できれば服用を避けたい。降圧薬も、問題がある。効果がでて血圧が下がると、末梢《まっしょう》血管の血流が悪くなる。脳の血流も悪化して、脳梗塞《こうそく》や痴呆《ちほう》をまねく危険がでてくる。血圧を上げているおおもとのストレスを軽減することが、なにより大切なのだ。

自律神経による血圧の調整

血圧は、活動や休息といったからだの状態、または心の変化などに応じてつねに変動している。それを調整しているのは自律神経だ。血圧を上げるのは交感神経、血圧を下げるのは副交感神経《ふくこうかんしんけい》の役割である。

▼交感神経が優位のとき

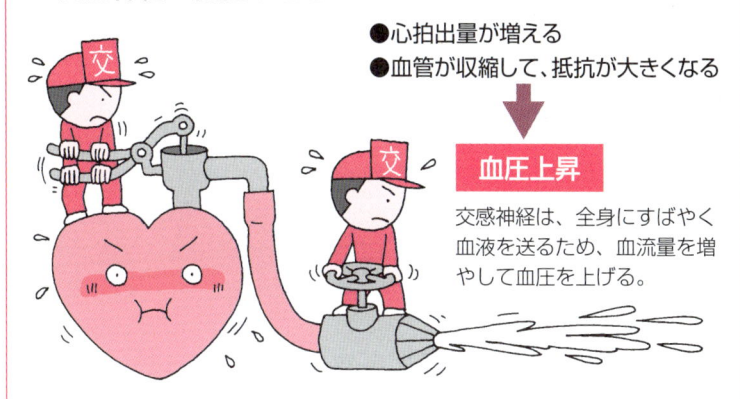

- 心拍出量が増える
- 血管が収縮して、抵抗が大きくなる

血圧上昇

交感神経は、全身にすばやく血液を送るため、血流量を増やして血圧を上げる。

▼副交感神経が優位のとき

- 心拍出量が減る
- 血管が拡張して、抵抗が小さくなる

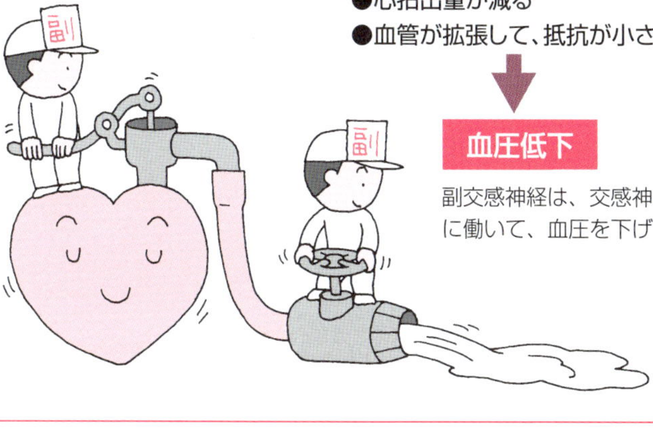

血圧低下

副交感神経は、交感神経と逆に働いて、血圧を下げる。

生活習慣病②糖尿病

心身のストレスをとり除くことがいちばんの治療法

**日本人の糖尿病は、過食が原因することは少ない。
ストレスがかかる厳しい食事制限はかえってよくない。**

●交感神経《こうかんしんけい》の緊張が続くとインスリン分泌《ぶんぴつ》が低下する

糖尿病は、血液中のブドウ糖の量（血糖値）が、通常より高い状態のことだ。原因は、血中のブドウ糖を利用するときに必要なインスリンの働きが悪かったり、ひどい場合はインスリンが分泌されなくなることである。

食事をすると膵臓《すいぞう》からインスリンが分泌されるが、これを調整しているのが自律神経だ。食事をして食べ物を消化吸収するという活動は、副交感神経《ふくこうかんしんけい》の役割である。したがって、インスリンの分泌は副交感神経に支配されているのだが、ストレスなどによって交感神経優位の体調に傾いていると、インスリンの分泌が悪くなってしまう。

しかも交感神経が優位だと、筋肉にたくさんのエネルギーを送り込もうと、血液中にブドウ糖が増えてくる。ブドウ糖が増えて、それを処理するインスリンが減るのだから、血糖値は上がるばかりだ。

●厳しい食事制限は治癒《ちゆ》を遅らせる

糖尿病の治療の基本は、厳しい食事制限が一般的である。当たり前のようにおこなわれている食事制限だが、ほんとうに治癒につながるのかは疑問である。なぜなら、原因の多くはストレスなのに、食事制限をすることで、かえってストレスが増大してしまうからだ。

ふだん食べすぎで肥満している人は、食事制限する必要もあるだろう。しかし、日本人の患者の多くは、欧米人と比べれば過食というほどではない。満足できる食事をして、副交感神経を働かせたほうが、よほど効果的だ。

インスリンの分泌を促《うなが》す薬の使用も、できれば避けたい。薬を用いて無理やりインスリン分泌を促すと、膵臓が疲弊《ひへい》してしまうからだ。薬をやめて、膵臓をゆっくり休ませるほうが得策だろう。

インスリンによる糖の処理

食事をすると、エネルギー源であるブドウ糖が血液中に入って全身に送られるため、食後は血糖値が上がる。しかし、インスリンが分泌されて処理するため、時間の経過とともに血糖値は下がる。食事ごとに、このような血糖値の変動が起きている。

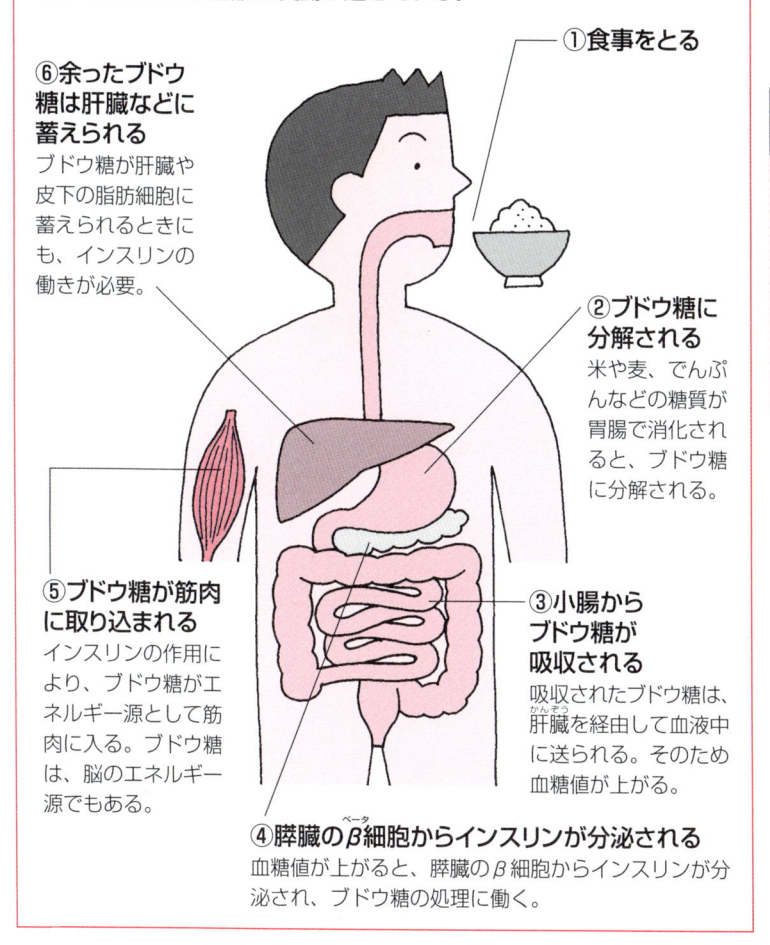

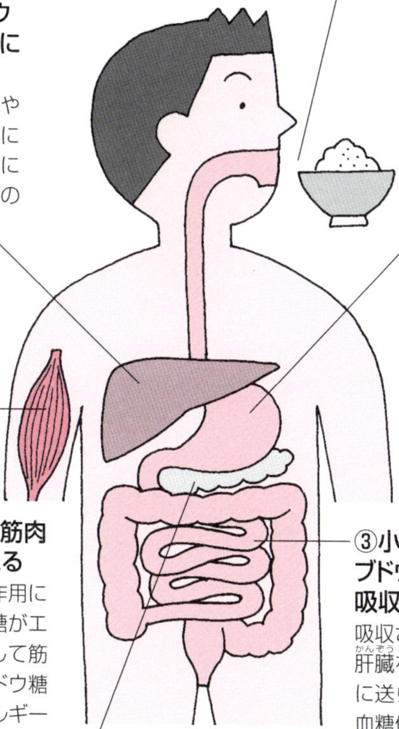

①食事をとる

②ブドウ糖に分解される

米や麦、でんぷんなどの糖質が胃腸で消化されると、ブドウ糖に分解される。

③小腸からブドウ糖が吸収される

吸収されたブドウ糖は、肝臓《かんぞう》を経由して血液中に送られる。そのため血糖値が上がる。

④膵臓のβ《ベータ》細胞からインスリンが分泌される

血糖値が上がると、膵臓のβ細胞からインスリンが分泌され、ブドウ糖の処理に働く。

⑤ブドウ糖が筋肉に取り込まれる

インスリンの作用により、ブドウ糖がエネルギー源として筋肉に入る。ブドウ糖は、脳のエネルギー源でもある。

⑥余ったブドウ糖は肝臓などに蓄えられる

ブドウ糖が肝臓や皮下の脂肪細胞に蓄えられるときにも、インスリンの働きが必要。

過敏性腸症候群

ストレスから便秘や下痢を慢性的に繰り返す

電車内などで腹痛と便意に悩まされる過敏性腸症候群。ストレスによる当然の反応を気にしすぎることが原因。

●緊張するとトイレに行きたくなる

電車に乗っているときなどに、急におなかが痛くなってトイレに行きたくなり、我慢できずに途中で下車してしまう。そのようなことが何回も繰り返され、だんだん電車に乗るのが怖くなってしまう……。

過敏性《かびんせい》腸症《ちょうしょう》候群《こうぐん》は、内科でいくら調べても異常が見つからないのに、下痢を繰り返す病気だ。人によっては便秘症状であったり、下痢と便秘を交互に繰り返すこともある。

原因は、ストレス以外のなにものでもない。ストレスによって緊張状態になると、その反射として下痢が起こる。これは、からだにとっていやなものを排出しようとする〝いやなもの反射〟のひとつである。ストレス状態がある程度続くと、今度は副交感神経《ふくこうかんしんけい》が反射的に働いて、下痢が起こる。そして、ストレスで下がっていた体温が上がるのだ。

●症状をむやみにおそれないことが大切

〝いやなもの反射〟で下痢をするといっても、通常は一過性のものだ。ところが過敏性腸症候群では、何度も同じことを繰り返してしまう。一度経験すると、「また起こるのではないか」「下痢をすると困る」などと不安になる。この不安感がストレスになってトイレに行きたくなるという、悪循環を起こしてしまうからだ。

電車や学校、会社などで下痢症状が起こるのは、ひじょうに困るのはたしかだ。しかし、いやなものを排出しようとしている自然の反応なのに、下痢止めの薬を使用して無理やり抑えてしまうのはかえってよくない。また、症状をおそれてばかりいると、かえって症状が悪化することを、よく理解しておくことが大切である。

副交感神経がつかさどる〝いやなもの反射〟

腐ったものを口にしたとき、反射的に吐き出す。それと同じように、ストレス源となるいやなものを外に排出しようとする、体内のしくみがある。副交感神経は、その排泄《はいせつ》能力を高めるよう働いている。

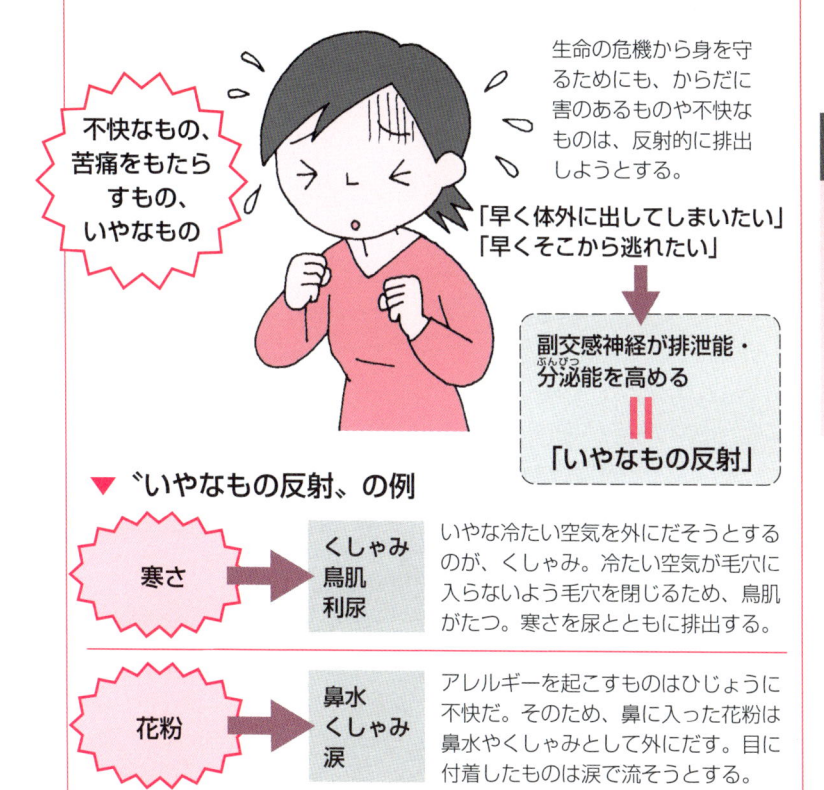

不快なもの、苦痛をもたらすもの、いやなもの

生命の危機から身を守るためにも、からだに害のあるものや不快なものは、反射的に排出しようとする。

「早く体外に出してしまいたい」
「早くそこから逃れたい」

↓

副交感神経が排泄能・分泌《ぶんぴつ》能を高める

＝

「いやなもの反射」

▼〝いやなもの反射〟の例

寒さ →	くしゃみ 鳥肌 利尿	いやな冷たい空気を外にだそうとするのが、くしゃみ。冷たい空気が毛穴に入らないよう毛穴を閉じるため、鳥肌がたつ。寒さを尿とともに排出する。
花粉 →	鼻水 くしゃみ 涙	アレルギーを起こすものはひじょうに不快だ。そのため、鼻に入った花粉は鼻水やくしゃみとして外にだす。目に付着したものは涙で流そうとする。
精神的にいやなこと →	嘔吐《おうと》感	いやな気持ちになる出来事があると、胃のむかつきや吐き気を催《もよお》す。心に溜《た》まったストレスを排出するための反応が、食道や胃などで起こるため。

月経困難症・子宮筋腫

血流障害がひどくなると細胞の〝こぶ〟ができる

女性の敵は冷え。交感神経の緊張で血流が悪くなり、生殖器にさまざまな障害が現れてくる。

●婦人科系の病気の人はからだが冷えている

女性は一般にからだが冷えやすいが、冷えが続いているとかならずや、子宮などの生殖器に悪い影響がでてくる。

たとえば、寝こんでしまうほど月経痛がひどい「月経困難症《げっけいこんなんしょう》」の人は、例外なく、交感神経《こうかんしんけい》が緊張してからだが冷え、血流障害が起きている。すると血流を確保しようとして、副交感神経《ふくこうかんしんけい》の反射を促《うなが》し、痛み物質であるプロスタグランジンが分泌《ぶんぴつ》されるので、激しい痛みが生じる。

血流を増やす力がなくなるほど冷えると、今度は「子宮筋腫《しきゅうきんしゅ》」を発症するおそれがでてくる。子宮筋腫は、子宮壁や子宮の内側などに生じる良性の〝こぶ〟だ。冷えて血流が悪くなると、子宮の細胞はどんどん障害されてしまう。ところが細胞同士をつなぐ〝線維《せんい》芽細胞《がさいぼう》〟は、血流障害に強いという特徴がある。そのため、冷えから子宮を守ろうと、線維芽細胞が増殖していく。それによってできたのが、〝こぶ〟なのである。

●からだをつねに温めて、血流を増やす

月経困難症と子宮筋腫に共通するたいへん大きな要因は冷えなので、ともかくからだを温めることが第一の治療法だ。温まって血流がよくなれば、必要なくなった線維芽細胞は吸収されて、もともとの細胞と入れ替わり、筋腫は小さくなっていく。

実際、手術が必要といわれていても、ゆったりした入浴や爪もみ療法などで、副交感神経を刺激して体温を上げることで、筋腫が縮小した例がたくさんある。筋腫が小さくなれば、手術を回避できる。若い世代の人は、今後の妊娠・出産への不安はなくなるはずだ。予防として、若いころからからだを冷やさないよう注意しておくことも、ひじょうに大切である。

子宮筋腫の種類と症状

症状のない小さなものまで含めると、女性の半数近くが筋腫をもっているといわれる。線維芽細胞が増殖した〝こぶ〟は、子宮の壁や子宮の内側など、さまざまな部位にでき、できる場所によって症状が多少異なる。

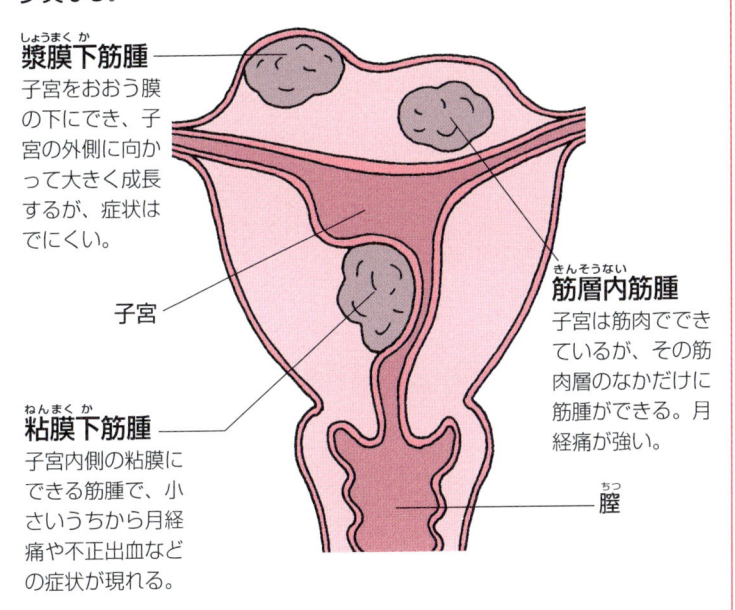

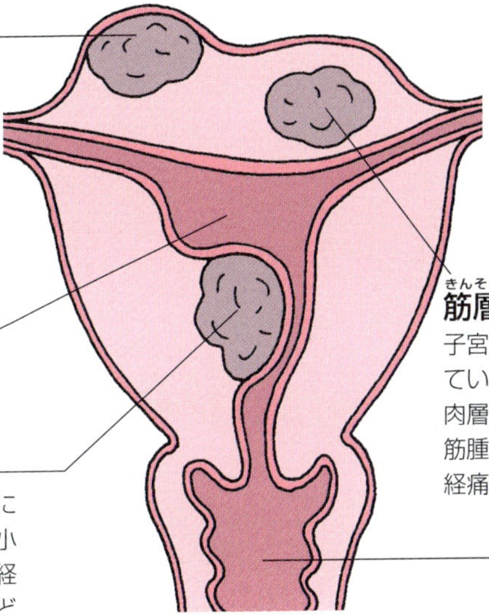

漿膜《しょうまく》下《か》筋腫
子宮をおおう膜の下にでき、子宮の外側に向かって大きく成長するが、症状はでにくい。

筋層内《きんそうない》筋腫
子宮は筋肉でできているが、その筋肉層のなかだけに筋腫ができる。月経痛が強い。

粘膜《ねんまく》下《か》筋腫
子宮内側の粘膜にできる筋腫で、小さいうちから月経痛や不正出血などの症状が現れる。

こんな症状が現れてくる

月経の出血量増加
子宮内膜の表面積が大きくなるため、月経血の量が増え、下腹部痛も強くなる。

貧血・動悸・息切れ
月経時の出血量が多いため、貧血を起こす。交感神経の緊張で動悸《どうき》や息切れが現れる。

下腹部のしこり
筋腫が大きくなると、おなかの外側からもしこりを感じる。大きなこぶが膀胱《ぼうこう》を圧迫して頻尿《ひんにょう》も現れる。

コラム

不眠の原因はストレスだけではない

●ストレスが原因の不眠は、アロマテラピーや音楽療法が有効

なかなか眠れない、途中で目が覚めてしまう、早朝に目覚めてしまうなどの不眠に悩む人はけっこう多いもの。

不眠の原因のひとつは、いうまでもなくストレスだ。不安に思っていることや心配事があると、それがストレスになって交感神経《こうかんしんけい》を強く刺激する。通常なら、夜になれば副交感神経《ふくこうかんしんけい》が働いて、心身がリラックスして睡眠に入る。しかし交感神経の興奮が続いていると、心身の緊張がとけず、眠れなくなってしまう。

ストレスが原因となる不眠の場合には、手足の冷えや便秘、血圧の上昇、腰痛など、交感神経優位によって生じる、他の症状も現れるものだ。このようなタイプの不眠では、抗不安薬などの薬の使用はかえってマイナスだ。薬によって交感神経がさらに興奮してしまうからである。

不眠の解消には、副交感神経を刺激する方法で睡眠を呼び起こすといい。とくにアロマテラピーや音楽療法、絵画鑑賞など、嗅覚《きゅうかく》や聴覚などの五感を刺激する方法が有効だ。

●副交感神経優位が原因の不眠もある

ストレスだけが、不眠の原因ではない。日中の活動が少なく、運動不足で副交感神経に傾きすぎていることが要因の不眠もある。日ごろの運動が足りないと、筋肉での熱の産生が少なくなり、体温が下がってしまう。そのため、疲れやすくなったり、気力の低下などの症状が見られる。

このタイプの不眠では、日中の活動を増やすことが最大の解決法だ。散歩程度でもいいので、心地よい疲労を感じるくらい、活発にからだを動かそう。そうすれば、夜は疲れて、よく眠ることができる。

同じ不眠でも、それぞれの原因によって解消法が違うので、自分はどのタイプか、よく見きわめることが大事だ。

第6章

間違いだらけの現代医療

痛みや発熱などの不快な症状は、免疫システムがきちんと働いているサイン。現代医療に頼りきって、これらの症状を無理に抑えようとするのはかえってよくない。

キーワード

- プロスタグランジン
- 自然治癒《ちゆ》
- リバウンド
- 自律神経免疫療法《じりつしんけいめんえきりょうほう》
- 溶血性連鎖球菌《ようけつせいれんさきゅうきん》
- 漢方薬
- 東洋医学
- 西洋医学

がんの治療

がんの3大治療は からだを弱らせ命を縮める

**現代医学でのがん治療法は進歩している。
それでもほんとうの意味での治癒は望めない。**

●がんを治すために、命を落としかねない

がん治療の柱は3つある。手術療法、化学療法（抗がん剤療法）、放射線療法だ。がんが発見されると、現代医学では、この3つのうちのどれかがおこなわれる。しかしがんの成り立ちを考えると、どの治療法も理にかなったものではけっしてない。

がんは、ストレスなどによって交感神経《こうかんしんけい》が緊張した状態が続くために生じる（114ページ参照）。しかし3大治療法はどれも、がんより強い力で押さえこんで治そうとするものなので、からだに大きなダメージを与え、緊張した交感神経をさらに緊張させてしまう。もっとも一般的な手術にしても、からだの一部を切り裂くのだから、受けるダメージははかりしれない。私たちのからだには、がんを治そうとする免疫の強い力があるのに、治療によってかえってその力を弱めてしまうことになる。

3大治療によって、たとえそのときは治っても、もともとの原因であるストレスなどに目を向けないかぎり、いずれ再発して、命を落しかねない。

● 3大治療が必要なケースもある

できれば3大治療は受けず、副交感神経《ふくこうかんしんけい》優位の体調にととのえることで、自然治癒《ちゆ》させるのがいちばんだ。ただ、すべてを否定するわけではなく、受けたほうがよい場合もある。とくに手術療法は、必要な場合がかなりある。

たとえば、がんが大きくなりすぎて他の臓器を圧迫していたり、成長したがんが食べ物の通過を妨げているときなどは、手術でがんを切除して、正常な状況に戻したほうがいい。

抗がん剤や放射線は、できるだけ避けたいが、強烈な痛みがある場合は、痛み止めのために数回おこなうことは、意味があるだろう。

がんの3大治療と免疫力

がんの治療としてごく一般的におこなわれているのが、手術療法、化学療法、放射線療法。がんをたたく一定の効果はあるが、反面で免疫力を低下させるデメリットがある。そのため、根本的な治療法にはなり得ない。

手術療法

手術でがん組織を切除する。切って生体組織を破壊するので、たいへん大きな肉体的ストレスがかかる。

化学療法

抗がん剤を投与して、がん細胞を殺す方法。健康な細胞も殺してしまうため、多様な副作用がでる。

放射線療法

放射線をあてて、がん細胞を殺す方法。周囲の健康な細胞も死ぬため、やはり副作用が大きい。

↓

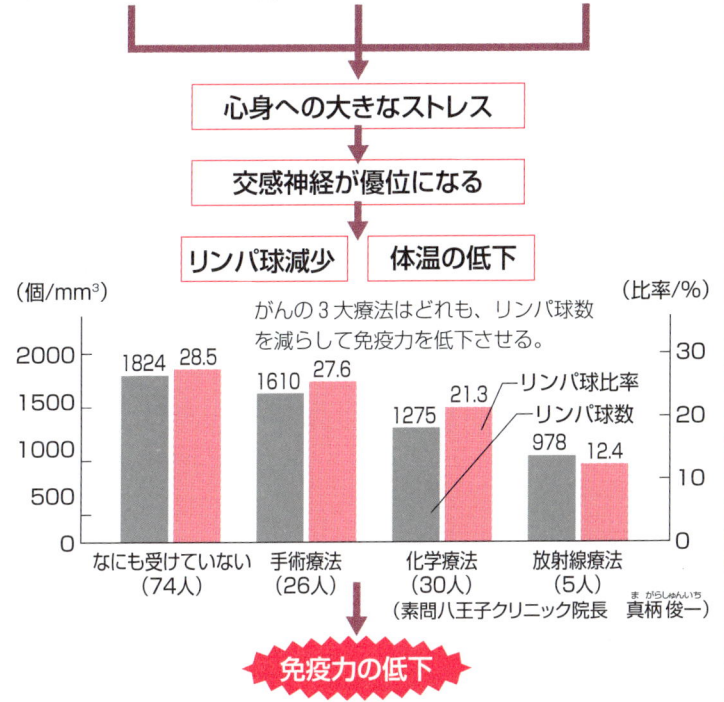

心身への大きなストレス

↓

交感神経が優位になる

↓

リンパ球減少　体温の低下

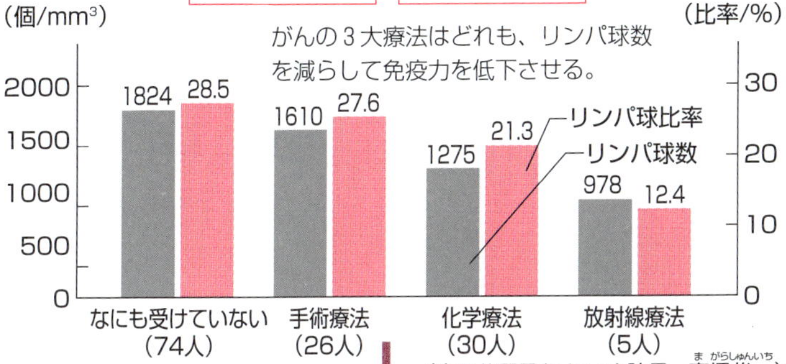
(個/mm³)
(比率/%)
がんの3大療法はどれも、リンパ球数を減らして免疫力を低下させる。
2000
1500
1000
500
0
30
20
10
0
1824
28.5
1610
27.6
1275
21.3
978
12.4
リンパ球比率
リンパ球数
なにも受けていない
(74人)
手術療法
(26人)
化学療法
(30人)
放射線療法
(5人)

(素問八王子クリニック院長　真《ま》柄《がら》俊一《しゅんいち》)

↓

免疫力の低下

栄養点滴

無理な栄養補給は免疫力を低下させ、病気を長引かせる

「病気になったら栄養補給」は、かえってよくない。
マクロファージを十分に働かせることが第一。

●無理に食べさせるとエネルギーを消耗する

意識がなく寝たきりの人に対して、現代医療ではかならず、栄養点滴をおこなう。自分で食事をとれないのであれば、点滴で栄養を補給し、体調を保ってもらおうというわけだ。ところが免疫の視点からすると、栄養点滴はかなり誤った方法である。栄養補給をすると、かえってからだは弱まるのだ。

というのも、栄養が体内に入ってくれば、その代謝《たいしゃ》がおこなわれるので、代謝のためのエネルギーが必要になる。だから栄養をとればとるほど、からだはかえって消耗していくのだ。動物は、病気になるとなにも食べずにじっとしている。これも、からだを消耗させず、最低限のエネルギーで最低限の免疫力を保って、病気に打ち勝とうという戦術だ。人間も本来、その方法をとるべきなのである。

●マクロファージを防御に専念させることが治癒《ちゆ》につながる

人間には、栄養が入らなければ入らないなりに、もっとも効率よくからだを防御しようとする力がある。それを遂行《すいこう》しているのが、マクロファージだ。マクロファージには、傷ついた組織を修復させるための指令をだす働きがある。一方でマクロファージは、余ったエネルギーを貯蔵するなどの、栄養処理の指令もだしている。栄養が入ってこないときは、からだをやせさせて代謝エネルギーを下げ、飢餓《きが》に備えるのである。

栄養処理をしているマクロファージは、栄養が入ってくればその仕事もしなくてはいけないので、免疫に働く力が弱まってしまう。その点、栄養補給をやめれば、マクロファージは免疫の仕事に専念できることになる。栄養補給で余計な仕事を増やすより、マクロファージに本来の仕事をしてもらうほうが、よほど早く治癒へ向かうのである。

栄養事情に応じて働くマクロファージ

細菌などを食べて処理するマクロファージには、そのほか多くの役割がある。そのひとつが栄養調整。自然の生活では、つねに栄養が入るとはかぎらない。入ったときとそうでないときに応じて、それぞれの対処の指令をだす。

▼栄養が入ってきたとき

栄養が余るとコレステロールなどが合成され、動脈硬《どうみゃくこう》化《か》の要因になる。そこで余った栄養を脂肪細胞に貯蔵するように指令をだす。

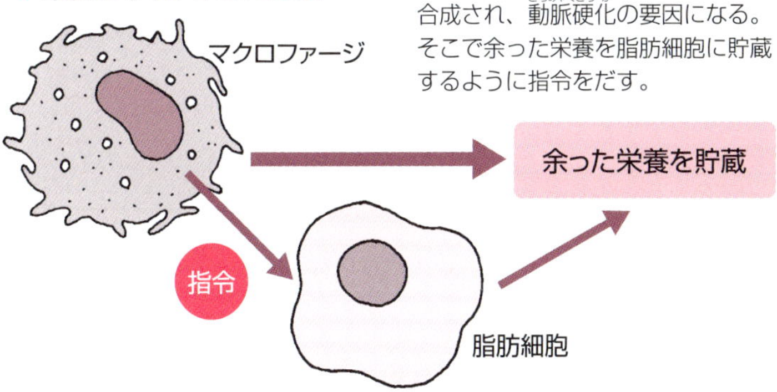

マクロファージ
余った栄養を貯蔵
指令
脂肪細胞

▼栄養が入ってこないとき

たとえばカルシウム不足になると、骨を破壊してカルシウムを血中に放出するなどで、必要な栄養を体内で調整する。

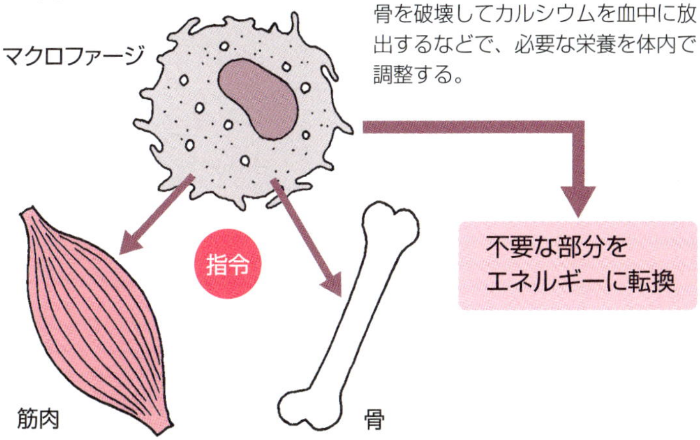

マクロファージ
不要な部分を
エネルギーに転換
指令
筋肉
骨

延命治療

最期はその人の生きる力にまかせるのが自然

意識もなく寝たきりで生きながらえるのは、幸せなことなのか。
最期は自然のままに……がいちばんではないのか。

●自力で食べられるかどうかで生死が決まる

生還する望みはまったくないのに施《ほどこ》される、人工呼吸や栄養点滴などの延命治療。多くの管類がからだに装着されるため、〝スパゲティ症候群〟などといわれ、ただ生きながらえさせるだけの目的でおこなわれる治療に対して、かねてから疑問や否定的な意見が多くだされてきた。それでもいまだに、医療現場ではふつうに、延命治療がおこなわれているのが現状である。

延命治療は、生命をもち直すかもしれないというわずかな望みをつなぐものだろうが、生命の根源を考えてみると、やはり不自然きわまりない。医療関係者も家族も、最期の最期は、その人の〝生きる力〟にまかせればいいのではないか。

生きる力がある人は、点滴治療をやめて、マクロファージが闘いやすい状況をつくってあげれば、自然に快方に向かい、やがて食欲もでてきて自力でものが食べられるようになる。

●絶食状態だと死の苦しみは少なくなる

残念ながら生きる力がなければ、そこで死ぬのは致し方のないことだ。

その人の生死を分かつのは、自力で食べられるようになるかどうかだが、食べられないまま死を迎えるのは、いかにもかわいそうに思うかもしれない。せめて点滴で栄養を与えてあげたくなる。

しかしじつは、最期のときに栄養がからだに入るほうが、苦しみが大きいのだ。マクロファージは栄養が入ってくるので、それに反応せざるを得ず、むだなエネルギーを必要とするからだ。エネルギーが入ってこなければ、苦しみのエネルギーも必要がない。死に向かわざるを得ない人が、自分で食べようとしないのは、苦しみを軽くするためなのである。

延命治療を拒否する「リビング・ウイル」

自分が不治の病で末期になったとき、延命治療を受けたくないと考えている人は多い。人間として尊厳を保って死を迎えることを望む場合、下のような宣言書を医療機関にわたしておく方法がある。

尊厳死の宣言書（全文）
（リビング・ウイル・Living Will）

私は、私の傷病が不治であり、且つ死が迫っている場合に備えて、私の家族、縁者ならびに私の医療に携わっている方々に次の要望を宣言致します。

この宣言書は、私の精神が健全な状態にある時に書いたものであります。

従って、私の精神が健全な状態にある時に私自身が破棄するか、又は撤回する旨の文書を作成しない限り有効であります。

①私の傷病が、現代の医学では不治の状態であり、既に死期が迫っていると診断された場合には徒に死期を引き延ばすための延命措置は一切おことわりいたします。

②但しこの場合、私の苦痛を和らげる処置は最大限に実施して下さい。そのため、たとえば麻薬などの副作用で死ぬ時期が早まったとしても、一向にかまいません。

③私が数ヶ月以上に渉って、いわゆる植物状態に陥った時は、一切の生命維持装置を取りやめて下さい。

以上、私の宣言による要望を忠実に果たしてくださった方々に深く感謝申し上げるとともに、その方々が私の要望に従って下さった行為一切の責任は私自身にあることを附記いたします。

平成　年　月　日

フリガナ

氏　名　　　　(印)　　年　月　日　生

住　所

（日本尊厳死協会HPより）

薬物治療

慢性的な病気を薬で治そうとするのは間違っている

慢性病の長期使用の薬は症状を抑えることが目的。
薬に頼ることなく、ストレスから解放されることが大切。

●そもそも根本から病気を治す薬はない

「薬は病気を治してくれるもの」と思いこんでいる人が多いかもしれない。たしかに一部の薬は、病気を治してくれる。たとえば抗生剤は、原因となる細菌を殺してくれるので、病気を治す薬といえる。ただ抗生剤は、細菌による急性の病気を治すもので、長い期間使用するものではない。

高血圧や腰痛といった慢性的な病気に関しては、根本的に治す薬はない。薬の効果はあくまで、症状を抑えるにすぎない。高血圧の薬であれば、血圧が上がるという症状を抑えるために、血圧を無理やり下げている。腰痛など痛みのでる病気でよく用いられる消炎鎮痛剤《しょうえんちんつうざい》は、痛みをとるだけの効果だ。病気のおおもとを治しているわけではないから、つらい症状を抑えるために、長い期間薬を使用し続けなくてはならない。

●薬に頼りすぎると交感神経《こうかんしんけい》が刺激される

慢性病の場合は、できるだけ薬を用いないほうがいい。なぜなら、ほとんどの薬は、交感神経を刺激してしまうからだ。慢性病のほとんどが、交感神経優位の体調で、顆粒球《かりゅうきゅう》が増加することによって起こる。したがって、薬によって交感神経が刺激されるのでは、治るものも治らなくなるのだ。

慢性病に対する薬は、つらい症状を一時的にとることには効果的だ。たとえば痛みであれば、あまりに痛みが続くと交感神経を刺激するので、短期的に使用することには意味がある。しかし薬に頼りすぎてしまうと、治る病気も治らなくなる。もともと慢性病のほとんどが、交感神経優位に傾いていることが原因だからだ。薬を使うことで、交感神経優位の体調がさらに続いてしまうのでは、治療の意味がない。まず薬をやめ、これまでの生活を見直して、ストレスの少ない生活に変えていくことが重要である。

注目される分子標的治療薬

がん治療に用いられる抗がん剤には、多くの副作用がある。がん細胞を殺す能力は高いが、健康な細胞まで殺してしまうマイナス面があるからだ。しかし近年は、このマイナス面を改善した方法が開発されている。

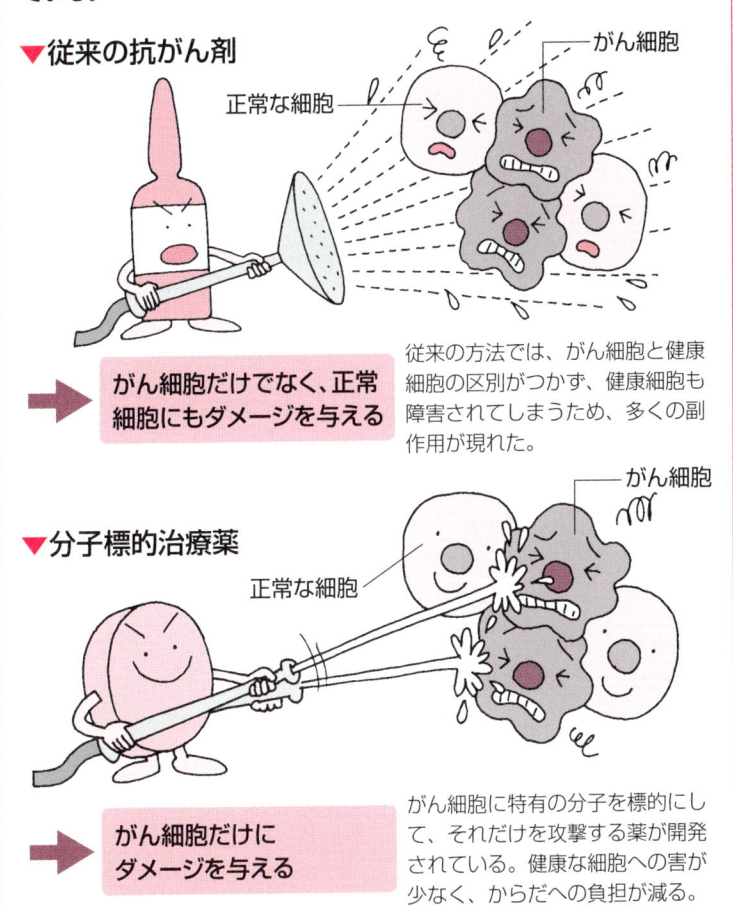

▼従来の抗がん剤

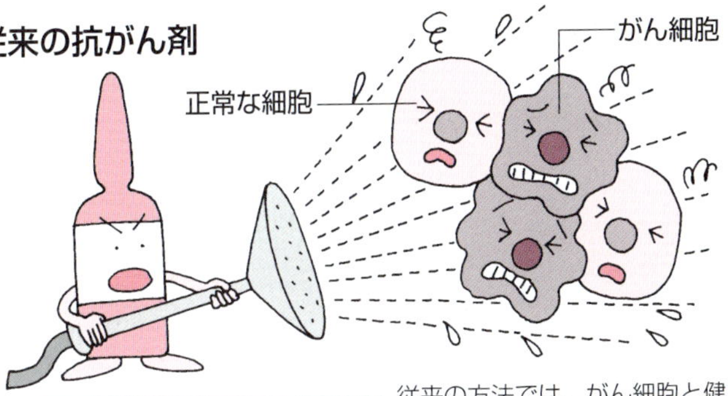

➡ **がん細胞だけでなく、正常細胞にもダメージを与える**

従来の方法では、がん細胞と健康細胞の区別がつかず、健康細胞も障害されてしまうため、多くの副作用が現れた。

▼分子標的治療薬

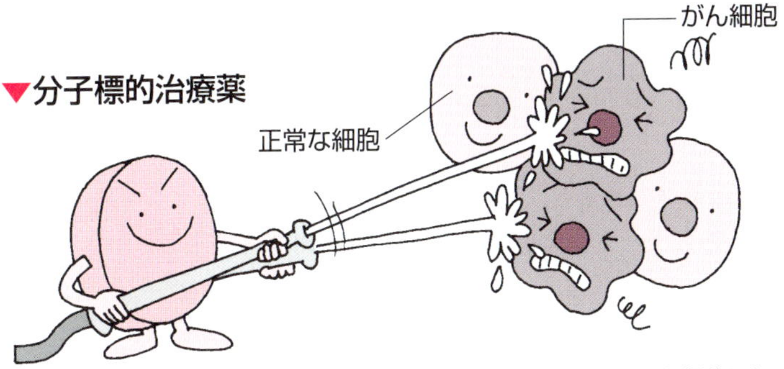

➡ **がん細胞だけにダメージを与える**

がん細胞に特有の分子を標的にして、それだけを攻撃する薬が開発されている。健康な細胞への害が少なく、からだへの負担が減る。

症状の意味

痛みや発熱などの症状は破壊された組織を治しているサイン

不快な症状は免疫システムが作動していることを知らせるもの。症状を無理やり抑えてしまうと、かえって治りがよくない。

●痛みは血流が回復している証拠

病気になったとき薬を使いたいと思う要因のひとつは、不快な症状をとることだろう。痛みや腫《は》れ、発熱などの症状は、じつに不快なものなので、症状をとり除いて楽になりたいと思うのは当然かもしれない。

しかし病気の症状は、からだの異常を知らせるとともに、免疫システムがきちんと対処している証拠なのである。

病気の多くは、交感神経《こうかんしんけい》の緊張状態で発症する。血管が縮んで血流が悪くなり、顆粒球が増えて活性酸素による組織破壊が起こる。破壊されてボロボロになった悪い状態を修復しようと働くのが、副交感神経《ふくこうかんしんけい》だ。交感神経とは逆に、血管を開き血流をよくして、修復に必要な栄養を送り込む。

この修復作業に働いているのが、プロスタグランジンという物質だ。じつは痛みなどの症状は、プロスタグランジンの作用で生じる。症状がでているということは、プロスタグランジンがきちんと働いて修復していることを示しているのだから、本来は症状をきらうことはないし、症状を抑えるのはかえってよくない。

●リンパ球が臨戦態勢になると熱がでる

症状を抑えるのがよくないものの代表が、発熱だ。熱がでやすいのは、感染症にかかったときだ。もっとも身近な例でいえば、ウイルスに感染して風邪をひくことだろう。ウイルスに対抗するリンパ球は、体温37～38度Cで、もっとも攻撃力が強くなる。

そこで自律神経は、体温を上げて臨戦態勢をととのえる。からだは、防御機能を最高状態に押し上げようとしているのだから、解熱剤を使って無理やり熱を下げてしまうと、ウイルスと十分に闘うことができない。

プロスタグランジンの働き

からだが障害されると、プロスタグランジンという生理活性物質による修復作業がおこなわれ、その過程で各種の症状が現れる。プロスタグランジンには、さまざまな働きをもつ多くの種類がある。

①血管を開いて血流を増やす

血液に含まれる修復材料を破壊現場にたくさん送るため、血管を拡張させて血流量を増やす。

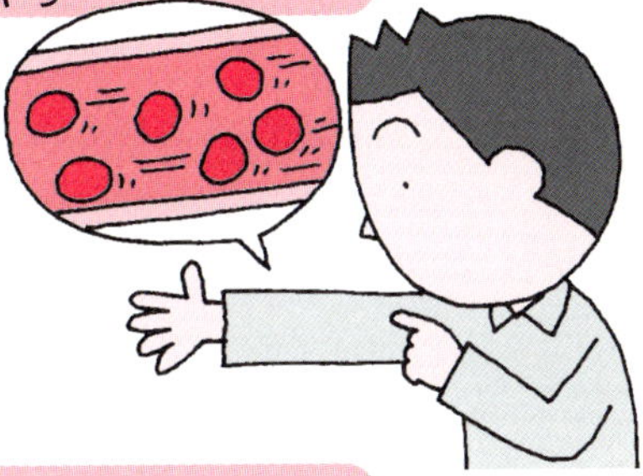

②痛みを起こしてからだを休ませる

痛みがあるとだれでも、今まで通りの活動はしない。痛みによって、休息の必要性を知らせる。

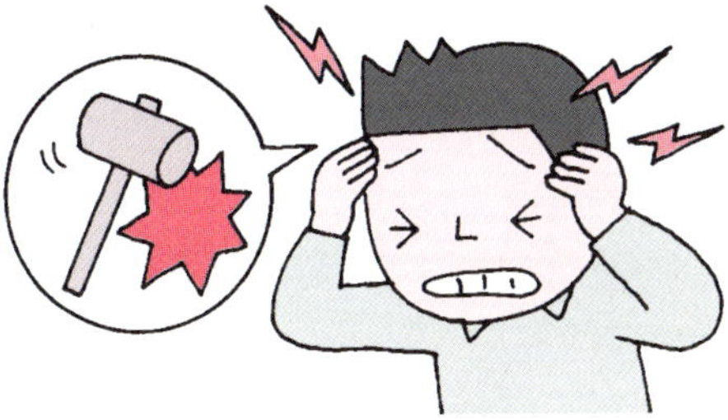

③発熱させる

リンパ球が最大限に働くには高い体温が必要。熱をだして体温を上昇させ、免疫力を高める。

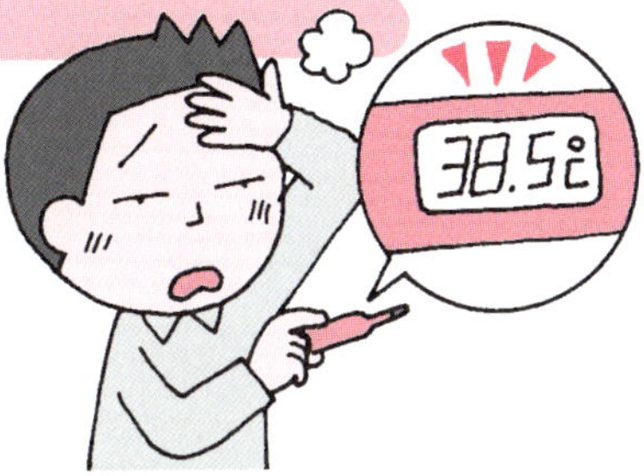

消炎鎮痛剤

鎮痛剤の長期使用が新たな病気をつくりだす

**薬を使って痛みが軽くなれば、治ったような気がする。
実際には自然治癒を妨げるばかりなので、使用するなら短期間に。**

●プロスタグランジンを抑え、交感神経《こうかんしんけい》緊張型の体質に

日常的によく使われている薬に、消炎鎮痛剤《しょうえんちんつうざい》がある。とくにお年寄りは、膝痛《しっつう》や腰痛をもつことが多く、使用頻度はひじょうに高い。しかもほとんどの場合、長期に使用しているのが現状だ。

薬を使っても治らず、痛みがいつまでも続くので、薬をやめることができない……。「年だから仕方ない」と考えている人も多いのだが、じつは治らないのは、そもそも消炎鎮痛剤を使っているからなのだ。

ひざなり腰なりに異常が起こったとき、プロスタグランジンが破壊部分を修復しようとする。その経過で起こるのが、痛みだ。消炎鎮痛剤には、このプロスタグランジンの働きを抑える作用がある。その結果、痛みを軽減できても修復作業が滞《とどこお》ってしまい、いつまでたっても治癒《ちゆ》しない。

また消炎鎮痛剤は交感神経を刺激してしまい、血流を悪くする。血流が悪くなれば修復作業はますます滞るだけでなく、別の病気を呼びこんでしまいかねない。薬をいつまでも使っていると、交感神経優位の体質になり、病気をしやすいからだになってしまうのだ。

●痛みがつらいときに短期間だけ用いるのが正解

歩行や立ち座りに影響するひざや腰の痛みは、日常生活を送るうえでかなりつらいものだ。また、痛みがひどいと、そのことがストレスになって交感神経を刺激してしまう。

そこで、消炎鎮痛剤は痛みが激しいときだけ短期間用い、症状がやわらいだら、薬をやめるのがいちばんいい。消炎鎮痛剤の使用でからだが冷えているので、薬をやめたらできるだけからだを温める。血行がよくなれば、プロスタグランジンの働きもよくなり、回復へと向かう。

消炎鎮痛剤の真の作用

湿《しっ》布《ぷ》薬などにも含まれ、多くの人に使用されている消炎鎮痛剤。短期間の使用なら問題ないが、長期に続けていると交感神経優位の体質になり、多くの病気をまねき入れてしまうことになる。

消炎鎮痛剤（NSAIDs）の主な成分
・アスピリン　・インドメタシン　・クトプロフェン

↓

プロスタグランジンの産生を抑える

プロスタグランジンが作用することで、痛みが生じる。消炎鎮痛剤は、プロスタグランジンの作用を抑えることで、痛みを軽減させる。

↓

交感神経の緊張状態を固定

消炎鎮痛剤は交感神経を刺激して、血管が拡がるのを阻止する。血流が悪くなり、交感神経が緊張した状態が続いてしまう。

こんな症状があればすぐに中止を

- □ 血圧が高い
- □ 血糖値が高い
- □ 手足が冷たい
- □ 頭痛・腰痛・生理痛などの痛みがある
- □ 尿の出が悪い・便秘がひどい

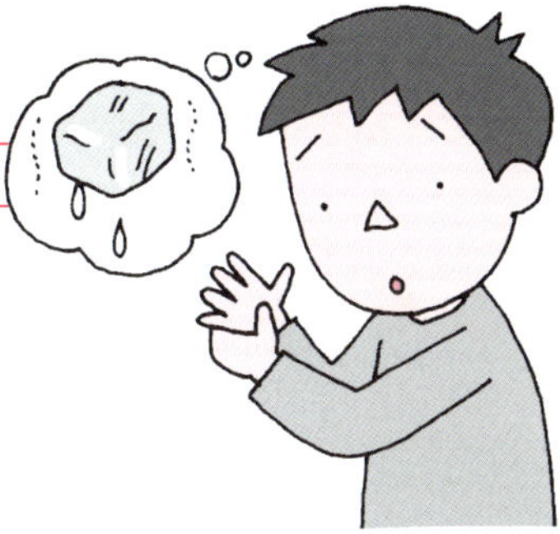

消炎鎮痛剤の長期使用は交感神経を刺激し、低体温をまねいてしまう。

ステロイド剤

常用すると悪玉コレステロールがからだに蓄積していく

長期に使用するとからだを冷やして交感神経緊張型のからだになる。突然中止すると激しいリバウンドが起きるが、かならず脱却できる。

●悪玉コレステロールの刺激で新たな炎症を引き起こす

アトピー性皮膚炎や花粉症などのアレルギー疾患《しっかん》、関節リウマチなどの自《じ》己免疫疾患《こめんえきしっかん》などによく用いられている薬が、ステロイド剤だ。炎症を抑える強力な作用があるが、副作用が強いことも知られている。それでも、その効果の高さから、症状が激しいとつい頼ってしまいがちだ。

一時的な使用であればまだいいが、ステロイド剤は長期間の使用は絶対に避けるべき薬だ。ステロイド剤を使い続けていると、いずれ炎症がさらにひどくなり、病状がどんどん悪化してしまうのである。

ステロイド剤は、体内で作られている副腎皮質《ふくじんひしつ》ホルモンと同じもので、コレステロールでつくられている。コレステロールは動脈硬化《どうみゃくこうか》の原因として知られているが、悪いのは酸化したコレステロールであり、これが血管壁にたまって動脈硬化を進展させる。ステロイド剤も、酸化していなければ問題ないが、排泄《はいせつ》されずに皮膚《ひふ》などに蓄積され、時間がたつと酸化する。この酸化したステロイドが刺激になって、新たな炎症が起こる。ダニならダニ、花粉なら花粉による最初の炎症に、ステロイド剤の炎症が上乗せされるので、いつまでたっても治らないどころか、どんどん悪化していくことになるのだ。

●体温を下げてしまうことがいちばんの問題

薬はおしなべて体温を下げるが、なかでも体温低下の問題が大きいのが、ステロイド剤と消炎鎮痛剤《しょうえんちんつうざい》である。体内で熱をつくっているのは細胞の小器官ミトコンドリアだが、ステロイド剤はミトコンドリアの働きを抑えることで、症状をとる薬と考えられる。からだをぐっと冷やして、炎症を抑えているわけだ。炎症は沈静化しても、冷えたからだでは防御システムが機能せず、他のさまざまな病気にかかりやすくなってしまう。

ステロイド剤中止によるリバウンドとは

ステロイド剤を長く使用していると、使用を中止した途端《とたん》、激しい炎症症状が現れる。このリバウンドは、酸化変性したコレステロールを体外に排出するためのもの。リバウンドはつらいが、治癒《ちゆ》の過程であることをよく理解しておくことが大切だ。

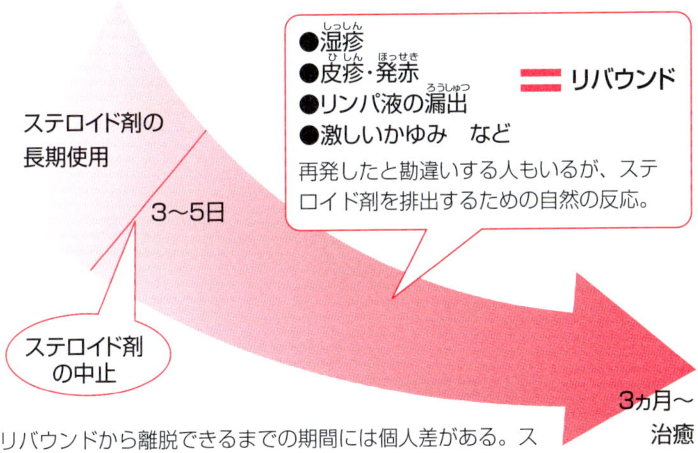
ステロイド剤の
長期使用
3〜5日
ステロイド剤
の中止
●湿疹《しっしん》
●皮疹《ひしん》・発赤《ほっせき》
●リンパ液の漏出《ろうしゅつ》
●激しいかゆみ　など
＝ リバウンド
再発したと勘違いする人もいるが、ステロイド剤を排出するための自然の反応。
3ヵ月〜
治癒

リバウンドから離脱できるまでの期間には個人差がある。ステロイド剤を使用してきた期間が長い人ほど離脱期間も長い。

▼リバウンドの対処法

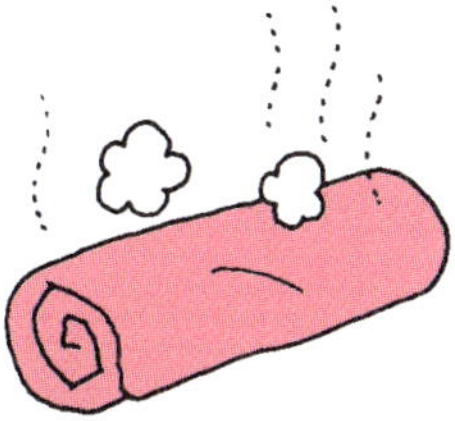

●蒸しタオルで温める
患部に蒸しタオルを当てて温めると、血行がよくなる。

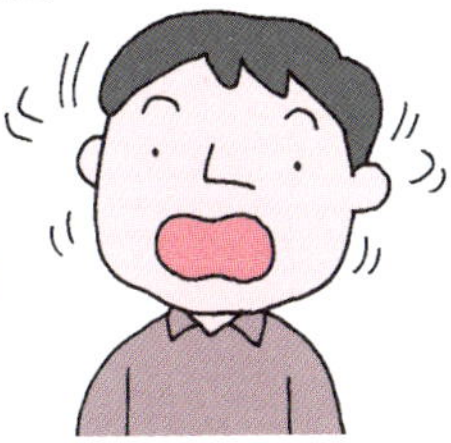

●首・口を動かす
皮膚の肥厚《ひこう》や色素沈着をなくすには、顔面の血流を増やす必要がある。

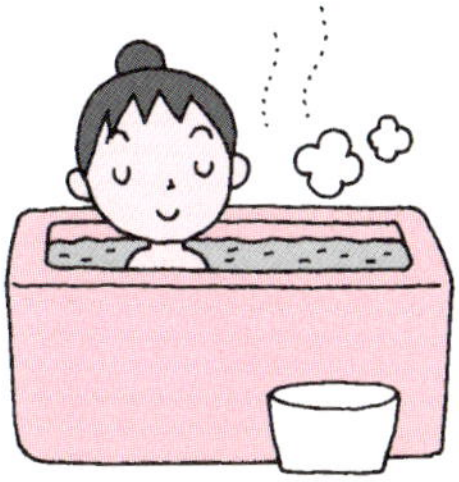

●入浴する
入浴によってかゆみが強まるが、治る過程であることを理解しておく。

＊人によっては突然の中止は危険。主治医に相談のうえ、体調をみながら離脱していくようにする

慢性病の治し方

かたよった自律神経のバランスをととのえて免疫力を高める

慢性病を治療するには、病気をまねいた生き方に気づくことが肝心。生活を切り替えて、副交感神経を優位にさせる努力を。

●なぜ病気になったのかを自分で気づくことから

慢性病で使用する薬のほとんどは、根本的に治すものではなく、しかも長期使用するとかえってからだによくない。では、慢性病はどのように治していけばいいのか。

まずは、なぜ自分が病気になったかを、自分自身で気づく必要がある。病気の原因の多くは、過度のストレスだ。働きすぎによる疲労などの身体的ストレスも、悩みや心配事などの精神的なストレスもある。これらのストレスによって交感神経《こうかんしんけい》の緊張が長く続いてしまい、自律神経のバランスが崩れると、免疫の働きも乱れて、さまざまな病気を呼びこんでしまう。

病気をほんとうに治そうとするなら、まずは自分の生活を見直してみることが大切だ。ストレスがかかるような生活を送っていなかったか、これまでの生活を反省してみる。そして、病気を呼びこんだ原因となる生活の仕方に自分自身が気づき、それを改善する。そうやってバランスの崩れた自律神経をととのえていくことが、ほんとうの治療法なのである。

●免疫力を高めてＱＯＬを上げる自律神経免疫療法《じりつしんけいめんえきりょうほう》

基本は、自分自身で自律神経のバランスをとり戻すことだが、病気が進行していたり、薬の影響が除ききれないといった場合は、外部から刺激を与えて、自律神経のバランスをととのえる「自律神経免疫療法」もある。

副交感神経《ふくこうかんしんけい》を優位にする働きのある、手足の指の爪の生えぎわなどを、注射針やレーザーなどで刺激する方法である。血液中のリンパ球や顆粒球の数を調べて、効果を見きわめながらおこなう。

自律神経免疫療法をおこなっている医療機関はまだ多くないが、免疫力を高める治療法として、今後に期待されている。

多くの病気は交感神経の緊張から起こる

病気の原因のほとんどが、自律神経のバランスの乱れ。副交感神経に傾いて起こる病気もあるが、多くの病気は交感神経の過度の緊張を原因としている。

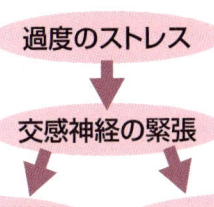

過度のストレス

↓

交感神経の緊張

アドレナリンの過剰作用

交感神経の指令を伝えるアドレナリンが過剰に作用して、血管収縮や心拍数の増加などの反応が強くなる。

顆粒球の増加

顆粒球が放出する活性酸素により、周囲の組織が破壊される。リンパ球が減り、免疫力が低下する。

↓

病気の発生

●血行障害・虚血《きょけつ》状態

肩こり、腰痛、各部神経痛、歯周病《ししゅうびょう》、高血圧など、血行不良による病気のほか、心臓や脳などへ送る酸素が不足して、脳梗塞《こうそく》や心筋梗塞《しんきんこうそく》なども起こりうる。

●排泄《はいせつ》・分泌《ぶんぴつ》機能の低下による溜《た》めこみの促進

便秘、胆石、脂肪肝、尿毒症、ウオノメ、ガングリオン、妊娠中毒症などのほか、汗の分泌異常から冷や汗なども起こる。

●知覚が鈍《にぶ》る

味覚や視力、聴力、痛覚などに異常が現れる。

●緊張・興奮

イライラしたり、怒りっぽい、不眠などの精神症状が現れる。

●活性酸素による組織破壊

組織が障害され、がん、胃潰瘍《かいよう》、潰瘍性大腸炎、十二指腸潰瘍、白内障《はくないしょう》、糖尿病、痛風などが起こる。

●化膿性疾患《かのうせいしっかん》

急性肺炎、急性虫垂炎《ちゅうすいえん》、肝炎《かんえん》、膵炎《すいえん》、扁桃炎《へんとうえん》、口内炎、おでき、にきびなど。

●組織の老化

シミやシワ。血管の老化である動脈《どうみゃく》硬化《こうか》も進展する。

代替療法①

からだを温めて がんを撃退する温熱療法

がん細胞は熱が苦手であることを利用する温熱療法。
がんの3大治療法を補完する治療法として期待が集まっている。

●高熱がでるとがんは自然に治る

がんの臨床の場では、ときおり不可思議なことが起きて話題になる。大きかったがんが、ある日忽然《こつぜん》と消失してしまうのである。そのような例ではかならずや、がんが消失する前に高熱をだしていることが知られている。高熱自体は、なんらかの感染症にかかったためと考えられるが、ともかく高熱のためにがん細胞が死ぬという、思いがけないできごとが起きたのだ。

このことから、どうやらがん細胞は熱に弱いのではないかといわれるようになった。そこで、溶血性連鎖球菌《ようけつせいれんさきゅうきん》という、感染すると高熱がでる細菌を、体に入れる治療法が開発された。現在もこの方法はおこなわれているが、抗がん剤治療などと併用されているので、効果はあまり期待できない。抗がん剤が交感神経《こうかんしんけい》を刺激してしまうので、免疫による自然治癒《ちゆ》力がそれほど上がらないからだ。

●マイクロ波や電磁波が利用されている

外部から、物理的にからだを温める治療法が開発されてきた。それが、「温《おん》熱療法《ねつりょうほう》」である。はじめは、43度Cの湯につかる方法がおこなわれたが、熱すぎて入れず、仕方なく患者に麻酔をかける必要があった。そのストレスのために、交感神経が刺激されて、思ったような効果が上がらなかった。そこで現在では、マイクロ波や電磁波を使い、全身あるいは局所を温める方法が用いられている。深部体温を42〜43度C程度に温め、がん組織を消してしまおうというわけだ。

温熱療法は、手術、抗がん剤、放射線の３大療法がおこなえない人の代替《だいたい》療法として、あるいは再発予防などに併用されるかたちでおこなわれているが、もっと本質的な治療法として認められるべきだと思われる。

代替療法とは

温熱療法は現在、「代替療法」として扱われている。手術療法、化学療法、放射線療法の3大治療法がおこなえない場合や、これらの治療法に加えて補足的におこなわれる。代替療法の定義は、下記の通り。

定義

●日本補完代替医療学会
「現代西洋医学領域において、科学的未検証および臨床未応用の医学・医療体系の総称」
●アメリカ　国立補完代替医療センター（NCCAM）
「現段階では通常医療と見なされていない、様々な医学・健康管理システム、施術、生成物質など」

分類

（アメリカNCCAMによる）

分類と名称	内容
代替医療体系	伝統医学系統、民族療法（東洋伝統医学、アーユルベーダ、ユナニ医学など）
精神・身体インターベンション	瞑想《めいそう》、祈り、心理・精神療法、芸術療法、音楽療法、ダンス療法など
生物学に基づく療法	ハーブ、食品、ビタミン、ミネラル、生理活性分子など
整体や身体を基礎とした方法	脊椎《せきつい》指圧療法、整骨療法、マッサージなど
エネルギー療法	気功、レイキ、セラピューティックタッチ電磁療法など

利用状況

過去に代替医療を利用したことがある人の頻度

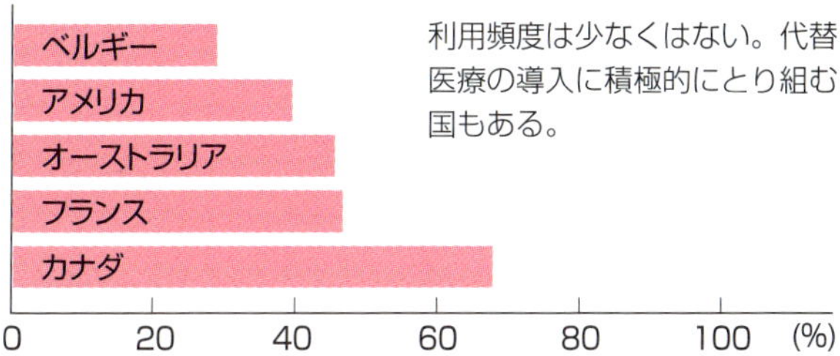
ベルギー
アメリカ
オーストラリア
フランス
カナダ
0
20
40
60
80
100
(%)

利用頻度は少なくはない。代替医療の導入に積極的にとり組む国もある。

(WHO Policy Perspectives on Medicines. Traditional Medicine 2002)

代替療法②

小さなストレスを与えて、からだのバランスをととのえる漢方療法

西洋薬とはまったく異なる考え方で処方される漢方薬。自然の免疫システムにぴったり合った効き方をする。

●西洋薬とは効き方がまるで違う

西洋薬は、薬の強い力で症状を押さえつけるため、副作用が強い。それに対して漢方薬は、からだにやさしい薬といわれている。東洋医学では、病気は体内のバランスの乱れから起こるものであり、その乱れを正せば病気は治るとしている。したがって漢方薬は、体内のバランスをとり戻すために使われる。すなわち自らの自然治癒《ちゆ》力を高めることで、病気を治療しようというものだ。自然な方法で治癒をめざすので、からだにやさしいといえる。

漢方薬の役目は、からだに小さなストレスを与えることである。ストレスというとからだに悪そうだが、刺激が与えられると、かならず反対の作用が起こる。その反作用を利用して、バランスを戻すのである。

●漢方薬を免疫学的に説明する

漢方薬は、病気になったときの自律神経の動きに、まさにぴったりと合致した効き方をする。

たとえば、ウイルスなどに感染して急性病を起こす。このときからだは、まず副交感神経《ふくこうかんしんけい》が活発化する。それにより、ウイルスと闘うリンパ球を増やすのである。またウイルスは熱に弱いので、汗孔《かんこう》を閉じて熱を体内にこもらせる。そしてブルブルとふるえて、熱を産生する。

ただ、このままでは副交感神経にかたよった体内環境になってしまう。そこで漢方薬によって少しストレスを与え、自律神経のバランスをとり戻して、自然治癒力を高めるというわけだ。実際には、交感神経《こうかんしんけい》を刺激しすぎるとまたバランスが崩れるため、副交感神経を刺激する薬も含まれている。

漢方薬は、西洋薬と異なり、その人の体質や症状に合わせて薬が選択されるので、東洋医学に詳しい医師に処方してもらうことが大切だ。

漢方薬と西洋薬のちがい

東洋医学と西洋医学では、病気に対するとらえ方が異なり、治療のための薬も、それぞれに特徴がある。双方の利点を利用して、病気に応じてじょうずに使い分けたい。

漢方薬

天然生薬から成る

薬効のある植物や動物、鉱物などの天然成分＝生薬を用いる。生薬は200種以上あり、通常は２種類以上を組み合わせる。組み合わせ方は、東洋医学の長い歴史のなかで決められてきた。

複合的な効果

もともと自然物なので、１つの漢方薬に多くの成分が含まれている。これらが体内で多様に作用して、総合的に効果を発揮する。

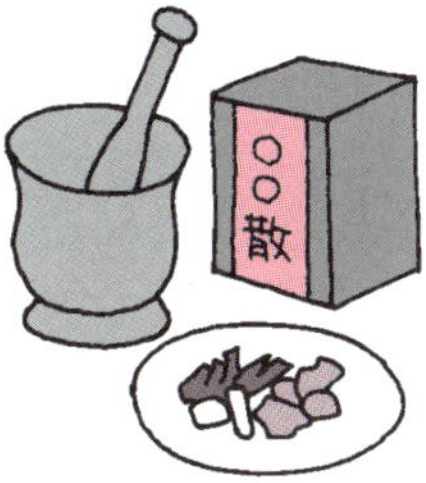

個人差を重視して処方

「この病気にはこの薬」と決められているのではなく、個人個人の状態に合わせて処方される。自覚症状、全身の体質、病状などから、全体としての診断である「証《あかし》」を決め、それに基づいて薬を選択する。

西洋薬

化学的に合成されたもの

植物や動物、鉱物など、古来から薬効があるとされてきたものから、有効成分だけをとりだして作る。あるいは、その有効成分を化学的に合成して作る。

単一的な効果

単一成分で作られているため、効果も特定の方向だけに現れる。多くの薬には、即効性がある。

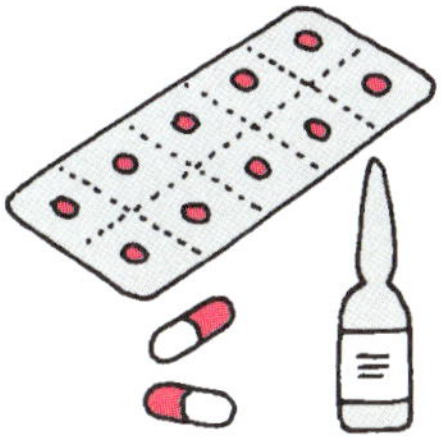

病名を重視して処方

病名を診断し、病名に合った薬を選択する。西洋薬にも薬効に個人差があるので、しばらく使用して、合わなかった場合は、他の薬に変えたり併用するという用い方をおこなう。

コラム

自分に合った医者を見つけるには

●自然治癒力を認めている医師を探す

アトピー性皮膚炎や慢性関節リウマチなどの慢性疾患《しっかん》で、長く治療をおこなっている人には、なかなかよくならないために、多くの病院や医師をわたり歩いている人が少なくない。薬づけの現代医療には見きりをつけ、自律神経を調整する治療法で治したいと考えている人も多いだろう。

自律神経をととのえるなどの、免疫学的考え方で治療をおこなっていると標榜《ひょうぼう》している病院や医師は増えている。しかしすべてが、ほんとうに免疫を重要視して治療をおこなっているとはいえないのが現状だ。実際には、やはり西洋医学だけが医療だと考えていることが多い。

本来の意味での免疫学的な治療には、どうしても東洋医学の知識が必要になる。東洋医学では、病気はからだのバランスの乱れで起こるので、それをととのえることを第一義にしている。このことは自律神経系を中心とした免疫学的な視点と、まさに一致する。

東洋医学をきちんと勉強したかどうかは別としても、少なくとも私たち人間がもつ自然治《ち》癒《ゆ》力を信じ、それを高めていこうとの考え方をもっている医師に診《み》てもらうのがベストだ。

●違和感をもったら治療をやめるのもひとつの選択

自律神経免疫療法《じりつしんけいめんえきりょうほう》をおこなっている医師は、西洋医学一辺倒《いっぺんとう》の医学界の本流から少しはずれているだけに、どちらかというと個性の強い人が多い。自律神経免疫療法には、まだマニュアルがあるわけではなく、各医師が独自の方法でおこなっているため、治療内容にはかなり差があるのが現状だ。

こころのあり方も関係する医療だけに、患者さんも主体性をもって治療にあたりたい。したがって、免疫学的治療だからとすべて受け入れるのではなく、医師がすすめる治療法や補助食材などを一度ためしてみて、「自分には合わない」と違和感を感じたら、治療をやめる勇気も必要だ。

第7章

免疫力アップの方法

運動や食生活、入浴や睡眠の方法などで、免疫力を高めることができる。腹式呼吸や爪もみ療法をおこなって自律神経の働きをととのえることも効果的だ。

キーワード

- リラックス
- 玄米菜食中心の食生活
- 副交感神経《ふくこうかんしんけい》の働き
- 体温アップ
- 入浴効果
- 正しい姿勢
- 呼吸
- 爪もみ療法

運動①

短時間で全身を動かせる「8の字体操」を毎日続ける

毎日よく体を動かせば、全身が温まり免疫力が上がる。免疫力アップに効果的な体操を習慣化させよう。

●体の軸をひねると全身を効率よく動かせる

スポーツをしたり、急いで走ったりすると、体がとても温かくなる。少し激しく動けば、温かいどころか熱くなり、汗がどっとでてくる。

からだを動かすと温まるのは、血流がよくなることや、筋肉が動くときに熱を発生させるからだ。運動することは、体温を上げて免疫力をアップさせる、もっとも手っとり早い方法であり、欠かすことのできない方法である。

運動といっても、ごく簡単なものでかまわない。おすすめしたいのは、「8の字体操」だ。手で8の字を書くようにして、肩と腰をゆする。右ページのような簡単な動きなのだが、実際にやってみるとけっこうきつい。

8の字体操は、体の3つの軸を折り曲げる運動だ。3つの軸とは、体を前後に曲げる横の軸、首や腰をひねる縦の軸、そして左右斜めに体を曲げる斜めの軸である。この3つをおこなうと、体のすべての筋肉を効率よく動かせることになる。

この8の字体操を、毎日5分くらいおこなうのがベストだ。

●腰痛や膝痛《しっつう》の改善に効果がある

8の字体操は、体を温めるだけでなく、筋肉の鍛錬《たんれん》になる。この体操は、体をゆする運動だ。体を動かすたびに、重心が中心軸からはずれるが、それをもとに戻そうとするとき、筋肉に大きな負荷がかかる。筋肉が大きく動くので、体操を続けていくうちに筋力がアップしていくのだ。

筋力を鍛《きた》えておくと、お年寄りによく起こる腰痛や膝痛の改善や予防につながる。力が強くなった筋肉が、傷んだ関節を十分に支えてくれるからだ。また、ふだんはしない姿勢をしたときなどに腰痛が起こるが、そのさいには鍛えた筋肉が体を支えて姿勢を戻してくれるので、腰痛予防にもなるのだ。

免疫力をアップさせる体操

体操は、室内で簡単にできるため、ぜひ習慣化したいもの。167〜169ページに紹介する体操を毎日おこなうと、体が温まり、免疫力がアップする。これらの体操に、ラジオ体操やテレビ体操などを加えるとさらに効果的だ。

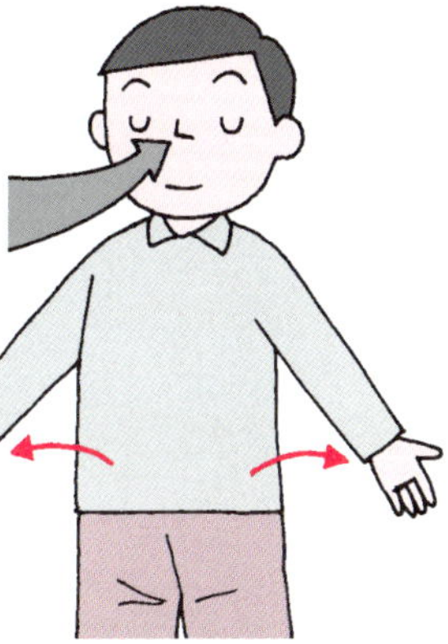

①深呼吸

両腕を横に広げ、胸いっぱいにゆっくり息を吸いこみ、体の前で両腕を交差しながら、ゆっくり吐く。

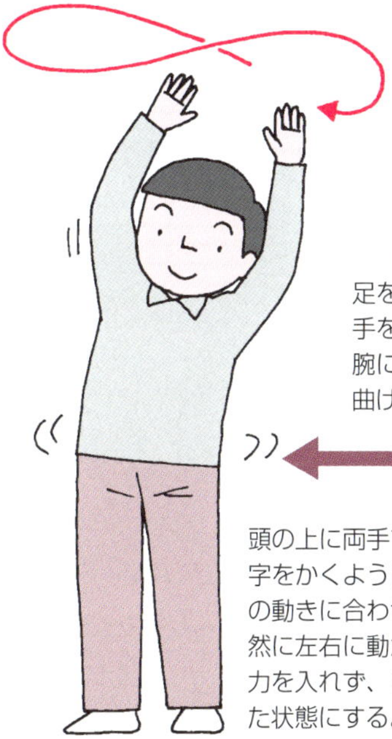

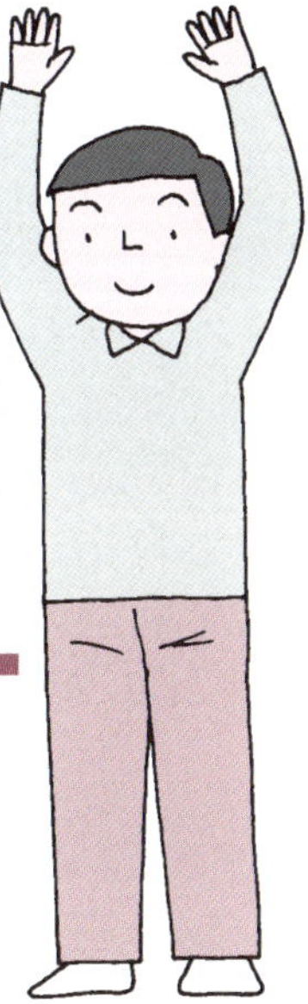

②8の字をかく

足を肩幅に開いて、両手を上げる。このとき腕に力は入れず、軽く曲げた状態にする。

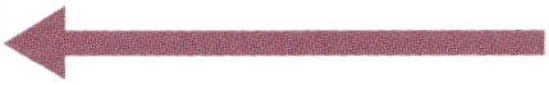

頭の上に両手で大きく8の字をかくように動かす。腕の動きに合わせて、腰を自然に左右に動かす。ひざは力を入れず、リラックスした状態にする。

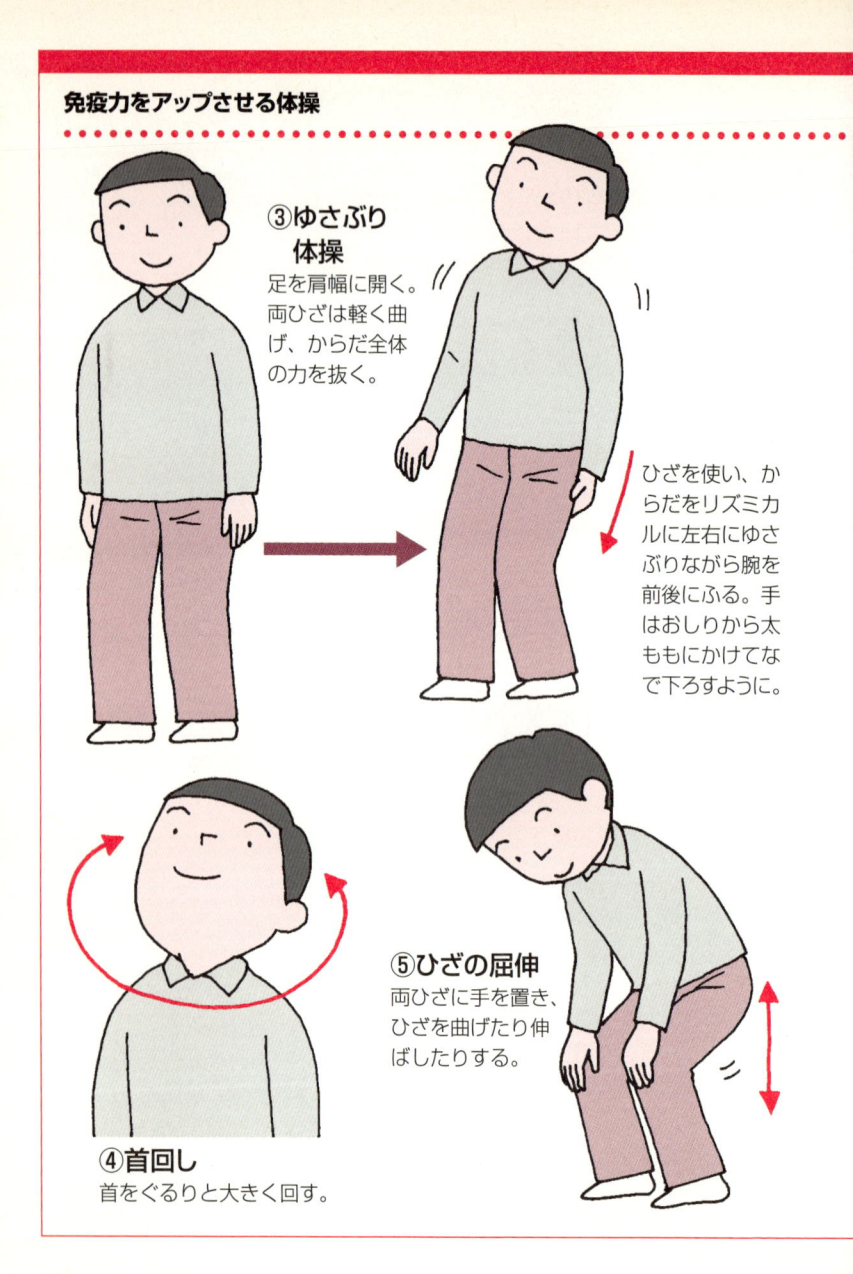

免疫力をアップさせる体操

③ゆさぶり体操

足を肩幅に開く。両ひざは軽く曲げ、からだ全体の力を抜く。

ひざを使い、からだをリズミカルに左右にゆさぶりながら腕を前後にふる。手はおしりから太ももにかけてなで下ろすように。

④首回し

首をぐるりと大きく回す。

⑤ひざの屈伸

両ひざに手を置き、ひざを曲げたり伸ばしたりする。

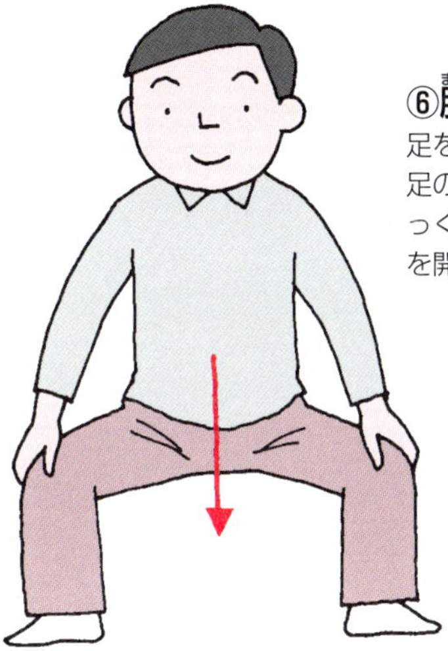

⑥股《また》割《わ》り体操

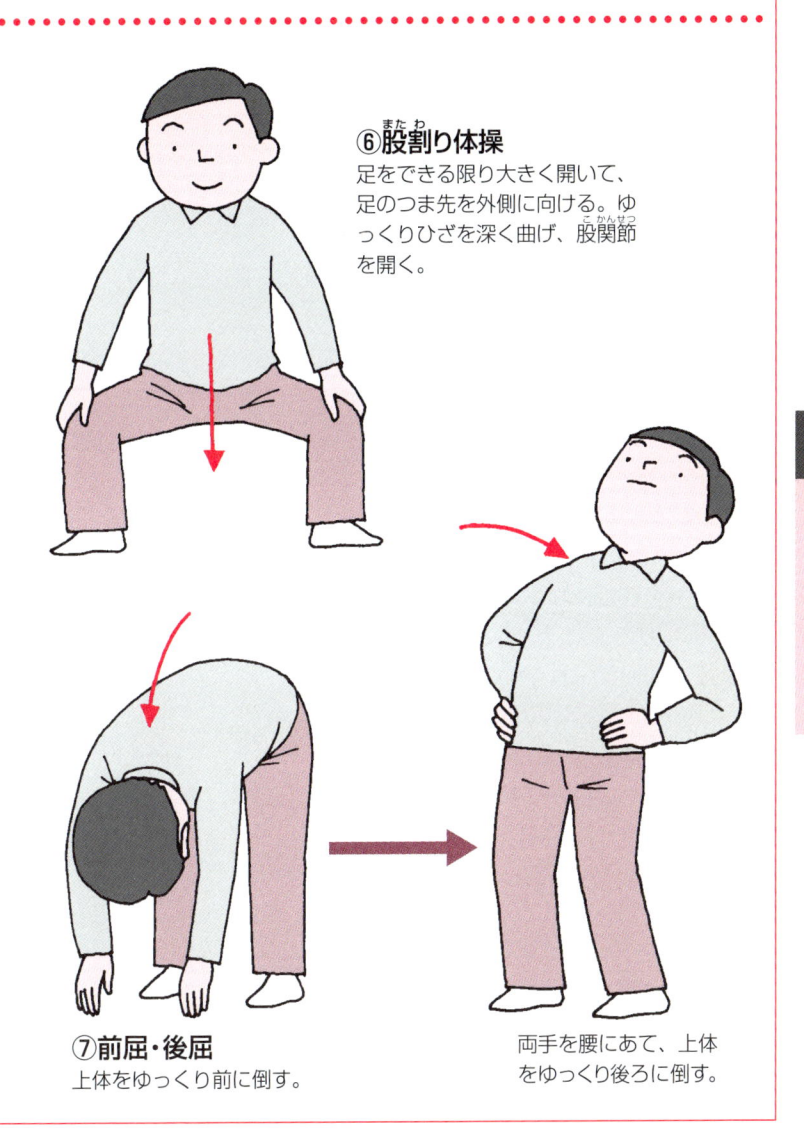

足をできる限り大きく開いて、足のつま先を外側に向ける。ゆっくりひざを深く曲げ、股関節《こかんせつ》を開く。

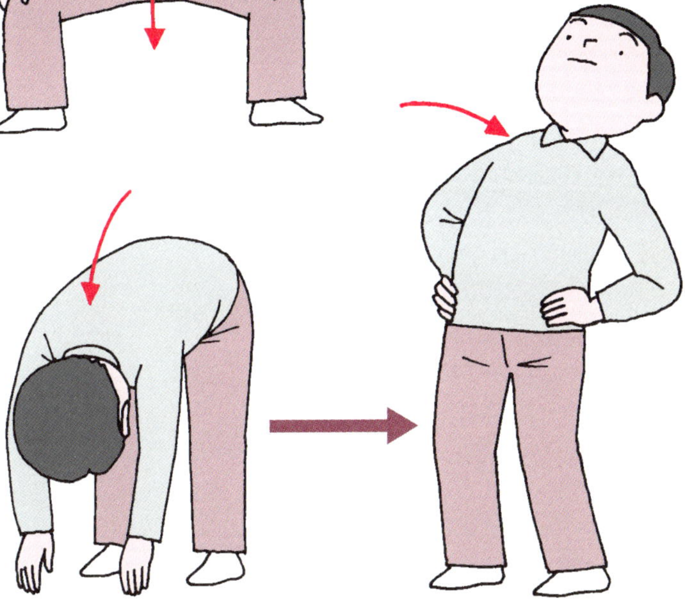

⑦前屈・後屈

上体をゆっくり前に倒す。

両手を腰にあて、上体をゆっくり後ろに倒す。

運動②

「きき側の反対」から動きだすのが、免疫力アップのカギ

体を温め、免疫力を上げるために欠かせないのが運動。
適度な運動を生活のなかにとり入れて習慣化しよう。

●きき足の反対側から歩いて運動量を増やす

体表の温度を計測してみとる、右と左で温度がわずかながら違う。右ききなら右側が多少温度が高く、反対側は低い。左ききならその反対だ。

きき側の温度が高いのは、反対側よりも日常よく動かしているからだ。もっともわかりやすいのが手だろう。右ききの人はじつによく右手を使うが、左手はそれほどではない。動かせば動かすほど、筋肉で多くの熱が作られるから、体表の温度も反対側より高くなるのである。

そこで、きき側とは反対側をよく動かせば、体全体の温度が高まることになる。たとえば、きき側の反対の足から歩き始めるといい。ウォーキングのさい、第一歩は意識して反対側の足をだせば、運動量が増してより効果的だ。運動するときだけでなく、日常のさまざまな動作のときに、きき側の反対側の手足をよく動かすといい。

●運動のしすぎは肉体的ストレスになる

注意したいのは、免疫力が高まるからと、あまりに激しく運動してしまうのは、かえって低体温をまねいてしまう。精神的なストレスは解消されるが、疲労が溜《た》まって肉体的にはストレスになるからだ。

勝ち負けを競うスポーツも、免疫力アップの面ではあまり向いていない。夢中になったり興奮して、かえって精神的ストレスがかかってしまうからだ。できればマイペースでできる運動がいいだろう。

運動のしすぎには、骨肉腫《こつにくしゅ》や軟骨肉腫《なんこつにくしゅ》、多発性骨髄腫《たはつせいこつずいしゅ》などの、骨髄《こつずい》の病気をまねくという問題もある。免疫細胞が骨髄でできることからもわかるように、骨と免疫には深い関係があり、運動しすぎて骨に強い負担がかかっていると、骨髄の病気を起こしやすくなる。

適度な運動を習慣に

運動はたまにやってもあまり意味がない。継続していくことが大切なので、日常生活のなかにとり入れて習慣化していきたい。特別に運動する時間を設ける以外にも、日常生活でよく体を動かそう。

▼歩くことが基本

エレベーター
エスカレーター
→ 階段を使う

車 → 徒歩

歩くチャンスは日常生活にいくらでもある。楽なことをできるだけやめて、自らの足を使うことを考えよう。

散歩をする

途中で100mダッシュを入れる、歩くコースを変える、家族や友人と歩くなど、飽きない工夫をしよう。

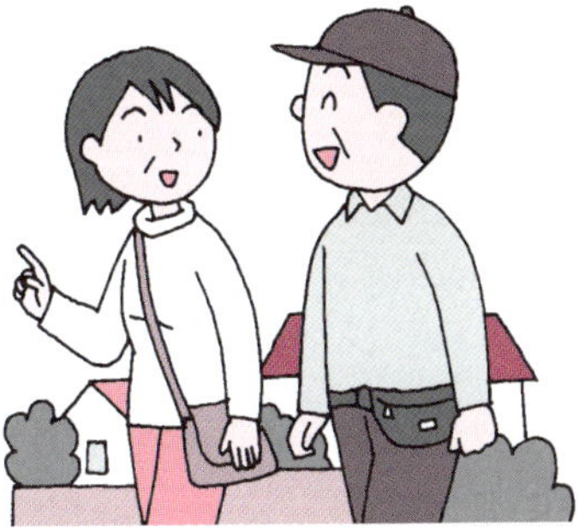

▼自分に合う運動を見つける

○

ウォーキング
サイクリング
水泳
ラジオ体操
ストレッチ
気功
ヨガ
太極拳《たいきょくけん》

人と競わず、自分のペースでおこなえる運動がベスト。一緒におこなう仲間をつくると、運動が楽しく、長続きできる。

△

ゴルフ
テニス
野球

仲間と一緒に競っておこなうスポーツは、つい夢中になってしまう。精神的なストレスがかかるので注意が必要。

食事①

食事は副交感神経を活性化させる「玄米菜食」が基本

食事関連はすべて副交感神経に支配されている。じょうずに食事をとれば、免疫力アップにつながる。

●日本人のからだにはやはり伝統的な和食が合う

いやなことがあったとき、いわゆる〝やけ食い〟をすると、なんとなく気持ちがすっきりするものだ。このことからもわかるように、食事は副交感神《ふくこうかんしん》経《けい》が支配している。口から胃腸、肛門までの消化器官の働きはすべて、副交感神経が調整しているのだ。そのために、食はストレスのはけ口になる。

副交感神経をじょうずに働かせるには、やはり食べ方や内容にも注意したい。規則正しく食事をとることや、体を冷やしてしまう冷たい食べ物をとらないことなどに気をつけよう。

食べるものは、やはり和食がいちばんだ。日本人は欧米人に比べて腸が長いことでもわかるように、長い歴史のなかで、その土地の食べ物に合ったからだになってきた。からだのしくみは急に変わらないのだから、食べ物をできるだけ、もともとの伝統食に戻してあげることが大切だ。すなわち、玄米の主食に、野菜中心のおかずという〝玄米菜食〟がベストだ。

●食材にこだわりすぎず、からだの声を聞く

食べたいものを食べたいだけ存分に食べてしまうのも問題だが、あまりに気にしすぎるのもかえってよくない。「野菜を食べなくては」「ビタミンが足りないから○○をとらなくては」などと、神経質に考えすぎていると、それがストレスになって交感神経《こうかんしんけい》を刺激してしまう。

食事は、楽しくとってはじめて、副交感神経が十分に働く。あまりにこだわりすぎるのは禁物だ。免疫力に気を配った食生活に改善していくと、「あれが食べたい」「これが食べたい」と、過不足の食材をからだが教えてくれるようになる。自分のからだの声に耳を傾けながら、家族や気の合った友人達と、楽しく食事をとりたい。

免疫力をアップさせる食事

1日3回の食事だけに、免疫力を高める食べ方や食べ物を頭においておきたい。基本は、日本伝統の玄米菜食中心の食生活にすること。そのほかいくつかのチェックポイントを押さえて、免疫力をアップさせよう。

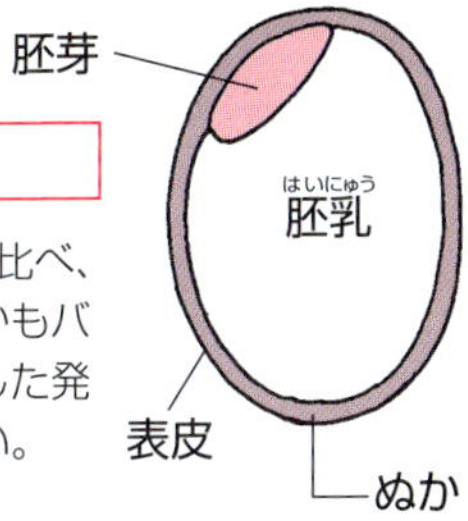
胚芽
胚乳《はいにゅう》
表皮
ぬか

ポイント1 玄米を主食にする

精米して、表皮や胚芽《はいが》をとり除いてしまう白米に比べ、これらが残っている玄米は、栄養価が高く、しかもバランスがととのっている。玄米の芽を小さく出した発芽玄米や、麦や雑穀なども、主食にとり入れたい。

●玄米ごはんの栄養成分（白米ごはんを1とした場合）

（参考:科学技術庁資源調査会編「五訂日本食品標準成分表」）

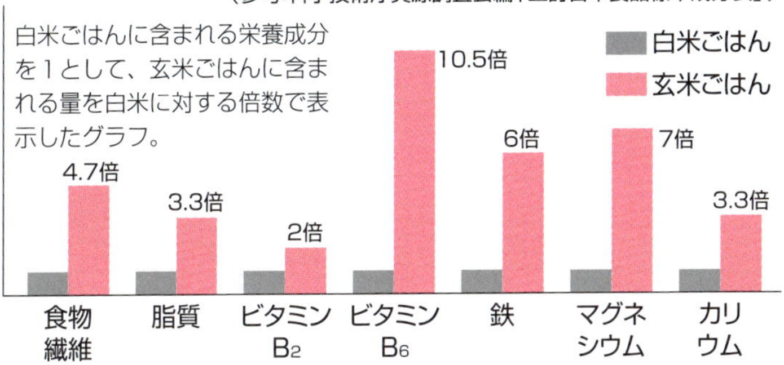
白米ごはんに含まれる栄養成分を1として、玄米ごはんに含まれる量を白米に対する倍数で表示したグラフ。
白米ごはん
玄米ごはん
4.7倍
3.3倍
2倍
10.5倍
6倍
7倍
3.3倍
食物繊維
脂質
ビタミンB2
ビタミンB6
鉄
マグネシウム
カリウム

●玄米ごはんのおいしい炊き方

①玄米を軽くとぐ。やわらかく炊きたいときは、強くとぐ。表面に傷がついて水を含みやすくなり、やわらかく炊き上がる。
②最低1時間、できれば8〜9時間水につける。
③水を切り、炊飯器に入れる。水の分量は白米を炊くときと同じでよい。やわらかく炊きたいときは2割ほど水を増やす。
④炊き上がったらかるく混ぜ、10分ほど蒸らしてでき上がり。

ポイント2 食品をまるごと食べる

玄米、小魚、ごま、豆類など、動植物をまるごと食べる食品には、一部分だけ食べる食品に比べて、必要な栄養素がバランスよく含まれている。

●玄米・雑穀

食物繊維が多く、便通の改善に役立つ。大腸の免疫機能を活性化する。

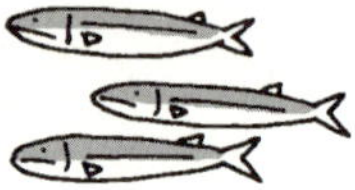

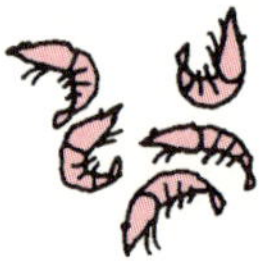

●小魚・小えび

干した小魚や小えびは、たんぱく質やカルシウムを豊富に含む。

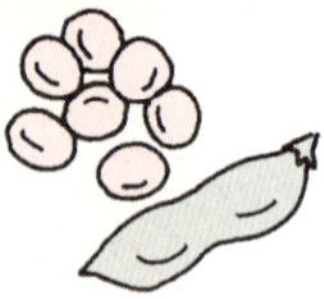

●豆類

大豆、小豆、いんげん豆やえんどう豆など。多くの栄養素を一度にとれる。

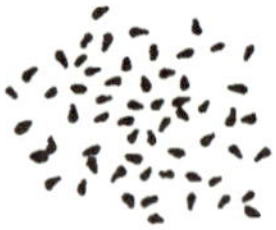

●ごま

ビタミンB群、リン、鉄、マグネシウムが豊富に含まれるほか、カルシウムも多い。

ポイント3 発酵食品を食べる

微生物の分解作用を利用した発酵食品は、もとの食品に加えて、発酵の過程で生じる酵素《こうそ》も食べることになり、消化吸収がひじょうによくなる。

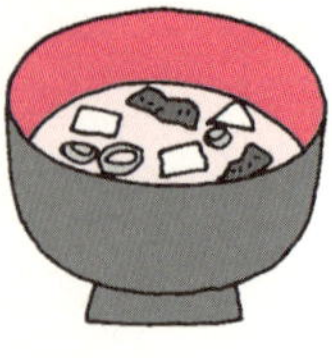

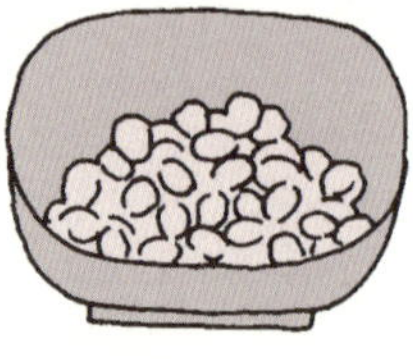

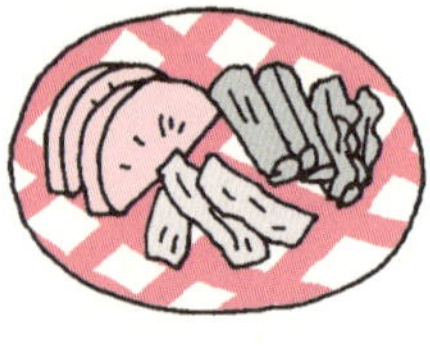

●みそ

主に大豆に塩と麹《こうじ》を加え、発酵させて作る。がんや高血圧防止の効果がある。

●納豆

発酵により大豆の栄養素がからだに吸収されやすくなるほか、大豆にはない栄養素もつくられる。

●漬けもの

発酵させることで栄養価が高まる。腸内で働く乳酸菌などもとることができる。

ポイント4　食物繊維をとる

食物繊維は、腸で水分を含んで膨張し、便通をよくする。消化器官の入り口から出口まですべてを刺激して、副交感神経《ふくこうかんしんけい》を優位にさせる。

●食物繊維の豊富な食品（食品100gあたり）

（参考:香川芳子監修『五訂増補食品成分表2006』女子栄養大学出版部）

食品	食物繊維量	食品	食物繊維量
えのきだけ	3.9g	わかめ	3.6g
しいたけ	3.5g	ひじき	43.3g
エリンギ	4.3g	昆布	27.1g
ごぼう	5.7g	にんじん	2.5g
切り干し大根	20.7g	ほうれん草	2.8g
ブロッコリー	4.4g	かぼちゃ	3.5g

ポイント5　酸味・苦み・辛みをとりいれる

酸味や苦《にが》み、辛《から》みなどは、からだにとってはいやなものなので、副交感神経が働き、胃腸が活発に動いて排泄《はいせつ》しようとする。ただし、とりすぎには注意。

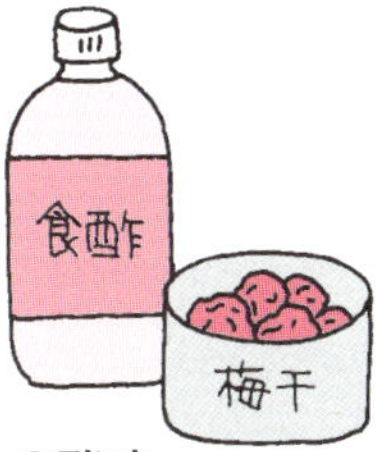

●酸味

酢や梅干しの酸味は、食欲を刺激し、消化液の分泌《ぶんぴつ》を促《うなが》してくれる。

●苦み

しそや苦うりなど。少量の苦みは、内臓の働きを活発にする。

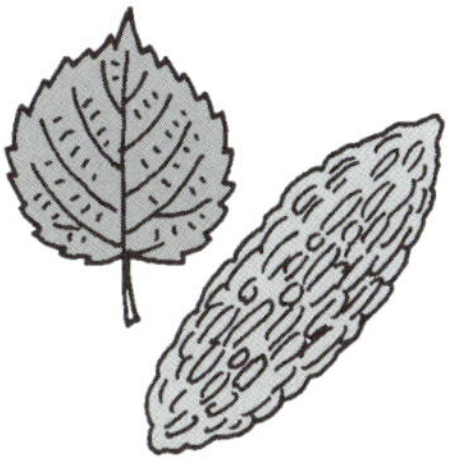

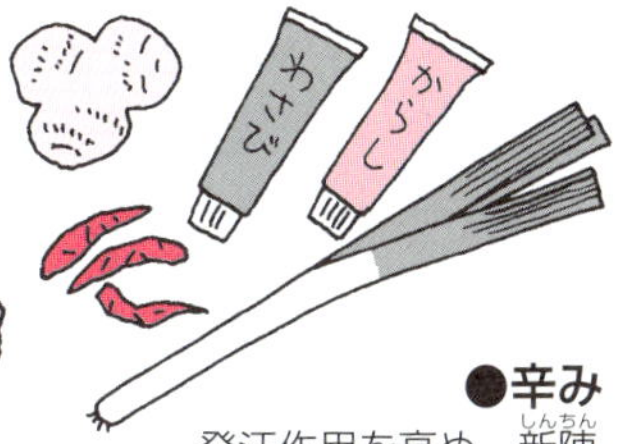

●辛み

発汗作用を高め、新陳《しんちん》代謝《たいしゃ》を活発にする。薬味として用いたい。

食事②

低体温の人はからだを温める食べ物を上手にとる

低体温の人は、冷たい食べ物や飲み物はできるだけ避ける。からだを温める食品をとり、冷えに十分注意する。

●冷たいものはからだを冷やし、気分をイライラさせる

低体温の人は、食べ物に注意することで、体調をととのえることができる。食材を選ぶときは、できるだけからだを温めるものにする。東洋医学では、からだを温める食べ物と、からだを冷やす食べ物を分けているので、これを参考にして、できるだけからだを温める食べ物をとるようにしたい。

注意したいのは、からだを冷やしてしまう、冷たい食べ物や冷たい飲み物だ。氷をたっぷり入れたり、冷蔵庫で冷やすなどで、ひじょうに冷たくなったものは、そもそも自然にはなかったものだ。

冷たいものは、交感神経《こうかんしんけい》を刺激して体温を下げる。それだけでなく、ある研究によると、人をイライラさせて攻撃的にさせるという。

夏の暑い日や、激しいスポーツをおこなってからだが熱くなっているときに、冷たいものをとって体温を下げるのは意味がある。しかし少なくとも、それでなくても冷えやすい冬は、冷たいものを極力避けたい。

●エアコンの温度調整や重ね着で冷えを予防

冷たいものをとっての冷えとは別に、エアコンの効きすぎによる冷えにも注意が必要だ。エアコンは使わないにこしたことはないが、温暖化、とくに都市のヒートアイランド現象などの状況では、エアコンを使わざるを得ないことがある。使う場合は、温度設定に十分気をつけ、効きすぎに注意する。「涼しいな」と感じるようなら、温度が下がりすぎている可能性がある。少し温度を上げた方がいい。

オフィスなど、自分では室温調整ができない場合には、自己防衛が必要になる。重ね着をするなどで、エアコンの効きすぎによる冷えから、身を守っていくことが大切だ。

からだを温める食事のポイント

食べ物には、からだを温めるものと冷やすものと、その中間のものがある。体温の低い人は、できるだけからだを温める食べ物を選ぶ。調理で温めて、アツアツのものを食べたり、香辛料でからだに少し刺激を与えるのもよい。

ポイント1　からだを温める食材を選ぶ

- 寒い地方でとれるもの、冬が旬のもの
- 色が濃いもの、黒っぽいもの
- 地下に埋まっているもの

上のようなものがからだを温める。東洋医学の食養生《しょくようじょう》の本などに一覧表があるので、詳細はそれらを参考にするといい。

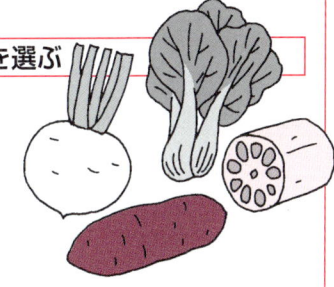

かぶやさつまいも、れんこんや小松菜など

ポイント2　加熱して食べる

煮たり、焼いたり、炒めたり、温かく調理して食べる。あんかけなども、体がひじょうに温まる。

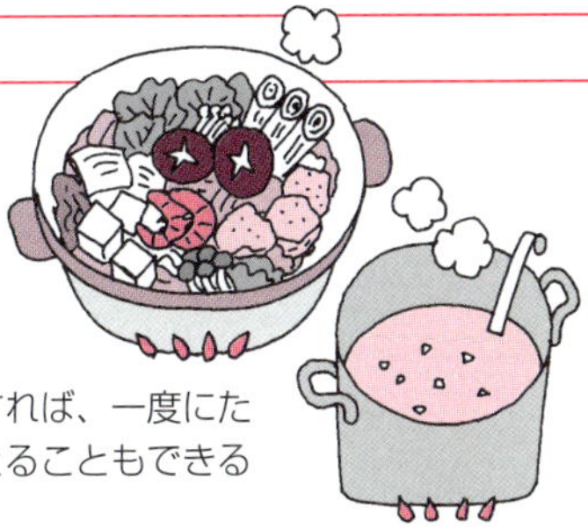

鍋やスープにすれば、一度にたくさん野菜をとることもできる

ポイント3　香味料や香辛料を使う

香辛料や薬味になるような食品は、体を刺激して、副交感神経《ふくこうかんしんけい》の働きを高めてくれる。

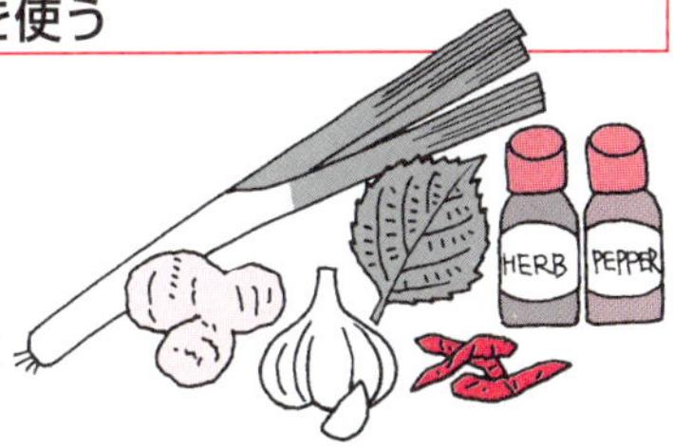

ねぎ、しょうが、唐辛子やこしょう、しそやハーブなど

入浴法

シャワーより「＋4度C入浴」でからだを芯から温める

物理的に体を温める入浴は、体温アップの切り札。ゆっくり湯につかって、心身ともにリラックスさせよう。

●〝気持ちいい〟と感じる湯温が副交感神経《ふくこうかんしんけい》を刺激する

低体温の人や、日ごろストレスを溜《た》めこみやすい人は、１日の終わりにぜひゆったりとした入浴をしてほしい。いつもシャワーですませている人と、いつもゆっくり湯船につかる人の体温を比べてみると、入浴派のほうがだんぜん体温が高い。入浴は、からだを芯《しん》から温め、免疫力をアップさせるもっとも手っとり早い方法なのだ。

ただし、熱い湯は交感神経《こうかんしんけい》を刺激してしまう。朝、これから活動するという前に入る場合はそれでもいいが、寝る前にリラックスする目的で入浴する場合は、これではかえって困る。

副交感神経に作用してリラックス効果を得るには、「気持ちいい」と感じる湯温に入るのがいい。心地よさを感じる湯温は、「体温＋４度Ｃ」であることがわかっている。一般に湯温は40～42度Ｃだが、これは体温36～37度Ｃの健康な人の適温だ。35度Ｃくらいの低体温の人は、熱くて入れない。低体温の人は、40度Ｃ以下の湯温にして、ゆっくりと入るといい。

●入浴中の体温測定で、入浴効果を実感してみる

低体温の人は、入浴中に体温を測って、効果を実感してみると面白い。舌《ぜっ》下《か》に体温計を入れて湯船に入り、ときどき体温計をチェックしてみる。時間の経過によって、当然体温が上昇していくが、毎日おこなっていると、体温上昇のスピードがだんだん早くなっていく。

だれでも、長く入浴していると汗をかくが、からだが冷えている人はそうでない人より、汗をかくまで時間がかかる。ところがゆったりした入浴を続けていくうちに、体温がすぐに上がって、汗がすぐにで始める。それだけ血行がよくなり、リンパ球が増えて、免疫力が上がったことになる。

体温上昇入浴法

ゆっくりとした入浴は、からだを芯から温め、副交感神経を刺激して、免疫力をアップさせる絶好の方法。入浴法にちょっと気をつければ、免疫力はさらに高まる。

全身浴でも半身浴でもOK

全身を湯船に入れなくても、血流がよくなり、体温が上昇する。半身浴のときは冷えないよう肩にタオルをかけるといい。

湯温は体温+4度Cが適温

心地よさを感じる温度は、その人の体温によって異なる。家族それぞれで湯温を調整することも必要。

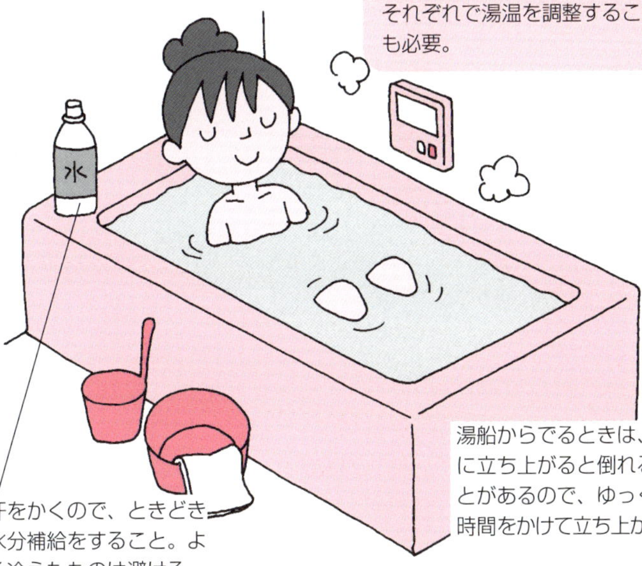

汗をかくので、ときどき水分補給をすること。よく冷えたものは避ける

湯船からでるときは、急に立ち上がると倒れることがあるので、ゆっくり時間をかけて立ち上がる

炭酸入浴剤でリラックス

好きな香りの入浴剤など、好みのものを利用するといい。炭酸の軽い刺激が、心身のリラックス効果を高める。

入浴時間は、全身浴なら10分

半身浴なら30分〜1時間。
のぼせて倒れる危険もあるので、全身浴は最初は10分以内にし、だんだん時間を伸ばしていくといい。

姿勢

「水がめ姿勢」で
疲れにくい丈夫なからだをつくる

健康維持には、よい姿勢を保つことが大切。
頭に水がめを乗せても平気で歩けるような、よい姿勢を心がける。

●体調が悪い人は姿勢も悪い

頭に大きな水がめを乗せて歩いている女性の、写真や絵を見たことがあるだろう。あの水がめは、30kgくらいはゆうにあるという。とくに筋力があるとも思えないきゃしゃな女性が、そんなに重いものを頭に乗せながら、いとも涼しげな顔で歩いているのである。

このようなことができるのも、彼女たちがひじょうに正しい姿勢をとっているからだ。正しい姿勢というのは、ほとんど骨だけで体重を支えている状態といえる。骨を支える筋肉や靭帯《じんたい》などの力をあまり必要としていないので、筋力がそれほど発達していなくても、重いものがもてる。

彼女たちの背筋はピンと伸びていて、見た目にも健康そうに見える。実際、健康な人は姿勢がよく、体調が悪い人は姿勢が悪くなる。たいてい、首が前にでて、肩が落ち、全体的にうなだれた感じになる。体調が悪いときに歩くと、このような力のない姿勢をしていることは、自分自身の体験からも理解できるだろう。

●よい姿勢を保つには筋力の維持が大切

よい姿勢で立っていると、筋力をむだに使わないので、それほど疲れないものだ。肩が落ちた悪い姿勢では、からだの軸からはずれた重力の一部を、筋肉で受けとめなくてはならないため、どうしても疲れやすくなる。疲れは交感神経《こうかんしんけい》優位のからだをつくってしまうので、ふだんからよい姿勢を保つことを心がけておきたい。

ただ、よい姿勢を保つには、骨を支えるための筋力が必要になる。そのためにも、日ごろの運動が大切になる。筋肉は、いくつになっても鍛《きた》えられるので、よい姿勢を保つためにも運動を欠かさないようにしたい。

姿勢と健康の関係

体調がよければよい姿勢を保て、健康的な生活を送れる。体調が悪いと姿勢が悪くなり、疲れやすく病気しやすくなる。病気しやすい体調なら、姿勢はますます悪くなるという具合に、悪循環に陥《おちい》る。

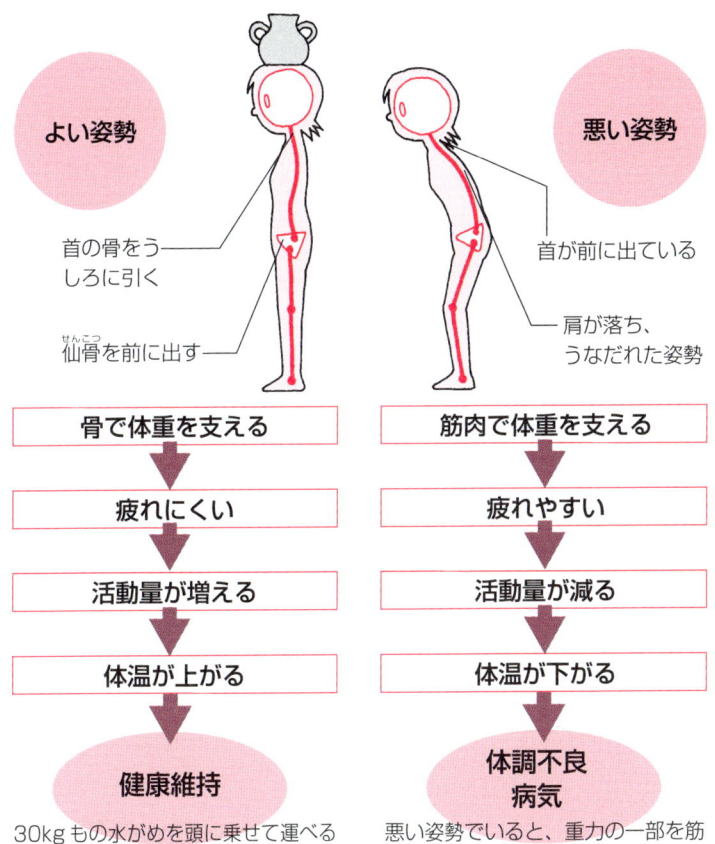

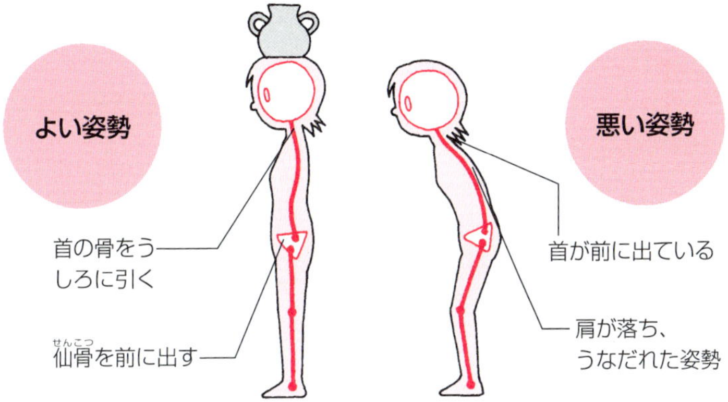
よい姿勢
首の骨をうしろに引く
仙骨《せんこつ》を前に出す
悪い姿勢
首が前に出ている
肩が落ち、うなだれた姿勢

よい姿勢

骨で体重を支える
↓
疲れにくい
↓
活動量が増える
↓
体温が上がる
↓
健康維持

30kgもの水がめを頭に乗せて運べるのは、骨だけで重力を受けとめるので、筋肉でからだを支える必要があまりなく、体の負担が最小限ですむため。

悪い姿勢

筋肉で体重を支える
↓
疲れやすい
↓
活動量が減る
↓
体温が下がる
↓
体調不良
病気

悪い姿勢でいると、重力の一部を筋肉で受けとめなければならない。疲れをまねき、交感神経が刺激されて健康を害してしまう。

睡眠

12時前に寝る「シンデレラ就寝」を習慣にする

夜更かしせず、自然のリズムに合わせて暮らすことが大切。
睡眠時間をきちんととって、心身をリラックスさせよう。

●夜更かし、夜遊びが体温を下げる

不規則な生活や夜更《よふ》かしばかりする生活は、健康によくないとよくいわれる。実際、体温が低い人に生活状況を聞いてみると、いつも夜更かしをして、生活リズムが乱れていることが多い。

夜更かしをすると低体温になるのは、自然のリズムと体内リズムにずれが生じてしまうためだ。本来の体内リズムは、自然のリズムにマッチしている。朝に交感神経《こうかんしんけい》が働いて活動に適した体内環境にととのえ、夜は副交感神経《ふくこうかんしんけい》が働いてリラックスさせるので眠くなる。

ところが夜更かしをしていると、夜間に交感神経が緊張する状態が続く。副交感神経が働いて寝始めても、授業や仕事があるから睡眠不足のまま起き、まだ副交感神経優位の状態で活動しなくてはならなくなる。このような具合にずれていて、本来たっぷりとらなくてはならないリラックス時間が不足しているため、交感神経優位になりやすく、体温が下がるのだ。

●夜型の生活はホルモンバランスを崩す

自律神経はホルモン分泌《ぶんぴつ》と連動しているので、自律神経が乱れれば、当然ながらホルモン分泌も乱れる。

通常は、からだを活動状況に合わせるために、交感神経は朝4時くらいに働き始め、それとともにからだを興奮状態にする副腎皮質《ふくじんひしつ》ホルモンの分泌もピークになる。副交感神経が優位になる夜間には、男性ホルモンや女性ホルモンが活発に分泌される。その時間帯に起きて活動していて、副交感神経が働かないと、女性ならば女性ホルモンが不足して、肌荒れなどが起こる。

少なくとも夜は、12時前に就寝したいものである。

免疫力を高める快眠法

夜ぐっすり眠れれば、副交感神経がしっかりと働き、リンパ球が増えて免疫力がアップする。睡眠時間は、１日７時間程度は確保しよう。快眠のためには、寝ているときの姿勢にもちょっと気をつけたい。

日中は適度にからだを動かす

昼間に交感神経が活発に働いて適度に疲労していれば、夜はスムーズに副交感神経に移行して、眠りやすくなる。

枕は低めのものを

高い枕を使うと、頭の位置が高くなり、脳への血流が悪くなる。低めの枕を使い、脳への血流が滞《とどこお》らないようにする。

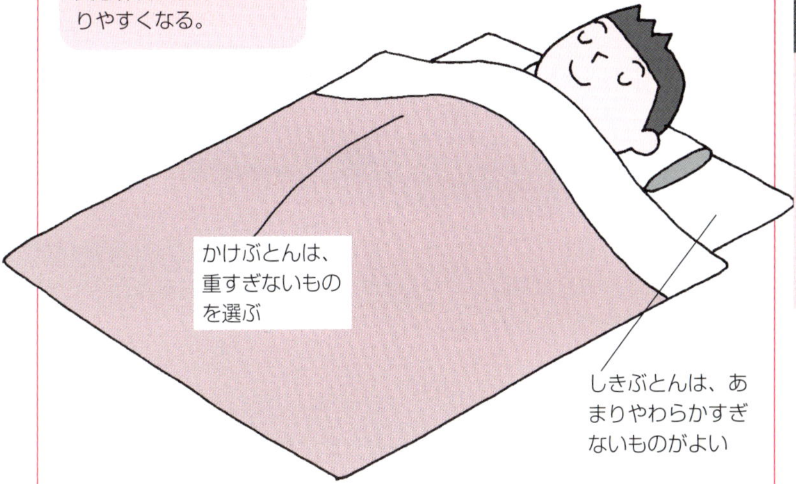

かけぶとんは、重すぎないものを選ぶ
しきぶとんは、あまりやわらかすぎないものがよい

深呼吸でリラックス

寝る前に大きく深呼吸をして、心身をリラックスさせると、ぐっすりと眠れて日中の疲れがとれる。

仰向けに寝る

仰向けだと深呼吸ができ、猫背を防ぐことができる。肩関節が圧迫されず五十肩を防げる、内臓の圧迫を防げるなど利点が多い。

呼吸

深く長い「腹式呼吸」で副交感神経を刺激する

呼吸は唯一、意識して自律神経を調整できるもの。
深く吸って長く吐くことを繰り返すとリラックスできる。

●自律神経の仕事で唯一、自分でコントロールできる

お風呂に入ったときや、一仕事終わってホッとしたときなど、つい「フ〜」と、息をついてしまう。この長い息は、副交感神経《ふくこうかんしんけい》を刺激して、リラックスするためのものだ。

呼吸は、息を吸うときに交感神経《こうかんしんけい》、吐くときに副交感神経が働く。自律神経は、私たちが無意識のうちに働く神経なので、直接その働きを感じたり、コントロールすることはできない。ただし、唯一コントロールできるのが、呼吸なのだ。もちろん意識しなくても呼吸はできるが、意識して、息を吸ったり吐いたりもできる。

副交感神経を刺激してリラックスするのに、自律神経の窓口である呼吸を利用しない手はない。疲れたり、緊張したりして、心身が硬くなっているなと思ったときは、深呼吸をするといい。深く息を吸い、少しずつ長い時間をかけて息を吐く。長く息を吐いているときに副交感神経が刺激されるので、だんだん心身の緊張がとけていく。

●集中したいときは腹式呼吸で

よく知られているように、呼吸法には腹式呼吸と胸式呼吸がある。腹式呼吸は、横隔膜《おうかくまく》を伸縮させておこなう方法で、胸式呼吸は肋骨《ろっこつ》の動きによっておこなう方法である。一般には、「腹式呼吸をすると健康によい」といわれる。夜寝る前や、緊張したときなどに、リラックスを目的に深呼吸する場合は、たしかに腹式呼吸が適している。呼吸のたびに、横隔膜を通る副交感神経を刺激するからだ。

一方、胸式呼吸は、交感神経を刺激することが多い。そこで、これから活動しようとするときには、胸式呼吸をおこなうといい。

体温を上げる腹式呼吸法

心身をリラックスさせて免疫力をアップするには、寝る前や疲れたときなどに、意識して腹式呼吸をするといい。椅子に座ったり、横になって、ゆったりとした姿勢でおこなうと効果的だ。

①鼻からできるだけたくさん息を吸いこむ

息を吸う行為は交感神経がつかさどっている。背筋を伸ばした楽な体勢で、肺いっぱいに空気を吸いこむと、肺は酸素過剰の状態になる。

へその下10cmぐらいまで吸いこむイメージで、深く吸いこむ

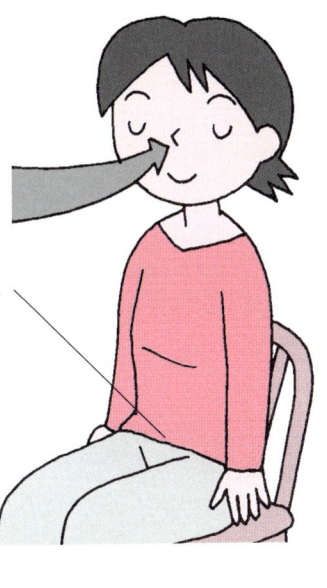

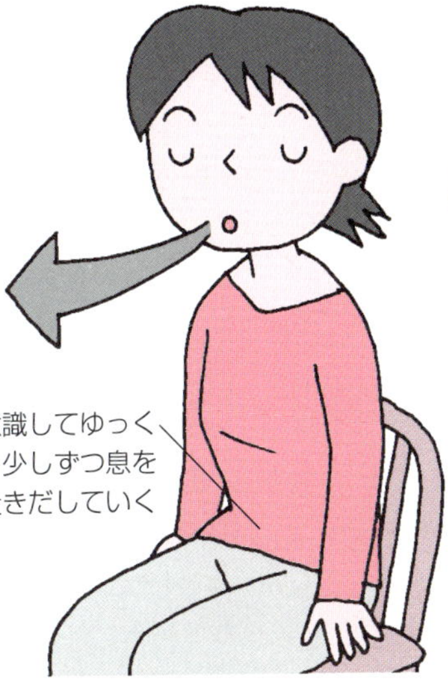
意識してゆっくり少しずつ息を吐きだしていく

②口から少しずつゆっくり息を吐く

息を吐く行為は副交感神経がつかさどっている。たくさん息を吸っていれば、それだけ長く吐くことになって、副交感神経が働く時間が長くなり、リラックスできる。

自律神経を鍛える

時には「寒さ」を体感して皮膚や神経を丈夫にする

快適環境の現代生活では自律神経の働きが弱りやすい。寒さ・冷たさをきらいすぎずに、自律神経を鍛えておこう。

●温めすぎると皮膚がペラペラになる

筋肉が少なく冷えやすい女性や、体温が低い人は、ともかく保温に注意して病気を防ぐ必要がある。しかし健康な男性の場合、かならずしも温めれば万全というものでもない。

たとえば皮膚《ひふ》は、温めすぎるとかえって弱くなる。足を湯たんぽや靴下などでいつも温めていると、だんだん皮膚がうすくなっていく。ふだんは硬い足の裏やかかとなどの皮膚もペラペラになり、地面に足をグッと踏《ふ》みこむと痛みが起きたりする。

皮膚を温めると、皮膚細胞のミトコンドリアが活性化し、細胞分裂が抑制される。だから皮膚細胞の数が少なくなって、皮膚が弱くなるのだ。女性なら、うすくてやわらかな肌はプラスにもなるが、外を走り回る多くの男性にとってはマイナスになってしまう。靴下を脱いで、ときに冷たさを感じさせるのも、健康法のひとつである。

●子どもの自律神経が弱くなっている？

入浴するとすぐに湯あたりしたり、暑い日に外にでるとすぐに気分が悪くなるといった人が、近年増えているようだ。とくに、子どもにその傾向が強いようである。

背景には、体温調整がうまくできなくなっている人の増加がある。入浴でからだが熱くなったり、外気温が暑ければ、ふつうは汗をかいて体温を下げようとする。ところがその反応がなかなかうまくいかないのだ。

そもそも、体温調整をおこなっている自律神経の機能が鈍《にぶ》っていると考えられる。冷暖房に頼りすぎず、自然の暑さ寒さに対応する暮らし方をするなどで、メリハリのある生活を心がけて、自律神経を鍛《きた》えておきたい。

皮膚のしくみと働き

からだをおおう皮膚は、新陳代謝《しんちんたいしゃ》を繰り返している。皮膚細胞は、表皮と真皮の間にある基底層《きていそう》で生まれ、だんだん皮膚表面へと移動していき、最終的に垢《あか》としてはがれ落ちる。誕生からはがれ落ちるまでの期間は、約1か月。

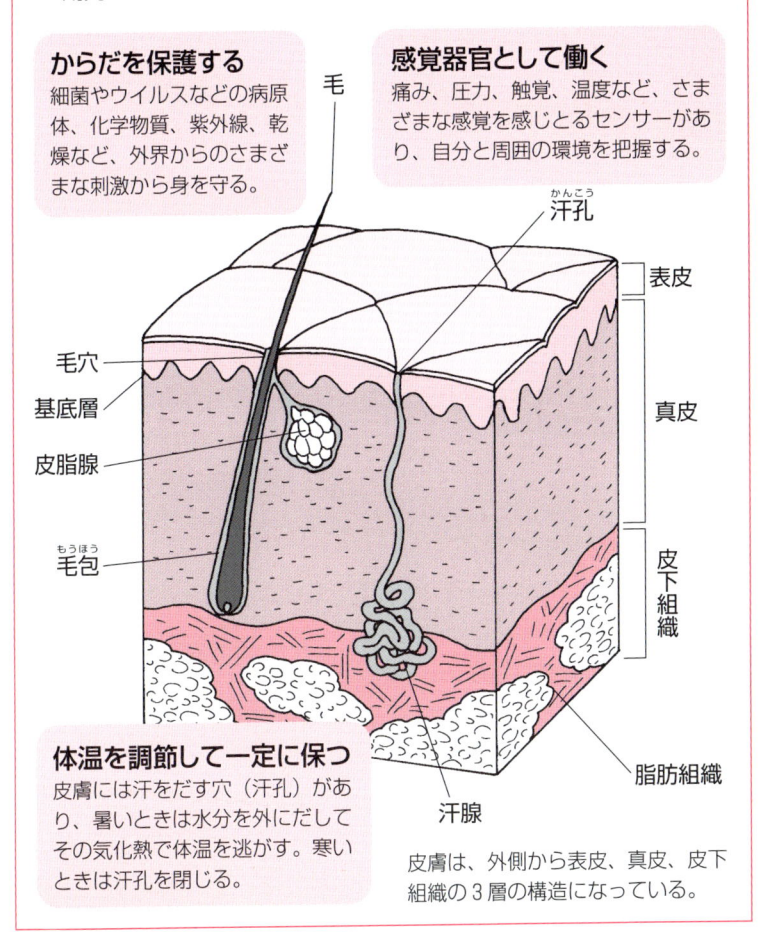

からだを保護する

細菌やウイルスなどの病原体、化学物質、紫外線、乾燥など、外界からのさまざまな刺激から身を守る。

感覚器官として働く

痛み、圧力、触覚、温度など、さまざまな感覚を感じとるセンサーがあり、自分と周囲の環境を把握する。

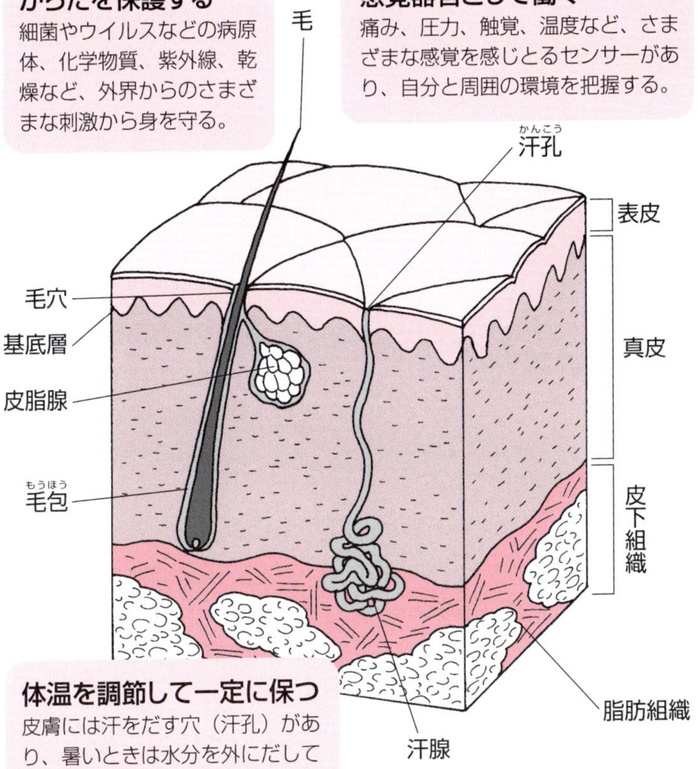

体温を調節して一定に保つ

皮膚には汗をだす穴（汗孔）があり、暑いときは水分を外にだしてその気化熱で体温を逃がす。寒いときは汗孔を閉じる。

皮膚は、外側から表皮、真皮、皮下組織の3層の構造になっている。

爪もみ療法

手軽にできる「爪もみ療法」で気になる症状を鎮める

爪の生えぎわは、神経線維が集中した過敏な部位。生えぎわをもめば、自律神経の働きをととのえることができる。

●爪の生えぎわには神経線維が集まっている

すでに自律神経のバランスが悪くなっていたり、病気が発症している場合、日常生活の注意だけでなく、もっと積極的に自律神経の調整をおこなっていきたい。

自律神経をコントロールする方法に、爪の生えぎわをもむ、「爪もみ療法」がある。爪の生えぎわには、神経線維が密集している。たいへん感受性の強い場所なので、ここを押しもみすると、すぐに自律神経に刺激が伝わって、その働きをととのえることができる。

自律神経全般をととのえるほか、特定の症状をやわらげる目的でもおこなえる。親指は肺などの呼吸器、人さし指は胃腸など、指それぞれに対応する内臓があるので、治療したい症状に合わせて、対応する指の爪を押すといい。下半身の症状が気になる人は、足の指をもむと効果的だ。

爪もみ療法は、もちろん予防的にも効果があるので、健康維持のために毎日おこなうといいだろう。

●針やレーザーで刺激する「刺絡療法《しらくりょうほう》」もある

医療として、爪の生えぎわを刺激して、症状をとる治療法もある。「刺絡療法」といって、針やレーザーなどを使って、爪の生えぎわを刺激する。自宅でも外出先でも、いつでも刺激できる、携帯用の電子針もある。

刺絡療法は、爪だけでなく、頭や背中などの、いわゆるツボを刺激して、総合的に体調をととのえる。「自律神経免疫療法《じりつしんけいめんえきりょうほう》」ともいう。

自律神経免疫療法は、西洋医学と東洋医学の境界にある治療法なので、一般の病院ですぐに受けられるというものではないが、おこなえる医療機関はだんだん増えている。

症状に合わせておこなう爪もみ療法

症状がつらいときは、爪もみ療法で軽減する。各指には、それぞれ対応する内臓があるので、症状に合わせてもむ指を選択するといい。たとえば胃腸の調子が悪ければ、人さし指の生えぎわを重点的に押しもみする。

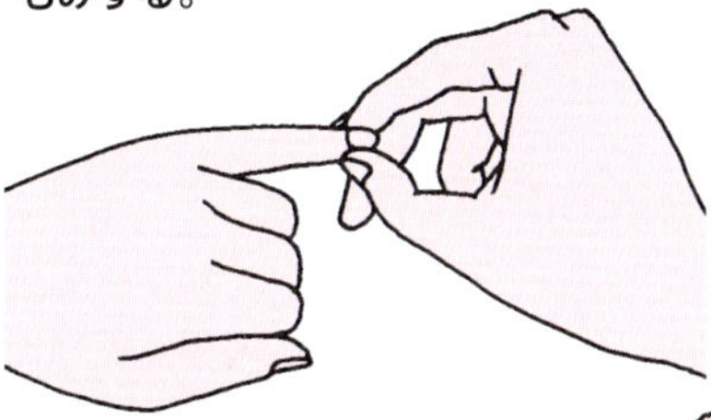

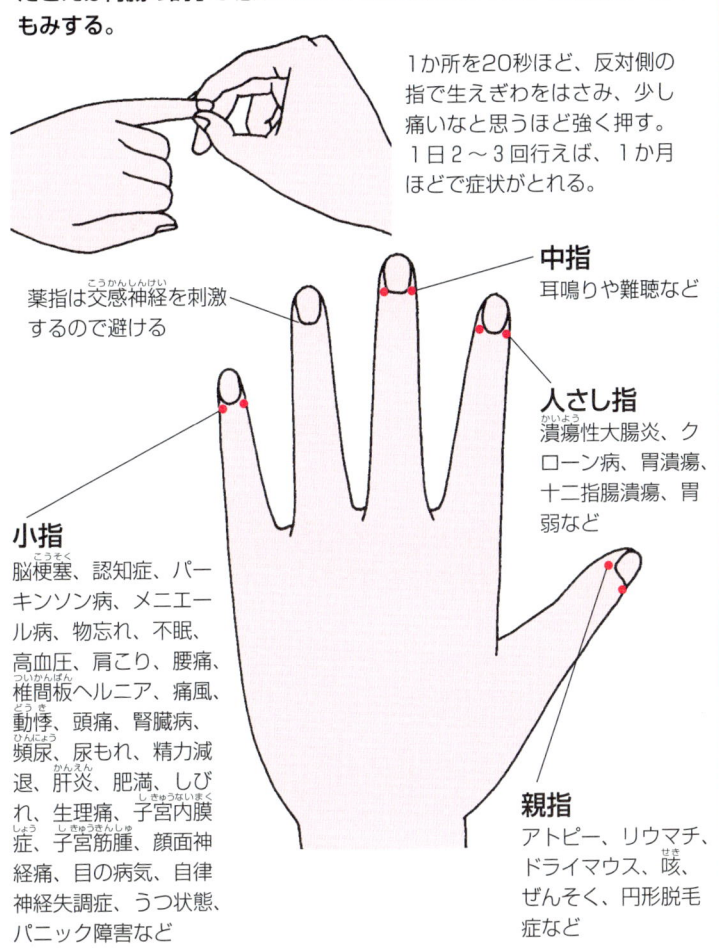

1か所を20秒ほど、反対側の指で生えぎわをはさみ、少し痛いなと思うほど強く押す。1日2～3回行えば、1か月ほどで症状がとれる。

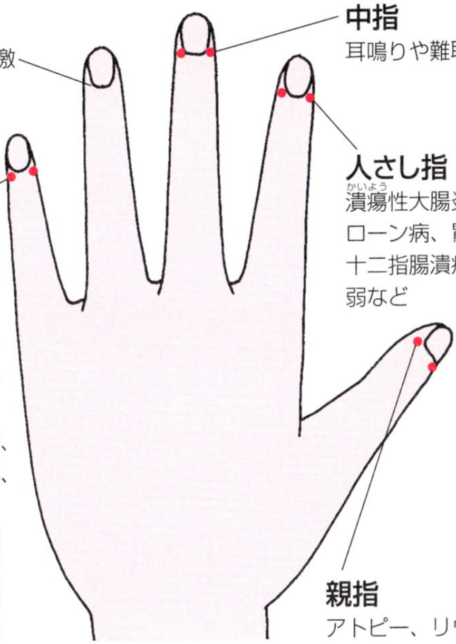
中指
耳鳴りや難聴など
薬指は交感神経《こうかんしんけい》を刺激するので避ける
人さし指
潰瘍《かいよう》性大腸炎、クローン病、胃潰瘍、十二指腸潰瘍、胃弱など
小指
脳梗塞《こうそく》、認知症、パーキンソン病、メニエール病、物忘れ、不眠、高血圧、肩こり、腰痛、椎間板《ついかんばん》ヘルニア、痛風、動悸《どうき》、頭痛、腎臓病、頻尿《ひんにょう》、尿もれ、精力減退、肝炎《かんえん》、肥満、しびれ、生理痛、子宮内膜《しきゅうないまく》症《しょう》、子宮筋腫《しきゅうきんしゅ》、顔面神経痛、目の病気、自律神経失調症、うつ状態、パニック障害など
親指
アトピー、リウマチ、ドライマウス、咳《せき》、ぜんそく、円形脱毛症など

コラム

お酒のリラックス効果は意外と短い

●副交感神経《ふくこうかんしんけい》に作用するのは１〜２時間程度

「自分のストレス解消法は酒をのむこと」と思っている人は、けっこう多いはずだ。仕事帰りに酒を飲んでウサを晴らし、気持ちをすっきりさせて翌日の仕事に臨《いど》もうというわけだ。

たしかに、ビールなどをのみ始めたときは、ホッとした気分になり、疲れが吹き飛ぶような気がする。血管が開いて血行がよくなり、顔がほんのり赤くなって、気持ちもリラックスする。排泄《はいせつ》機能が高まって、尿もよくでる。

こうしたアルコールの効果は、副交感神経の作用による。アルコールは副交感神経を刺激するので、リラックス効果が得られるのだ。

ところがその効果も、残念ながらそれほど長くは続かない。飲み始めてから、せいぜい１〜２時間程度なのだ。ふだんよく飲酒する人なら覚えがあるだろうが、だんだん酔ってくると、今度は興奮したり、顔色が悪くなったり、脈拍が速くなったりする。これらの変化は、副交感神経から交感神経《こうかんしんけい》へと移ってきたことを示している。リラックスできる飲酒も、その時間が長くなれば、かえって緊張状態に戻ってしまうのである。

●適度なアルコールなら免疫力を高める

たまにハメをはずしてのむのはいいが、いつも深酒をしていると、リラックスできるどころか、交感神経を刺激して、かえって病気をまねく。また、やがてアルコール依存症にもなりかねない。

一方で、「酒は百薬《ひゃくやく》の長《ちょう》」といわれるように、アルコールは適度な量なら、副交感神経を刺激して、免疫力を高めるのに役立ってくれる。短い時間で、適度な量をゆっくりと楽しむことが、なにより大切なことだ。

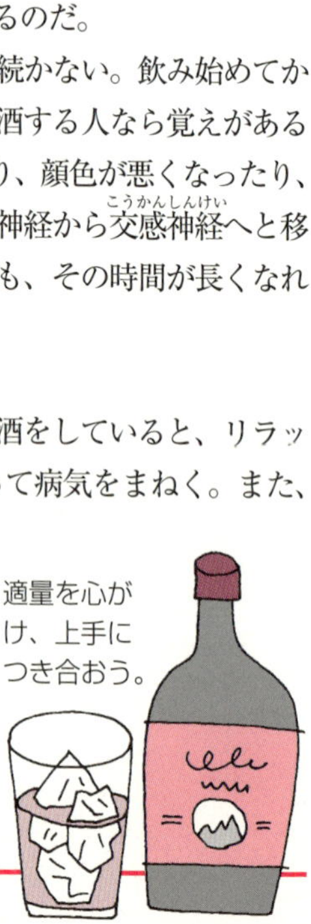

第8章

病気にならない生活

ストレスは万病のもと。働きすぎ、悩みすぎをやめ、自分のからだの声に耳を傾けてみる。また、笑いや感謝の気持ちは、副交感神経を刺激して、病気を防いでくれる。

キーワード

メリハリのある生活	泣く
脈拍数	脳の健康
自己検診	笑う
7割人生	こころのもち方

ライフスタイル①

働きすぎの生活から抜けだす勇気をもつ

リラックスする暇もなく働き続ける生活は危険。免疫力が下がる40歳からはとくに、生き方の転換が必要。

●会社はあなたの健康を守ってくれない

日本人はもともと働きすぎだといわれるが、近年の長引く不況もあり、人員削減によって各人にかかる負担が大きくなり、ますます労働時間が増えている。朝早くから夜遅くまでハードに働いた結果、心臓などを悪くしたり、うつ病になるなど精神面でダメージを受ける人はあとを絶たない。

日本人の最大の病因は、働きすぎだといっても過言ではない。働きすぎによる睡眠不足、身体の疲労、パソコンによる目の疲労、ノルマなどによる精神的ストレスによって、毎日どんどん健康がむしばまれていく。

夜、ゆっくり風呂に入ってぐっすり眠っても、翌日に疲れが残っていると感じたら、あきらかに働きすぎだ。仕事のことも気がかりだろうが、会社はあなたの健康を守ってくれない。自分のからだは、自分自身で守るしかない。

●50歳までにストレスの少ない仕事のやり方を探る

心身が疲労しても、20〜30歳代の若い時期ならなんとか乗りきることができる。責任ある仕事をまかせられれば、やりがいもあり、会社からそれなりの評価をもらえて、まずは満足していられる。

しかし、疲労にからだがもちこたえられるのは、せいぜい40歳代はじめまでだ。だんだん疲労の蓄積を自覚するようになり、実際に病気を発症しやすくなる。若いころからの生活をそのまま続けていれば、遅かれ早かれからだを壊すことになる。

したがって、少なくとも50歳になるまでには、自分の身をいたわる生き方に切り替えていく必要がある。ここは勇気をもって、できるだけ早く帰宅して睡眠を確保する。休日はなにはともあれ、心身をリラックスさせることを優先する。そうやって免疫力を維持して、身を守っていこう。

パソコンの使いすぎは免疫力を下げる

どのような職種でも欠かせなくなっているパソコン作業。長時間画面を見つめていると目が疲れ、それがストレスになって交感神経《こうかんしんけい》優位になってしまう。最低でも1～2時間に1回、休憩して目を休める。

▼パソコン使用による目の不快な症状

画面を見続けていると、目の疲れや充血、痛みなどの不快症状が現れ、それが精神的なストレスになる。

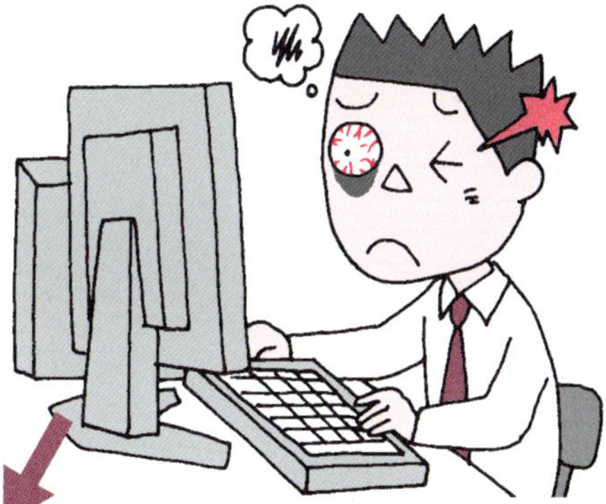

ストレスを生じる

↓

交感神経が優位になる

↓

免疫力が低下する

目の疲労によるストレスがかかり続けると、交感神経優位の体調になり、免疫力が下がる。

まばたきの回数や涙の量が減る

交感神経の影響で涙の分泌《ぶんぴつ》が低下したり、まばたきの回数が減り、目が乾きやすくなる。

涙の分泌低下や目の乾きなどの症状がストレスになり、ますます目が疲れやすいという悪循環を生じる。

ライフスタイル②

女性は冷え、男性は興奮しすぎに気をつける

筋肉の少ない女性は冷えによって病気になりやすい。
闘争的な男性は、興奮のしすぎが多くの病気をまねく。

●女性は男性よりも冷えに弱い

多くの女性たちを悩ませるのが、オフィスの冷房の効きすぎだ。男性社員は「暑い」といって設定温度を下げ、女性たちは「寒い」といって、上着やひざかけなどで防御する。

男性は夏でもスーツを着て、女性はうす着姿という服装の違いも関係するが、室温戦争のもっとも大きな原因は、女性は冷えやすいということだ。

からだの熱の多くは、筋肉細胞でつくられている。そのため筋肉の多い男性は、熱の産生が大きい。反対に筋肉の少ない女性は、熱の産生が少ないため、温度が下がるとすぐに冷えてしまう。

女性はもともと冷えやすいので、ともかくからだを温めることを健康維持の基本とするべきだ。冷房などで冷えてしまい、不眠や頭痛などの症状がある人は、ゆっくりした入浴などのほか、右ページに紹介した、湯たんぽの利用などによって、できるだけからだを温めておきたい。

●怒ってばかりいると病気を呼びこむ

男性の場合には、興奮のしすぎが免疫力の低下をまねきやすい。

狩りをしなくてはならない動物としての本性からか、男性はもともと、女性に比べてなにかと闘争的だ。すぐに怒ったり、興奮したり、過剰に動き回ったりする。ひどく腹が立つときに血圧を測ってみると、ひじょうに高くなっていることがわかるはずだ。興奮しすぎていると、交感神経《こうかんしんけい》優位の体調をまねき、免疫力を落としてしまいやすいのである。

興奮しないようにするのはむずかしいかもしれないが、できるだけおだやかに暮らすことを考えておきたい。また、興奮することがあったら、できるだけ早くそれを鎮《しず》められる、自分なりの方法をもっておくといいだろう。

湯たんぽで効果的にからだを温める

湯たんぽは、電気などを使わずにからだをじんわり温めてくれる、省エネでしかも効果が高いすぐれもの。最近は、おしゃれな形のものや電子レンジで温めるタイプなど、バラエティに富んだ種類があるので、ぜひ利用したい。

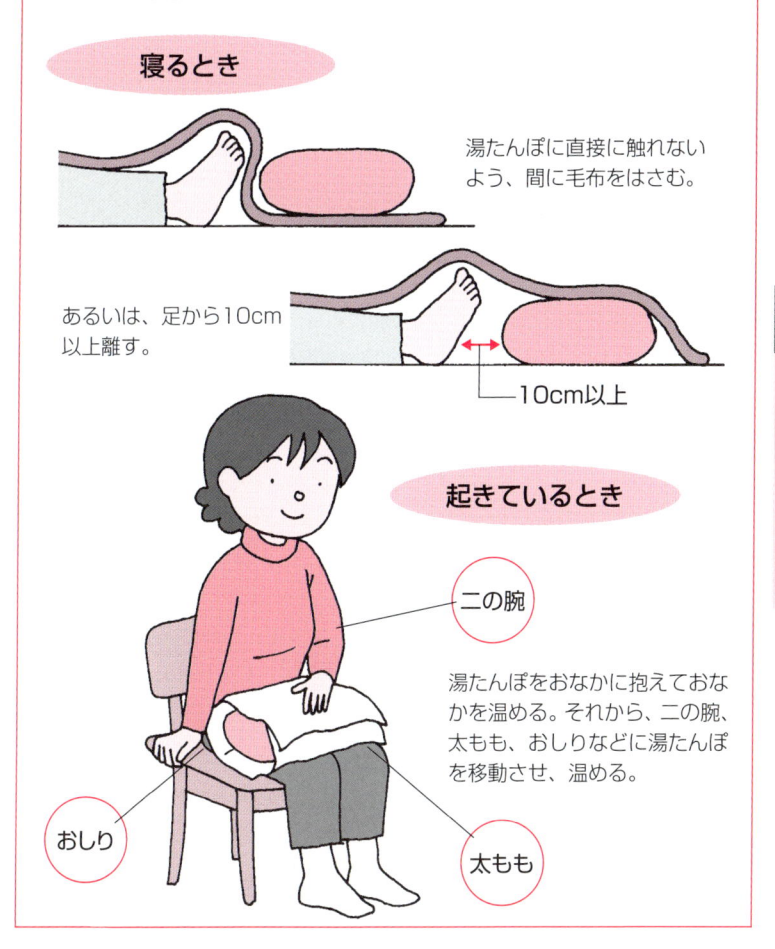

寝るとき

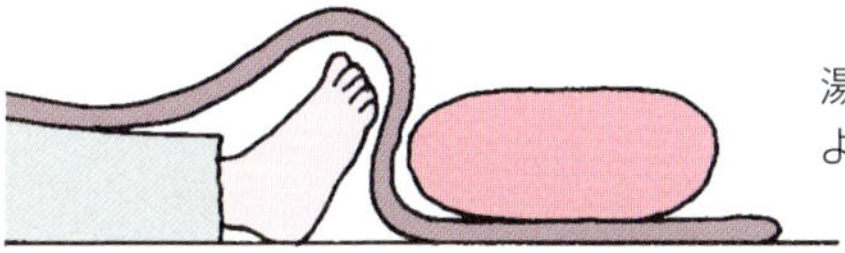

湯たんぽに直接に触れないよう、間に毛布をはさむ。

あるいは、足から10cm以上離す。

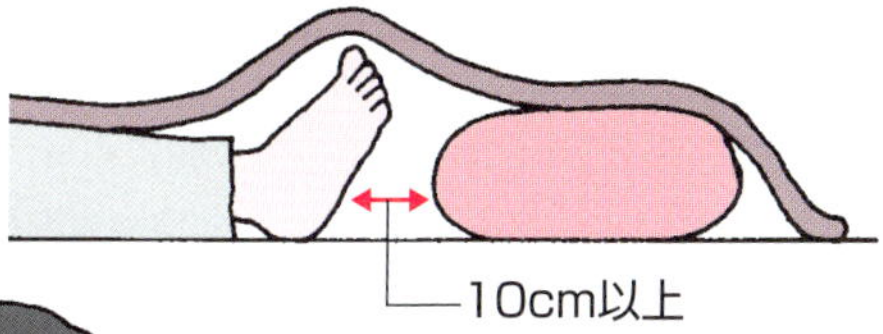

起きているとき

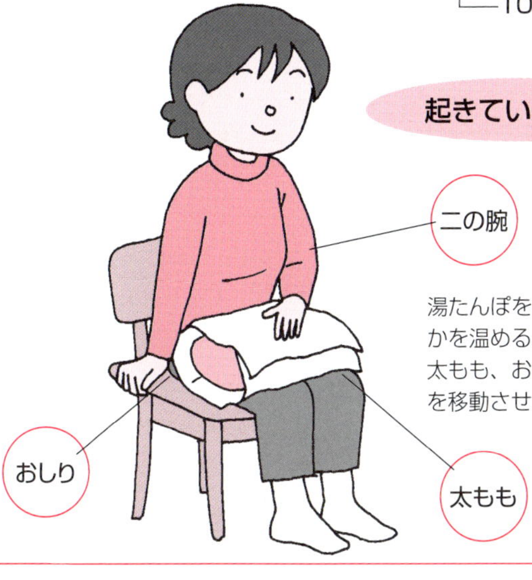

湯たんぽをおなかに抱えておなかを温める。それから、二の腕、太もも、おしりなどに湯たんぽを移動させ、温める。

ライフスタイル③

型にはまった生活は飽きがくる。たまにははめをはずす

健康に気づかいすぎるのも、案外〝不健康〟。
ストレスがあってもじょうずに解消していくことが大切。

●いつもいつも〝健康的〟に過ごす必要はない

健康ブームのせいか、日本人はまじめな性格のせいか、「からだのためには○○がいい」と聞くと、それにこだわりすぎる人がよくいるものだ。「体温を下げない」とか「冷えはよくない」となれば、体温を年中測ったり、冷えを極端にいやがって寒い場所には行かないという人も現れる。しかし、あまりに神経質になるのは、じつはかえってよくない。

「○○しなくてはいけない」「○○でなければ」と、自分を縛ってしまうと、それがストレスになって、交感神経《こうかんしんけい》が緊張してしまう。

健康が大切なのはもちろんだが、健康のことばかり考えているのも困りものだ。からだは、健康維持が保たれない状況になると、かならずそのサインをだすものだ。からだからの自然の声を聞きながら、そのときどきに必要な対処をおこなっていくことを考えよう。

●たまには〝不健康な日〟を設けて生活にメリハリを

夜更《よふ》かしがよくない、酒ののみすぎがよくない、甘いものの食べすぎがよくない……これらをみんなわかったうえで、たまにはハメをはずし、好きなことを思い切りやってしまうことがあってもいい。

いくら健康的な生活といっても、毎日毎日同じようなことの繰り返しでは、どうしても生活がマンネリ化して、刺激が足りなくなる。たまには夜更けまで、気のおけない友人たちとのんで語り合う。たまには大好きなケーキやステーキをたっぷり食べる。そして翌日からは、またもとの健康的な生活に戻る……。〝不健康な日〟をときおり入れていくと、それがいい意味でのストレスを与え、全体としてメリハリのある、より健康的な生活になる。

男女で違うストレス解消法

ストレスがすべて悪いのではなく、適度なストレスは生活に張りを与えてくれる。必要なのは、強いストレスを感じたとき、それを早めに解消しておくこと。趣味やスポーツなど、自分なりのストレス解消法をみつけておきたい。

ストレスの解消法を男女別に示したグラフ。男性は、趣味やスポーツ、飲酒、喫煙、ギャンブルなどが多く、女性はおしゃべりや買い物、飲食が多い。男女差がはっきりと現れる。

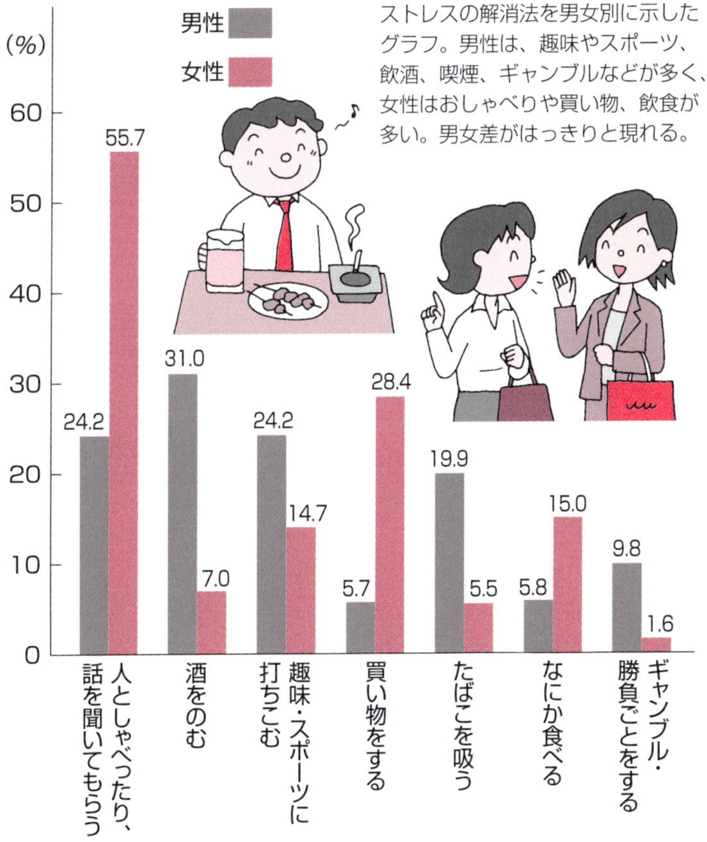
男性
女性
(%)
60
50
40
30
20
10
0
24.2
55.7
31.0
7.0
24.2
14.7
5.7
28.4
19.9
5.5
5.8
15.0
9.8
1.6
人としゃべったり、話を聞いてもらう
酒をのむ
趣味・スポーツに打ちこむ
買い物をする
たばこを吸う
なにか食べる
ギャンブル・勝負ごとをする

(参考:財団法人健康・体力づくり事業財団「健康日本21 健康づくりに関する意識調査」)

ライフスタイル④

からだを甘やかしすぎない。楽をしすぎない

リラックスしすぎも健康を害する原因になる。活動的な生活を送り、交感神経を刺激することが大切。

●過剰な副交感神経《ふくこうかんしんけい》優位でも体調を崩す

働きすぎなどで交感神経《こうかんしんけい》優位になっている人が多い反面、副交感神経が優位になりすぎて、かえって体調を悪化させている人がいるものだ。

活動量が少なく、冷暖房完備の暑さ寒さ知らずの環境で多くの時間を過ごし、いつもたっぷりと食事をとっている。そのようなリラックス過剰な生活を送っていると、副交感神経優位の体調になりかねない。

副交感神経が優位であっても、体温が低下して、病気のうちでもアトピー性皮膚炎や花粉症などのアレルギー疾患《しっかん》を起こしやすくなる。病気にならないまでも、体調に変化がでてくる。

無気力になって、やる気が起きない、朝になってもからだがだるくて活動する気が起きない、小さなことが気になって落ちこんでしまう、クヨクヨと考えてしまう……そのような不快な症状があったら、副交感神経優位になりすぎている可能性がある。

●からだに活を入れて交感神経を刺激する

自律神経は、交感神経と副交感神経のどちらかに傾きすぎず、シーソーのようにうまくバランスをとっているのが、健康的な状態だ。

したがって、副交感神経に傾いているのであれば、交感神経を少しあと押しをしてあげれば、バランスがとれる。

交感神経を刺激するには、からだを甘やかしすぎず、少し活発に動くことがいちばんだ。外にでて活動したり、運動をおこなったりして、からだをよく使おう。冷暖房の利用は最低限にして、自然の環境に合わせて暮らすことに留意する。食べすぎにも要注意だ。そのようにしてメリハリのある生活を送ることで、自律神経のバランスがもとに戻ってくる。

からだに活を入れる生活術

リラックスしすぎの副交感神経優位の状況も、からだの不調を呼びこむ。からだを甘やかしすぎず、楽をしすぎないことが必要。以下のような点に気をつけてメリハリのある生活を心がける。

早起きする

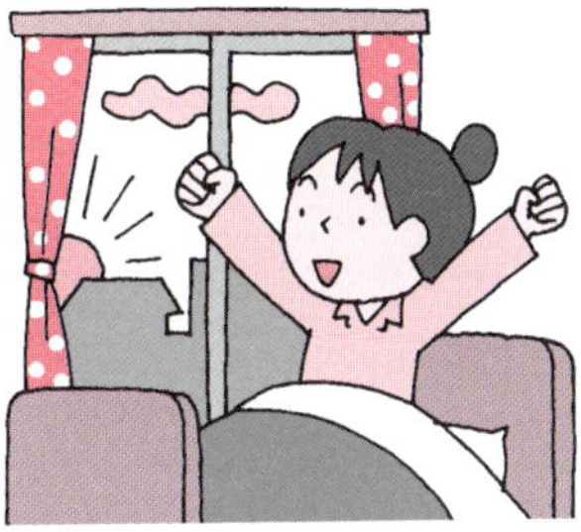

太陽がでると活動し、夜になるとリラックスするという、自然の営みにマッチした生活を送る。

食事量を少し減らす

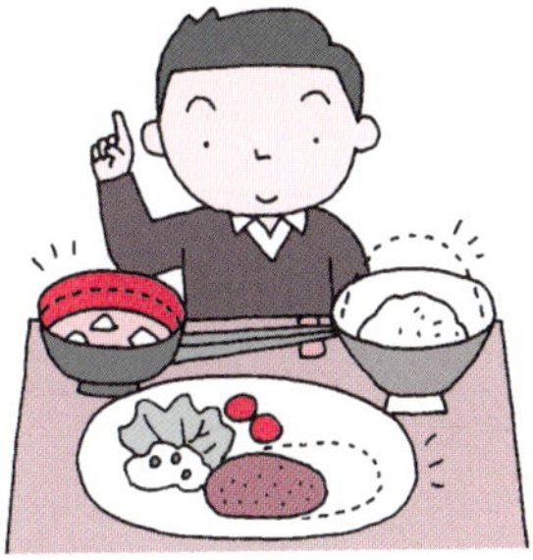

食事は副交感神経が支配している。量を減らすことで、副交感神経が働く時間を短縮する。

テキパキ動く

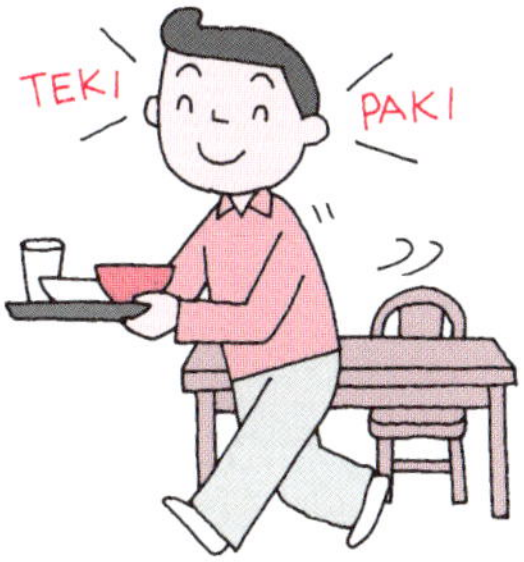

できれば運動したいが、その時間がなければ、できるだけ活発に動いて交感神経を刺激する。

甘いものを控える

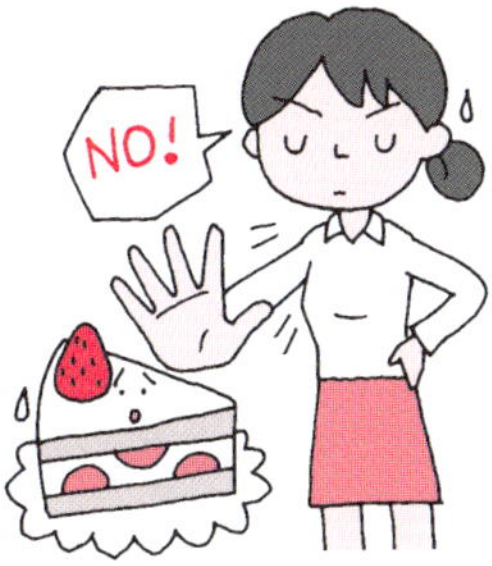

砂糖などの入った食べ物は、副交感神経を強く刺激する。食べる量や回数を減らす。

からだの声を聞く①

自分のからだの声を聞きとれる感性をとり戻す

**体調がいいか悪いか、からだはきちんと教えてくれる。
からだの声を聞いて、自分自身で「見立てる」。**

●からだの声に素直にしたがうことが健康への近道

自律神経や免疫の働きは、体内の目に見えないところで営まれているので、なかなかその働き具合を実感できない。血液検査などで、白血球の数や割合を調べたりすれば、ある程度具体的に知ることはできる。

けれど専門的な検査などしなくても、私たちには本来、自分のからだの状態を推測できる能力があるはずだ。いつもと少し異なるからだの状況を、それとなく察することができる。体調が悪くなれば、どうも食欲がない、顔色がすぐれない、胸がドキドキするなど、かすかであってもからだは、体内の異常を知らせてくる。

現代人は、そのサインを受けとる感性が鈍《にぶ》くなっているようだ。しかし自律神経のことをよく理解すると、からだの声を聞く感性が呼び戻されてくる。私たちは、感性で受けとめたその声に素直にしたがい、からだが必要としていることを考えていけばいい。

●体温、顔色、便通から自分のからだを見立てる

医師が患者さんの診断をおこなうことを「見立てる」という。医師ではない私たちも、からだのちょっとした変化から、自分を見立てることができる。

ポイントは、体温、顔色、脈拍、便通だ。体温を測れば、低体温のチェックができる。顔色がよくないときは、血流が悪いことを意味している。いつもより脈拍が速いと、交感神経《こうかんしんけい》優位になっている可能性がある。便通は、自律神経による胃腸の調整具合を知る手立てになる。

からだの声をよく聞き、自分で見立てをおこなって、健康を維持していく。それが究極の、健康法だといえる。

脈拍でわかる自律神経のリズム

脈拍は自律神経によって調整されており、交感神経が働くと脈拍が速くなり、副交感神経《ふくこうかんしんけい》が働くと遅くなる。脈拍は、そのときの気分によっても変化する。定期的に脈拍を測り、自分のリズムを調べてみるといい。

▼脈拍の測り方

首のつけ根や手首などで脈を探し、軽く指を押しつけるようにして、1分間測る。親指のつけ根の下のあたりが測りやすい。

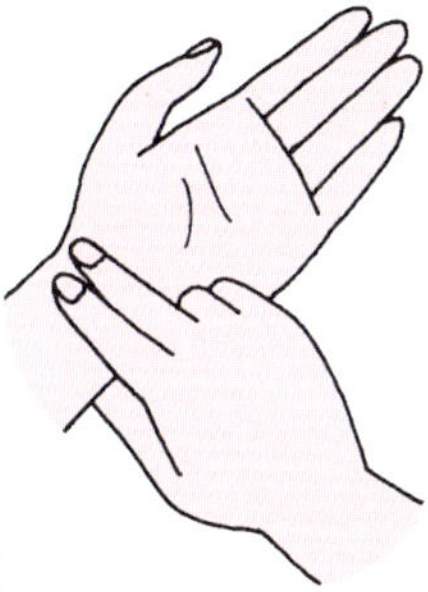

脈拍数

80以上 うれしくてしかたがない。誰かに話しかけたい。あるいはすごく腹を立てている。

75以上 理由もなくうれしくて、すべてがうまくいきそうな気がする。

70以上 やる気が湧く。勉強や仕事がはかどる。

65以上 とくに気分に左右されることはない。平均的な状態。

60以上 元気がない。仕事はできるが、早く片づけようという気分。

50以上 落ちこむ。悲しい、つらい。ひとりになりたい。

交感神経優位 交感神経が優位だと、脈拍は速くなる。

脈拍に自律神経の状態が反映される。

副交感神経優位 副交感神経が優位だと、脈拍は遅くなる。

からだの声を聞く②

ふだんからからだの声を聞いていれば健康診断は必要ない

健康診断の値を気にしすぎると、病気になる可能性も。
検査を受けるなら必要最低限にとどめたほうがいい。

●健診を受けるから病気になる

健康に関して一般的によくいわれるのは、「定期的に健康診断を受け、病気を早期に発見して、早期に治療しよう」ということだ。しかし、免疫学的に考えると、健康診断は必要ない。というより、かえって健康を害することさえある。

だれもが経験しているだろうが、健康診断で異常が指摘され、「要注意」とか「要精査」といわれると、その途端《とたん》にドキドキしたり、不安感におそわれる。そのときに計測してみれば、血圧が急上昇しているにちがいない。「病気かもしれない」というだけで私たちは、気持ちが暗くなり、交感神経《こうかんしんけい》優位のからだになってしまう。要注意とか要精査といっても、実際にはほとんどが問題ないのに、検査を受けることでほんとうの病気になってしまうのだ。

がん検診についても、同じことがいえる。エックス線の使用など、検査自体に発がんのリスクがあるし、がんの疑いがあれば、精密検査の間、最終診断への恐怖を抱えなくてはならない。これでは、自然治癒《ちゆ》する可能性のあったがんでさえ、増殖してしまう危険がでてくる。がんについても、検査をすることでかえって、発症や進展を促《うなが》してしまうのである。

●病気のサインは自分でチェック

健康を守るには、健診に頼るのではなく、いつも自分のからだの声を聞いておくことがもっとも大事だ。200ページで紹介した項目を把握して、自分のいつもの体調を知っておこう。ときおりこれらを自己検診し、いつもの値と変化がないかを調べておけば、体内の異常がキャッチできる。そして異常のサインがあったときは、すぐに養生《ようじょう》しておくことで免疫力が回復し、すばやく体調を好転させることができる。

検査で免疫力をチェックするなら

体内の状態でもっとも知っておきたいのは、免疫力の程度だろう。からだの声を聞くだけでなく、どうしても検査値として把握しておきたいという場合は、下のような検査を受けておけば十分だ。

項目	基準値	体の状態
白血球数	5000〜8000個/㎣	感染症を起こしたりけがをしているわけでもないのに、総数が多い場合は、働きすぎが原因と考えられる。
白血球の分画	リンパ球　35〜41% 顆粒球　　54〜60%	顆粒球《かりゅうきゅう》とリンパ球の割合をみることで、自律神経のバランスが崩れていないかどうかがわかる。
血圧	収縮期 140mmHg未満 拡張期 90mmHg未満	いつもより高いようであれば、交感神経優位の体調に傾いている可能性がある。
血糖値	空腹時　126mg/dl未満	いつもより値が高いようなら、ストレスが溜《た》まり、交感神経優位の体調になっていると考えられる。

からだの声を聞く③

体調不良はからだと心のSOSとして受けとめる

病院や現代医療に頼りきっていると、いつまでも治らない。
からだの声を聞きながら、自然治癒をめざすことが大切。

●すぐに病院に頼らず、自分で原因を考えてみる

体調がよくないとき、多くの人は病院に行ってからだを調べてもらい、必要なら治療を受けるだろう。しかし現代医療では、ほんとうの意味での治療はできないといっていい。病気のおおもとである原因を追及せずに、表面に現れている症状だけに目を向けて、治療をおこなっているからだ。たしかに症状はとれるかもしれないが、真の原因はそのままなので、いつまでも治らなかったり、一時的によくなっても、すぐに再発したりする。そのために治療がやめられず、延々と薬を使い続けることになってしまう。

病気のほんとうの原因は、自分のからだに聞くしかない。感染症などの急性の病気は別だが、慢性の病気なら、まずは自分自身で原因を考えてみることが必要だ。体調不良は、からだと心のＳＯＳとして受けとめ、自律神経のバランスがどう乱れているのか、自分で考えてみよう。そしてどうやればバランスをとり戻せるかを突きとめ、実行していくことが大切だ。

●医学の常識より自分のからだの声を信じる

性格的にまじめな人ほど、自分の健康を病院や医師に頼りきり、現代医学を信じきっているように思える。一般によくいわれている、「高血圧になったら降圧薬《こうあつやく》をのんでコントロールすべき」「がんの手術療法のあとに抗がん剤や放射線療法で再発予防」などを、なんの疑問ももたずに、そのまま受け入れてしまう。

そのような人が、いま受けている治療法に疑問をもったら、それをいい機会に、「この治療法は、自分のからだにとってどうなのか」と、立ち止まって考えてみよう。自分のからだの声を聞き、その声を信じて、崩れた体調をととのえていくのが、治癒《ちゆ》への早道である。

こんなときは立ち止まって考えてみよう

現代医療に頼りきっていても、検査・治療の過程で、疑問や迷いが生じることがある。そのときは、立ち止まってじっくりと考えてみよう。病気のほんとうの原因と治療法が、自分自身でつかめてくる。

体調不良が起こったとき

検診などで要精査といわれたとき

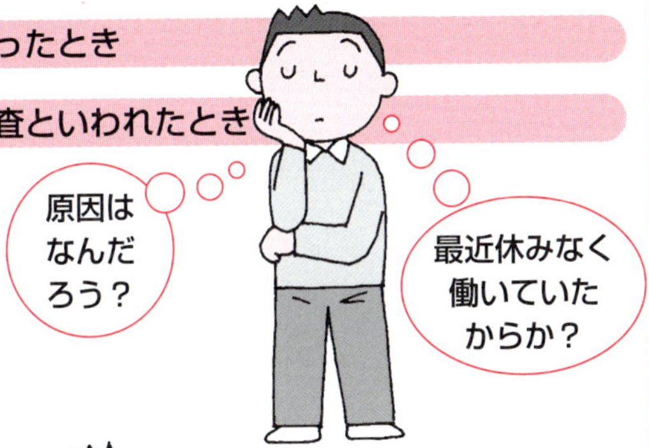
原因はなんだろう？
最近休みなく働いていたからか？

働きすぎ、忙しすぎは病気をまねく。ライフスタイルを見直してみる。

治療方法を提示されたとき

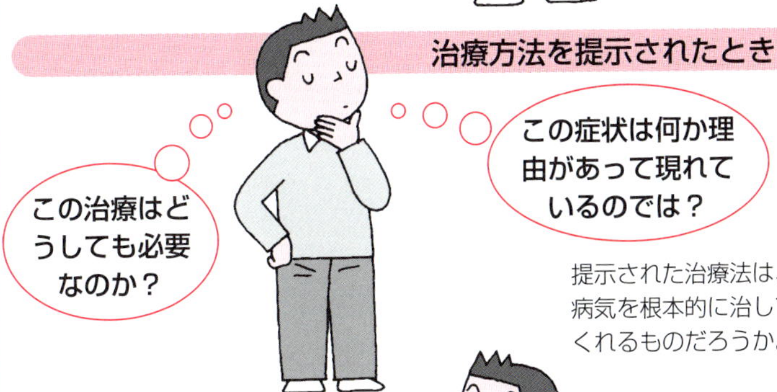
この治療はどうしても必要なのか？
この症状は何か理由があって現れているのでは？

提示された治療法は、病気を根本的に治してくれるものだろうか。

治療しても改善しないとき

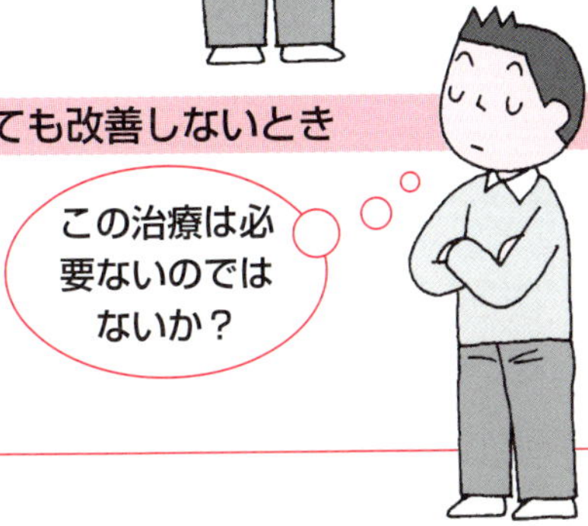
この治療は必要ないのではないか？

治療によって、逆にからだの自然な治癒反応を阻《はば》む結果になっていないだろうか。

ストレスとのつき合い方①

正体に気づけばストレスは自然と軽減できる

**自分にとって何がストレスなのかを考えてみる。
ストレスに気づくことが、病気から脱却する第一歩になる。**

●何がストレスかがわかれば、本能が守ってくれる

病気や体調悪化の大きな原因は、ストレスによって交感神経《こうかんしんけい》優位の体内環境に陥《おちい》っていることである。その点は理解できても、「自分はストレスがないのに」「なにかストレスがあっただろうか」と、ストレスがかかっていることを自覚しなかったり、ストレスの正体がはっきりつかめていないことがよくあるものだ。

一言でストレスといっても、じつに多様である。働きすぎや睡眠不足、パソコン作業による目の疲労などの身体的なストレスから、悩みや心配事、強い悲嘆などの精神的なストレスなど、人によって原因となるものは千差万別だ。したがってまずは、生活のしかたや心のあり方をふり返ってみて、自分にとって今なにがストレスになっているかを、はっきりとつかんでおこう。

ストレスの正体さえ把握できれば、からだは本能的にそれを排除しようとするものだ。疲労が原因なら、自然にからだを休めようとするし、うまく息抜きの時間を設けようとする。

●ストレスを完全になくす必要はない

自分のストレスの正体がわかったら、それを極力やわらげることが大切だが、まったくゼロにする必要まではない。

ストレスは、それ自体が悪いわけではない。「ストレスは人生のスパイス」ともいわれ、適度なものなら心身に活気を与えてくれ、「生きる張り」や「やりがい」につながる。働きすぎにしても、一面で仕事は、生きる張りであり、やりがいのあるものだ。ストレスのない人生ほど、退屈なものはない。

問題は、ストレスが溜《た》まってしまうことだ。じょうずにストレスを解消して、自律神経のバランスが崩れないようにすることが大切だ。

時代によって変わるストレス原因

ストレスは社会的な要因もおおいに関係しており、時代によって上位を占めるストレス原因が移り変わる。社会的・経済的不安感が広がる昨今の社会情勢も、大きなストレスとなっている可能性が高い。

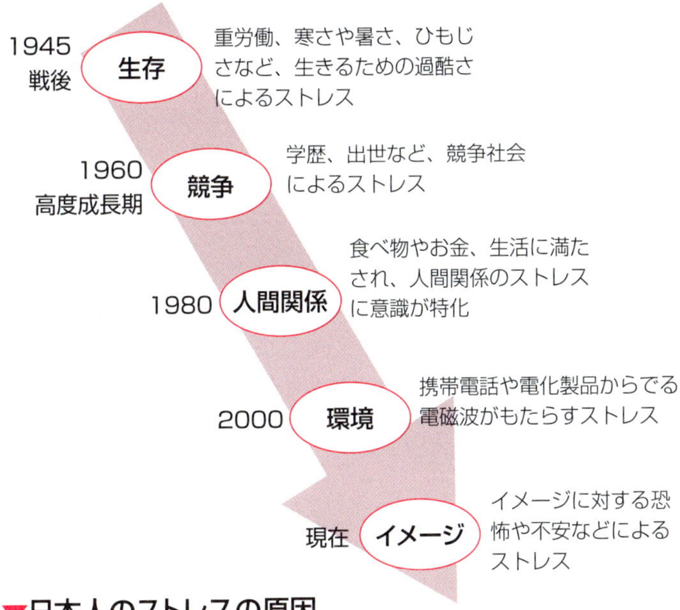
1945
戦後
生存
重労働、寒さや暑さ、ひもじさなど、生きるための過酷さによるストレス
1960
高度成長期
競争
学歴、出世など、競争社会によるストレス
1980
人間関係
食べ物やお金、生活に満たされ、人間関係のストレスに意識が特化
2000
環境
携帯電話や電化製品からでる電磁波がもたらすストレス
現在
イメージ
イメージに対する恐怖や不安などによるストレス

▼日本人のストレスの原因

（財団法人厚生統計協会『国民衛生の動向2003年』より改変）

	1位	2位	3位
総合	自分の健康	自分の老後の介護	仕事のこと
男性35〜64歳	仕事のこと	自分の健康	収入・家計
男性65歳〜	自分の健康	自分の老後の介護	家族の健康
女性35〜64歳	自分の健康	仕事のこと	老後の収入
女性65歳〜	自分の健康	自分の老後の介護	家族の健康

働きざかりの男性をみると、「仕事のこと」がトップを占めている。

ストレスとのつき合い方②

そんなにがんばらなくても よいと自分に言い聞かせる

まじめながんばり屋ほど、受けるストレスが大きい。完璧主義をやめ、「人生7割でよし」と、気楽にかまえよう。

●「まじめでがんばり屋の人生」から脱線してみる

同じようなストレスでも、人によって大きな影響を与える場合と、それほどでもない場合があるものだ。たとえば仕事のノルマが与えられたとき、それがストレスになることは同じだが、ある人はそのために病気になり、ある人は健康を害するまでのストレスにはならない。

ストレスを受けやすいのは、まじめでがんばり屋のタイプだ。まじめだから、「○○しなくてはならない」という思いが、他の人よりいっそう強く、そのために寝る間も惜しんでがんばってしまう。仕事のノルマであれば、「達成しなくてはならない」との強迫観念から、がむしゃらに励むのだ。同じノルマを与えられても、おおらかなタイプの人は、ある程度がんばっても達成できそうもなければ、「それも仕方ない」と気楽にかまえる。

まじめでがんばり屋だからこそ、大きな仕事もでき、人からも信頼される。しかし健康を害してしまえば、がんばってきた意味がなくなる。ときには、がんばり屋の人生から、脱線してみる勇気も必要なのだ。

●人生７割でよしとする

性格は、一朝《いっちょう》一夕《いっせき》に変えることはできない。しかし、「人生７割でよし」と考えるようにしてみたらどうだろう。まじめな性格の人は、なにごとも完璧をめざしてしまう。10割すべてが納得できないと、それがストレスになる。しかし仕事にしてもなににしても、完璧におこなえることなどほとんどない。できそうもないことばかり追い求めているから、ストレスになる。

ふだんあまり口にしない、「できません」「お願いします」といった弱気な言葉をだしてみたらいい。脱線しすぎるのも問題だが、「ちょっといい加減かな」と思う程度の、〝７割人生〟をめざしていきたい。

人間関係のストレスの対処法

精神的なストレスで多いのは、人間関係の問題。イライラしたり腹が立っても、仕事関係であればケンカもできず、うっぷんが溜《た》まるばかり。しかし少し視点を変えて考えてみれば、対処法が見えてくる。

▼相手を変えようとすると…

どうして態度を改めないの?
なぜわかってくれないの?
私はこんなに一生懸命なのに…

イライラや怒りがつのる

相手が自分の考え通りにならないので、イライラする。しかし相手を自分の思い通りに変えるのはしょせん無理。

▼自分を変えれば…

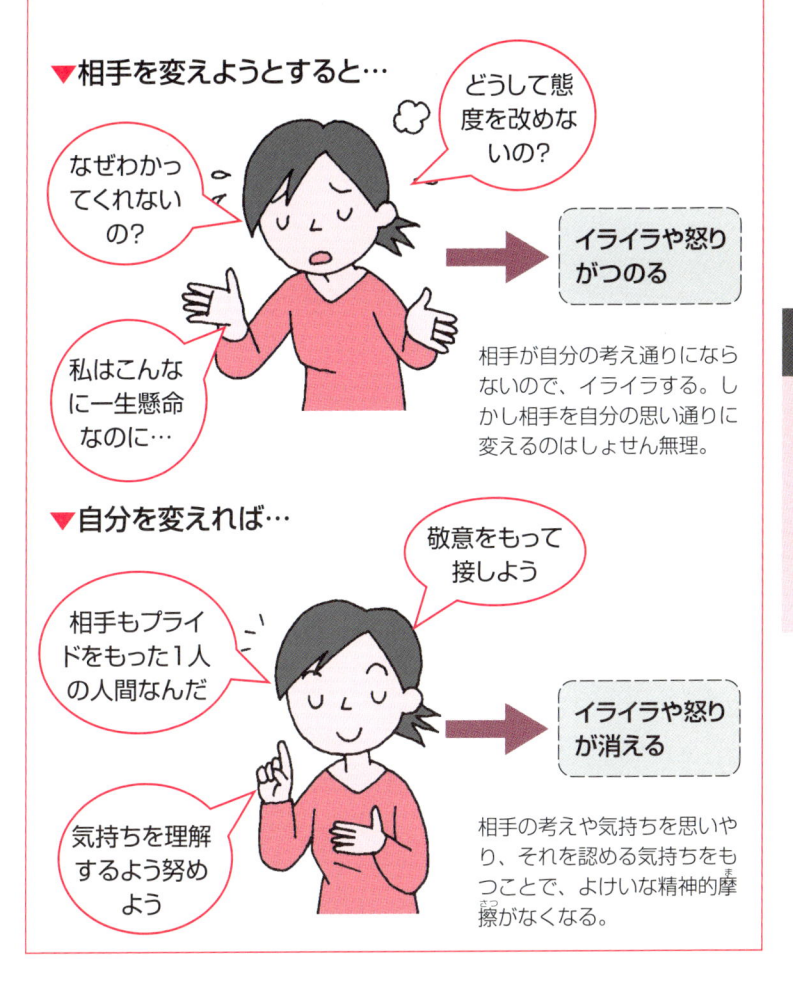

敬意をもって接しよう
相手もプライドをもった1人の人間なんだ
気持ちを理解するよう努めよう

イライラや怒りが消える

相手の考えや気持ちを思いやり、それを認める気持ちをもつことで、よけいな精神的摩《ま》擦《さつ》がなくなる。

ストレスとのつき合い方③

悲しいことは泣いて吹っきる。いやなことは受け流す

悲しいとき、つらいとき、泣いてしまえば気が晴れる。
おおらかな気持ちで、ストレスをコントロールしよう。

●泣くことで自律神経のバランスがとれる

いやなことや腹が立つこと、不安に思うことなど、感情をゆさぶるできごとは、ストレスとなって交感神経《こうかんしんけい》を強く刺激する。それを我慢すればするほど、交感神経の緊張が強くなっていく。しかしある程度緊張状態が続くと、今度は大きな悲しみになって、泣いて涙を流す。

泣いたら気分がすっきりした、という経験をもつ人は多いだろう。じつは「泣く」という行為は、副交感神経《ふくこうかんしんけい》の作用によるものだ。人間のからだは、じつによくできている。交感神経が働くと、自律神経のバランスをととのえようとして、ゆり戻しが起こり、副交感神経が働くのだ。泣いて涙を流すというのも、このときの副交感神経の反応なのである。

とくに男性は、恥ずかしさもあって、泣くことを我慢してしまいがちだ。しかしそれでは、自律神経のバランスはなかなかもとに戻らない。「悲しみなど、泣いて吹き飛ばしてしまえ」という前向きの気持ちになって、交感神経優位の体調から脱却したい。

●〝しょせんすべては小さなこと〟と受け流す

クヨクヨと悩んだり、いやなことがあると、気分が落ちこんで、体調もすぐれなくなる。

このようなときはできるだけ、「しょせんすべては小さなこと」だと、受け流すようにしたい。悩んでいる最中は、世の中のことすべてを背負っているように感じるものだが、あとで考え直すと、些細《ささい》なことだったと思うものだ。思い悩んでいるとき、急に気分を変えるのはむずかしいだろうが、少なくとも「いま悩んでいることも小さなことかもしれない」と、頭の片隅《かたすみ》で思うだけでも、気が楽になるはずだ。

涙腺を支配するのは3つの神経

涙は泣いたときだけでなく、いつも眼の表面を潤《うるお》している。眼の乾燥を防ぐ役目のほか、眼に入ったゴミなどを洗い流したり、角膜に酸素や栄養の一部を送っている。各役目を果たすため、３つの神経が関与している。

三叉《さんさ》神経

→痛くて泣く

角膜の知覚神経で、異物が入ったときなどに反射的に働く。

交感神経

→常時分泌

眼の潤いのため常時分《ぶん》泌《ぴつ》されている涙は、交感神経の働きによる。

副交感神経

→うれしいときや悲しいとき

感情によって分泌される涙は、副交感神経の反応による。

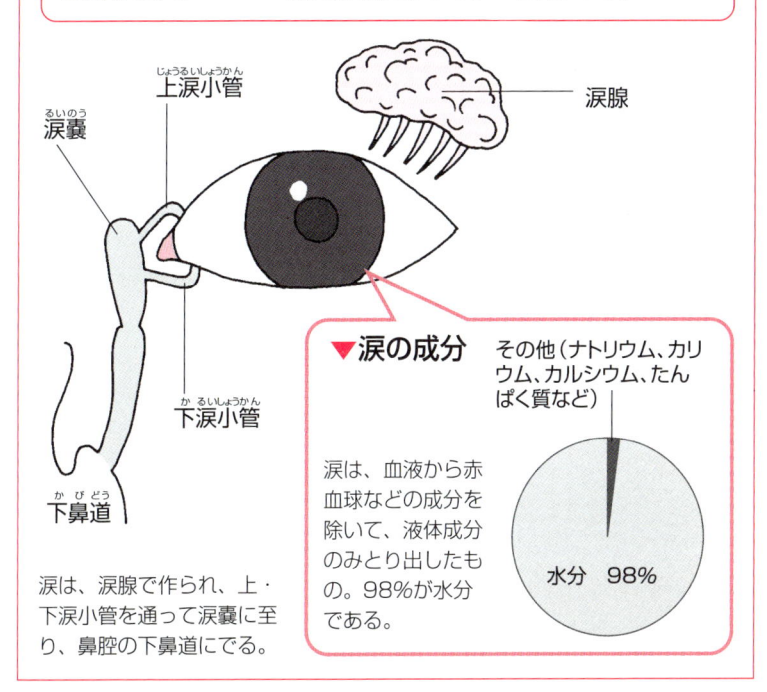

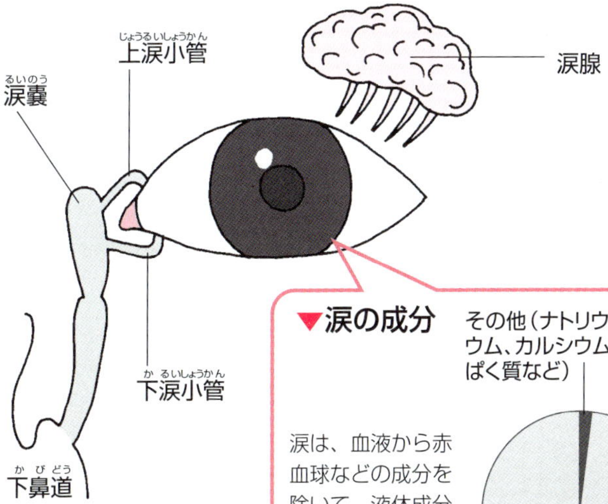
上涙小管《じょうるいしょうかん》
涙嚢《るいのう》
涙腺
下涙小管《かるいしょうかん》
下鼻道《かびどう》

涙は、涙腺で作られ、上・下涙小管を通って涙嚢に至り、鼻腔の下鼻道にでる。

▼涙の成分

涙は、血液から赤血球などの成分を除いて、液体成分のみとり出したもの。98%が水分である。

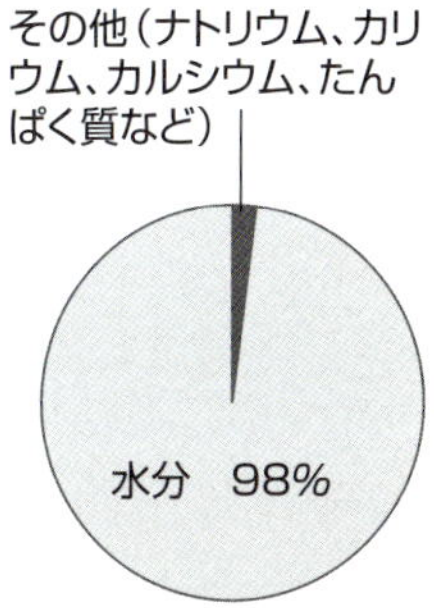
その他（ナトリウム、カリウム、カルシウム、たんぱく質など）
水分　98%

ボケずに生きる

認知症の予防には悩まないことがいちばん

ストレスによる血行障害は、からだだけでなく脳も障害させる。ボケない老後を送りたいなら、無理せず楽をしすぎずが大事。

●ストレスが強いと脳の血流がなくなる

老年に近づくとだれもが思うのが、できればボケることなく老後を過ごしたいということだろう。いくらからだが健康でも、認知症が発症してしまうと、人間の尊厳をもって残る日々を過ごすことがむずかしくなる。からだもそうだが、脳の健康もできるだけ長く維持しておきたいものだ。

認知症の原因のひとつは、脳の血管障害だが、原因不明で脳が萎縮《いしゅく》するアルツハイマー型の認知症は、血流障害で起こると考えられる。アルツハイマー型では、アルミニウムや鉄などの不必要な物質が脳に溜《た》まっていることがわかっている。血液がスムーズに流れていないので、不要物の除去ができずに溜《た》まってしまう。

若い世代で発症する場合は遺伝的な要因も関係するだろうが、原因の多くは、強いストレスだ。ストレスによって起こる交感神経《こうかんしんけい》優位の体調は、からだだけでなく、脳の健康もむしばんでしまうのだ。

●1人で暮らせない人はボケやすい

交感神経が働きすぎてもボケやすいが、副交感神経《ふくこうかんしんけい》の働きすぎも危険だ。あまり活動せず刺激が少ない生活が、原因することもあるのだ。

もっとも危険性が高いのが、現役時代はバリバリ仕事をこなして働きすぎ、退職後は趣味や地域の活動など一切せずに、ぼーっと過ごしてしまうことだ。食事のしたくや洗濯などの身のまわりのことは、それまですべて妻などの家族にまかせていて、自分ではなにひとつできないから、いまだに人頼み。そのような人は、認知症を発症しやすい。

無理をせず、かといって楽をせず、自律神経のバランスを保つことが、脳の健康維持にもひじょうに重要なのである。

認知症の種類と進行

認知症とは、脳やからだの疾患《しっかん》を原因として、記憶や判断力などに障害が起こり、ふつうの日常生活を送れない病気。さまざまな原因があるが、脳血管性とアルツハイマー型で、約 8 割を占める。

▼脳血管性認知症《のうけっかんせいにんちしょう》

脳の細い血管で起きた、症状がでない程度の小さな脳梗塞《こうそく》が積み重なり、脳の機能に障害がでてくるタイプ。

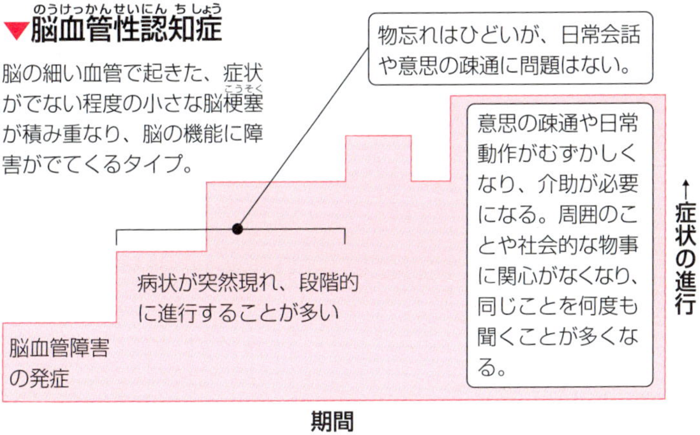

物忘れはひどいが、日常会話や意思の疎通に問題はない。
意思の疎通や日常動作がむずかしくなり、介助が必要になる。周囲のことや社会的な物事に関心がなくなり、同じことを何度も聞くことが多くなる。
病状が突然現れ、段階的に進行することが多い
脳血管障害の発症
↑症状の進行
期間

▼アルツハイマー型認知症

脳がだんだん萎縮していき、機能に障害が現れるタイプ。初老期に発症する場合と、高齢期に発症するものがある。

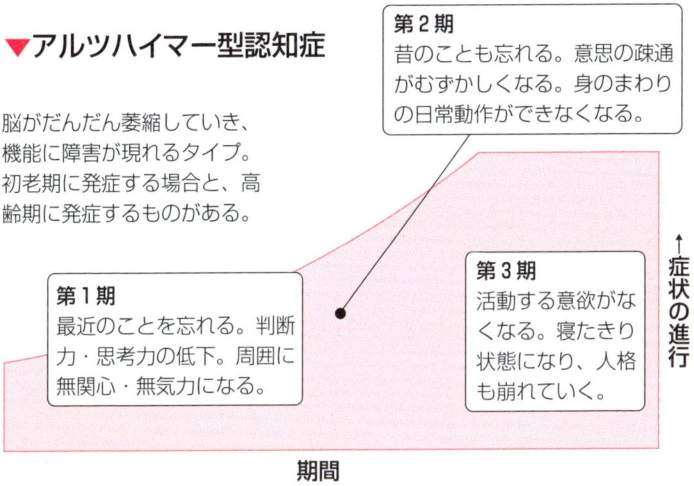

第 2 期
昔のことも忘れる。意思の疎通がむずかしくなる。身のまわりの日常動作ができなくなる。
第 1 期
最近のことを忘れる。判断力・思考力の低下。周囲に無関心・無気力になる。
第 3 期
活動する意欲がなくなる。寝たきり状態になり、人格も崩れていく。
↑症状の進行
期間

笑って生きる

笑いでNK細胞が活発化する。つくり笑いでも効果あり

笑いは、からだと心の平穏をまねく、副作用のない薬。
笑顔をつくるだけでも、副交感神経を刺激してくれる。

●がんの患者さんは笑顔が少ない？

大笑いでも微笑でも、よく笑っている人の顔は、とても健康そうに見える。そう見えるだけでなく、笑いは実際に健康維持の切り札といえる。笑うことは、免疫力を高めることにつながるのだと、さまざまな研究によって、はっきりとわかってきたからだ。

よく知られているのが、笑うとＮＫ細胞が活性化するという研究だ。ＮＫ細胞は、がん細胞を撃退してくれる免疫細胞だから、笑うことでがんの発症予防どころか、がん治療もできることになる。しかも心の底から笑ったときはもちろんのこと、つくり笑いをしても、同じような効果があるという。

がんの大きな原因は、強いストレスによって交感神経《こうかんしんけい》優位のからだになっていることだ。ストレスがかかっているときに、笑っていられる人は少ないだろう。そう考えると、がんの患者さんが暗い顔をしているのは、がんになったから暗い顔になったのでなく、暗い顔だからがんになったのだともいえるようである。

●笑うと血行がよくなり、体温が上がる

笑いの効用を免疫学的にみてみると、笑いは副交感神経《ふくこうかんしんけい》を刺激するものだと考えられる。笑いすぎると、涙や鼻水がでてくる。これは、副交感神経による排泄《はいせつ》・分泌《ぶんぴつ》作用によるものだ。

副交感神経がおおいに刺激されれば、心身はリラックスし、血流がよくなって体温が上がってくる。体温が上がると代謝《たいしゃ》がよくなり、健康を維持するための、よい体内循環をつくることができる。

つくり笑いでも効果があるのは、笑うための顔の筋肉の動きが脳に伝わることで、副交感神経を刺激すると考えられる。

笑いと免疫力

笑うとＮＫ細胞が増えるほか、脳内麻薬といわれるβ《ベータ》エンドルフィンという物質が増えて血流がよくなることや、アドレナリンなど、ストレスに関するホルモンが減って、心の平穏が得られるなどの効果が知られている。

20～62歳の男女19名に、３時間にわたって漫才や喜劇を見てもらい、おおいに笑ってもらった。その前後に血液を採取し、ＮＫ細胞の活性状態とCD4/8比の2項目について調べた（円内の番号は被験者を表す）。

▼NK細胞の変化

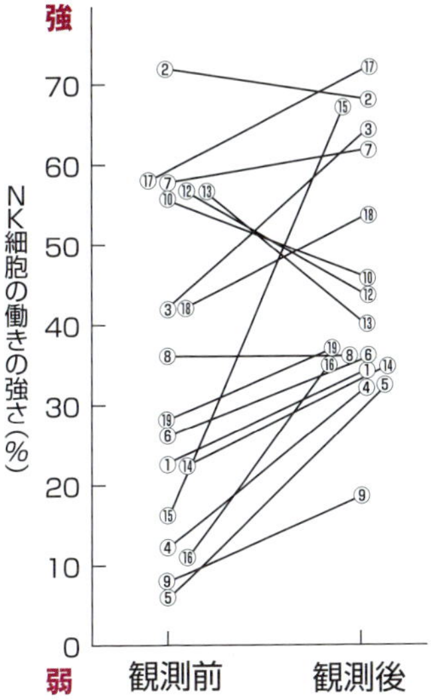

笑う前に正常範囲より低かった人はすべて、笑ったあとは正常範囲かそれ以上に値が上昇した。もともと正常範囲内だった人も、笑ったあとは値が上昇し、がんに対する免疫力が高まった。

▼免疫バランスの変化

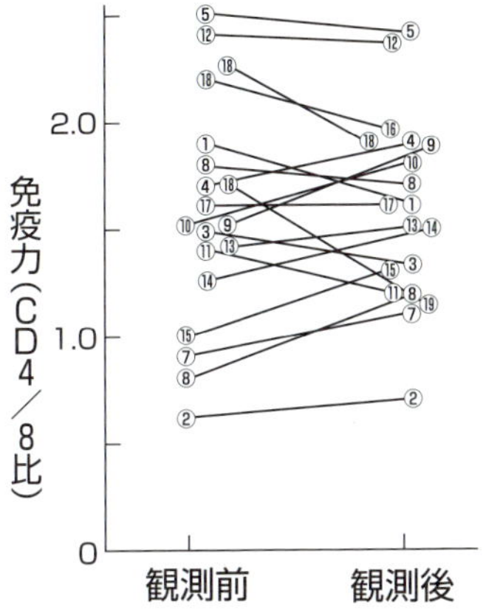

CD4/8比が高いと免疫力が強く、低いと免疫力が弱い。3時間後、免疫力の弱かった人は上昇し、強すぎた人は下降して、実験した人全員が正常の範囲に近づき、免疫のバランスがととのってきた。

（主婦の友社編『免疫力を高めて病気を防ぎ治す知恵とコツ』主婦の友社より）

こころのもち方

感謝の気持ちをもつことで交感神経の緊張をとく

こころのもち方から、自律神経をコントロールする方法もある。
感謝などのプラスの感情をもつことで、副交感神経に訴える。

●自律神経が心とからだをつないでいる

心とからだは、一見別物のように感じられるが、実際には密接に関連し合っている。ストレスがあれば胃が痛くなり、胃が痛くなれば気分が落ちこむというように、お互いに影響しあっている。

心とからだを結んでいるのが、自律神経である。交感神経《こうかんしんけい》や副交感神経《ふくこうかんしんけい》が放出するホルモンは、からだの調整だけでなく、こころのもち方にも影響を与えている。反対に、こころのもち方で、自律神経の働き方を左右することができる。

おおざっぱにいえば、交感神経優位の世界にあるのは、怒り、興奮、悲しみ、焦燥《しょうそう》など、マイナスの感情である。一方、副交感神経優位の世界には、喜び、愛しさ、謙虚さ、希望、感謝などの、プラスの感情がある。心とからだは結びついているから、プラス・マイナスそれぞれの感情があるとき、それぞれに見合った自律神経が働いていることになる。

●1日1回「ありがとう」と口にする

交感神経優位で、病気になりやすい体調になってしまったとき、それを改善するひとつの方法は、無理やりにでもプラスの感情をもつことだ。だからといって、感情をコントロールすることはひじょうにむずかしい。

そこで、「ありがとう」という感謝の気持ちを、口にだしていってみることをお勧めする。私たちは、どのようなことがあってもかならず、周囲の人になんらかの意味で助けられている。そのことを思い出してみたい。

ただ漠然と、感謝の念を胸に抱こうとしても無理だが、口にだすことではじめて、ほんとうに「ありがたい」という気持ちが湧きだし、副交感神経の世界に近づくことができるのである。

心とからだの関係

自律神経を介して、心はからだを、からだは心を動かしている。できるだけプラスの感情を抱くようにして、心おだやかに暮らすことで副交感神経を刺激し、病気になりにくい体内環境をつくっていこう。

マイナスの感情

- 怒り
- 悲しみ
- 不安
- おびえ　など

↓

交感神経を活性化させる

↓

さまざまな症状、病気をまねく

交感神経が優位になると、めまいや過呼吸などの症状が現れる。また、ストレスが病気を呼びこんでしまう。

→

病気や症状を治すためには、マイナスからプラスの感情に切り替えることが大切だ。

プラスの感情

- 喜び
- 愛しさ
- 謙虚さ
- 希望
- 感謝　など

↓

副交感神経を活性化させる

↓

健康

常に意識をして感謝の気持ちを抱くことで、副交感神経が優位になる。「ありがたい」と口に出してみるのがよい。

索引

●ア行●

悪性リンパ腫……………………………133
アスピリン………………………………155
アセチルコリン…………………94～96
アセチルコリンレセプター……………97
アデノシン3リン酸（ＡＴＰ）………75
アトピー…………………………………189
アトピー性皮膚炎
…………81,123,124,156,164,198
アドレナリン……44,94～96,159,215
アドレナリンレセプター………………97
アルコール………………………………190
アルツハイマー型認知症……………213
アレルギー疾患
…102,108,120,122,125,156,198
アレルギー体質…………………83,124
アレルギー性鼻炎……………………109
アロマテラピー………………………142
胃炎……………………………81,83,107
胃潰瘍…………81,83,107,159,189
意識障害……………………………………9
胃弱………………………………………189
胃もたれ…………………………………107
いやなもの反射………………………138
インスリン………………………………136
インターフェロン………………………66
インターフェロン療法…………………66
インターロイキン………………59,66
インテグリン………………………………52
インドメタシン…………………………155
ウイルス感染細胞………………………54
ウオノメ…………………………………159
うっ血……………………………………129
うつ状態…………………………109,189
うつ病……………………………………192
エイズ……………………………45,132
エストラジオール…………………………35
えら…………………………………………28
えら呼吸……………………………………27
エリスロポエチン…………………………67
円形脱毛症………………………………189
延命治療…………………………………148
大型顆粒リンパ球…………………………54
悪寒…………………………………………12
おでき……………………………………159
驚き反応…………………………………111
音楽療法…………………………………142
温熱療法…………………………………160

●カ行●

回想法……………………………………119
解糖系………………………………………11
外分泌器官…………………………………46
潰瘍（かいよう）………………………130
潰瘍性大腸炎………81,130,159,189
外来抗原…………………………44,56,58
外来たんぱく質……………………………57
化学療法…………………………………144
核…………………………………………9,75,90
獲得免疫…………………………18,20,40
角膜……………………………………22,211
過呼吸……………………………………217
風邪……………………………12,67,152
肩こり…………………………159,189
肩のこり……………………………………83
顎下腺（がっかせん）……………27,46
活性酸素
……………………………50,80,98,106
114,120,126,130,152,159
化膿性疾患……………………………159
下鼻道（かびどう）…………………211
過敏性腸症候群………………………138
花粉症
……64,81,109,120,122,156,198
カポラ肉腫……………………………133
かゆみ……………………………124,157
カリニ肉腫……………………………133
顆粒球（かりゅうきゅう）体質……107
顆粒球単球前駆細胞……………………39
下涙小管（かるいしょうかん）……211
肝炎…………………………66,159,189
感覚器官…………………………………187
桿菌（かんきん）…………………………99
ガングリオン……………………………159
汗孔（かんこう）………………162,187
肝硬変……………………………………112
肝細胞………………………………51,59
幹細胞………………………………61,76

関節リウマチ……62,156
汗腺……187
肝臓クッパー細胞……49
間脳（かんのう）……93
漢方薬……162
漢方療法……162
顔面神経痛……189
気管支ぜんそく……81,109,123
基礎体温……78,80
基底層……187
急性虫垂炎……159
急性肺炎……159
胸式呼吸……184
狭心症……107
胸腺（きょうせん）
…26〜28,32,38,40,44〜46,56,58
胸腺外分化Ｔ細胞
……19,25,33
41,45,58,66,68,114,127
胸腺由来Ｔ細胞……33,41,45,58
巨核球（きょかくきゅう）……39
巨核球前駆細胞……39
拒絶反応……22,72
キラーＴ細胞……54,56,71,116,127
筋層内筋腫……141
筋組織……74
筋肉細胞……194
クッパー細胞……48,59
クトプロフェン……155
クラススイッチ……64
グランザイム……54
グリア細胞……48
グルココルチコイド……44
クローン病……130,189
毛……187
毛穴……187
形質細胞……64
血液型……90
血液検査……16,62,112,200
血液細胞……17
血液像……112
結核菌……99
血管障害……212
血管内皮細胞……49
血球系前駆細胞……39
月経困難症……140
血行障害……212
血漿（けっしょう）……17
血小板由来増殖因子……67
血清（けっせい）……63,64
血清免疫グロブリン……62
血糖値……136,155,203
血流障害……140,212
解熱剤……152
ケモカイン……66
下痢……109,110,130,133,138
原始顆粒球……41
原始マクロファージ……38,40,48
原始リンパ球……41
玄米菜食……122,172
降圧薬（こうあつやく）……134,204
好塩基球……17,39,65
睾丸（こうがん）……34
抗がん剤……117,144,151,160,204
抗がん剤療法……116,144
高血圧
…81,134,150,159,174,189,204
抗原抗体反応
……20,26,32,40,44,60,64
抗原処理……70
抗原提示……70
抗原提示機能……48
抗原提示細胞……70
膠原病（こうげんびょう）……45,62
光合成……8
好酸球……17,39
抗生剤……150
酵素……38
好中球（こうちゅうきゅう）17,39,65
口内炎……159
呼吸器……188
呼吸器系……74,92
黒質（こくしつ）……128
骨格系……74
骨髄移植……23,46
骨髄幹細胞……28,39
骨肉腫……170
ゴルジ体……75
コレステロール……35,147,156

●サ行●

斉藤章……99
サイトカイン……59,66～68
サルモネラ菌……99
三叉神経……211
3大治療……117,144,160
ジェンナー……36
耳下腺（じかせん）……26,46
色素沈着……157
子宮筋腫……140,189
子宮内膜症……189
刺激因子……99
自己応答性……45
自己抗原向けB細胞……45
自己抗体……62
自己免疫……126
自己免疫疾患……45,62,112,126,156
支持組織……74
歯周病……81,159
視床下部……93
自然治癒……125,154,202
自然治癒力……18,160,162
自然免疫……18～20,40
湿疹……157
膝痛（しっつう）……154,166
しびれ……189
脂肪肝……159
脂肪細胞……137,147
十二指腸潰瘍……159,189
絨毛（じゅうもう）上皮がん……24
手術療法……116,144,204
樹状細胞……39,49,67,70,116
腫瘍……66
腫瘍壊死因子……67
循環器系……74,92,106
消化器官……130,172,175
消化器系……74,92
上皮増殖因子……67
上皮組織……74
漿膜下筋腫（しょうまくかきんしゅ）141
上涙小管……211
女性ホルモン……34,182
刺絡（しらく）療法……188
自律神経失調症……189
自律神経のゆり戻し……110
自律神経免疫療法……158,164,188
心筋梗塞……9,103,107,159
神経細胞……9,76,93,128
神経線維……188
神経痛……159
神経伝達物質……44,96,128
新生児黄疸……51
新生児肝炎……51
振戦（しんせん）……128
心臓病……81
腎臓病……189
新陳代謝……8,114,175,187
シンデレラ就寝……182
膵炎……159
睡眠……82,182,192
睡眠不足……83,89,192,206
頭痛……155,189,194
ステロイド……45
ステロイド剤……124,126,130,156
スパゲティ症候群……148
精子……10,12,84,88
成熟B細胞……61
生殖器……140
生殖器系……74
生殖系……92
精巣……84～86
生物学的二進法……99
性ホルモン……34
西洋医学……163,164,188
西洋薬……162
生理活性物質……153
生理痛……155,189
精力減退……189
咳……189
赤芽球……39
赤芽球系前駆細胞……39
脊柱管（せきちゅうかん）……93
赤痢菌……99
接着分子……42,52,60
セレクチン……52
線維芽細胞……140
全身浴……179
ぜんそく……189
臓器移植……22,72

造血コロニー刺激因子……67
造血幹細胞……51,85,87
造血組織……51
尊厳死の宣言書……149

●タ行●

代謝……76,79,146,214
多能性幹細胞……38,46,59,85,90
多発性骨髄腫……170
単球……17,39,48
男性ホルモン……34,182
胆石……159
たんぱく分子……42,56,58
痴呆……134
中心体……75
虫垂（ちゅうすい）……27,46
中枢神経系……49
椎間板ヘルニア……189
痛風……159,189
爪もみ療法……130,140,188
テストステロン……35
動悸……141,189
糖尿病……136,159
動脈硬化……147,156,159
東洋医学
……162〜164,176,188
ドーパミン……44,128
突然変異……64
ドライマウス……189
貪食（どんしょく）…40,48,54,70,98

●ナ行●

内皮細胞……48,59
軟骨肉腫……170
難聴……189
にきび……20,159
乳腺……27
尿毒症……159
尿もれ……189
妊娠……24,34,44,140
妊娠中毒……24
妊娠中毒症……159
認知症……189,212
熱中症……9,10,89
粘膜下筋腫……141
脳グリア細胞……49
脳血管性認知症……213
脳梗塞……134,159,189,213
脳卒中……103
ノルアドレナリン……44

●ハ行●

パーキンソン病……128,189
パーフォリン……54,116
肺胞マクロファージ……48
白内障……159
はしか……20,40,60
パスツール……36
8の字体操……166
白血病……46,112
パニック障害……189
半身浴……179
皮下組織……187
皮脂腺……187
皮疹（ひしん）……157
ヒスタミン……63,124
脾臓……26〜28,48
泌尿器系……74,92
皮膚細胞……87,186
肥満細胞……63,65
貧血……112,131,141
頻尿……141,189
ファス分子……116
ファブリキウス嚢……60
腹式呼吸……130,184
副腎皮質ホルモン……156,182
腹痛……130
ブドウ球菌……98
ブドウ糖……136
プレB細胞……60
プロスタグランジン
……124,140,152〜154
分解酵素……50,52〜54
分子標的治療薬……151
ヘルパーT細胞
……56,68,71,127,132
扁桃炎……159

便秘……107,138,142,155,159
放射線療法……116,144,204
胞状奇胎……24
補体……62
補体活性化能……65
発疹（ほっしん）……124
発赤（ほっせき）……157
本態性高血圧……134

●マ行●

膜攻撃複合体……63
慢性関節リウマチ……126,164
慢性疾患……164
慢性病……158
水がめ姿勢……180
耳鳴り……189
脈拍……98,106,111,190,200
メニエール病……189
目の病気……189
めまい……217
免疫機能……12,26,174
免疫グロブリン……52,60～62,64
免疫療法……116
毛包（もうほう）……187
物忘れ……189

●ヤ行●

やけど……44
輸血……22,90
湯たんぽ……186,194
溶血性連鎖球菌……160
腰痛……142,150,154,159,166,189

●ラ行●

ライソゾーム……75
卵子……88
卵巣……34
リウマチ……189
リケッチア……99
リバウンド……156
リビング・ウィル……149
リボゾーム……75
リンパ球系前駆細胞……38
リンパ球体質……109
涙腺……26,211
涙嚢（るいのう）……211
レセプター……53,68,97
連鎖球菌……98
ロバート・バトラー……119

●ワ行●

ワクチン……36,40

●欧文●

B前駆細胞……39
βエンドルフィン……215
ＣＤ４……56～58,71
ＣＤ４/８比……215
ＣＤ８……56～58,71
C型肝炎ウイルス……62
ＤＮＡ……8,75,77
ＨＩＶウイルス……132
ＨＬＡ……22,72
ＩｇＡ……64
ＩｇＤ……64
ＩｇＥ……64
ＩｇＧ……64
ＩｇＭ……64
ＭＨＣ
……22～24,42,52～54,68～70,90
ＮＫＴ細胞……58,68,115,116
NK/T前駆細胞……39
ＱＯＬ……158
Th1細胞……57
Th2細胞……57
Ｔ細胞レセプター……52
Ｔレセプター……58

参考文献

安保徹監修『安保徹の食べる免疫力』世界文化社
安保徹『安保徹の病気を治せる医学』ナツメ社
安保徹『医者に見放されても病気は自力で治る　究極の免疫力再生法』講談社+α新書
安保徹『医療が病いをつくる』岩波書店
安保徹『絵でわかる免疫』講談社サイエンティフィク
安保徹監修、柴田年彦編・著『実践・実証！　安保免疫学』宝島社
安保徹『体温免疫力』ナツメ社
安保徹『体温免疫力で病気は治る』ナツメ社
安保徹『病気を治す「体の声」の聴き方』マキノ出版
安保徹『「まじめ」をやめれば病気にならない　簡単！免疫生活術』PHP新書
安保徹『未来免疫学——あなたは「顆粒球人間」か「リンパ球人間」か』インターメディカル
安保徹『免疫革命』講談社インターナショナル
安保徹監修『免疫革命・実践編』講談社インターナショナル
安保徹・福田稔監修『免疫を高めると病気は必ず治る』マキノ出版
有賀淳監修『健康ライブラリー　イラスト版　ここまで進んだガン免疫療法』講談社
主婦の友社編『免疫力を高めて病気を防ぎ治す知恵とコツ』主婦の友社

著者略歴

安保　徹（あぼ　とおる）

1947年、青森県生まれ。東北大学医学部卒。現在、新潟大学大学院免疫学・医動物学分野教授。1980年、米国アラバマ州立大学在学中に、ヒトNK細胞抗原CD57に対するモノクローナル抗体を作製。1989年、胸腺外分化T細胞を発見。1996年、白血球が自律神経の支配下にあるというメカニズムを解明。1999年、マラリア感染の防御が胸腺外分化T細胞によっておこなわれていることを発見。2000年、胃潰瘍の原因は胃酸ではなく顆粒球であるという説を米国の専門誌に発表、大きな衝撃を与える。国際的に活躍する免疫学者。著書に『免疫革命』（講談社インターナショナル）『未来免疫学』（インターメディカル）『医療が病いをつくる』（岩波書店）『体温免疫力』『体温免疫力で病気は治る』『安保徹の病気を治せる医学』（以上、ナツメ社）など多数。

本文デザイン　バラスタジオ
本文イラスト　松本 剛
校正　大石陽次
編集協力　佐藤道子、寺本 彩、柳井亜紀、
　オフィス201（新保寛子、山本めぐみ）
編集担当　ナツメ出版企画（斉藤正幸）

安保 徹の病気にならない免疫のしくみ

2008年11月25日　初版発行

著　者　安保　徹

発行者　田村正隆

発行所　株式会社ナツメ社
東京都千代田区神田神保町1-52　加州ビル2F（〒101-0051）
電話　03(3291)1257（代表）FAX03(3291)5761
振替　00130-1-58661

制　作　ナツメ出版企画株式会社
東京都千代田区神田神保町1-52　加州ビル3F（〒101-0051）
電話03(3295)3921（代表）

印刷所　耕進舎印刷株式会社

ISBN978-4-8163-4591-3　Printed in Japan